重症心脏超声
Echocardiography for Intensivists

主　　编　Armando Sarti　F. Luca Lorini

名誉主译　刘大为　于凯江

主　　译　严　静　蔡国龙　胡才宝

执行主译　龚仕金　许强宏

副主译　王小亭　晁彦公　夏　焙　马晓春　陈德昌

译　　者（以下排名不分先后）

张宏民	王洪亮	杨继东	段　军	何　伟	张军伟
李　莉	杨　毅	孙仁华	刘长文	李立斌	蔡华波
江荣林	周　华	隆　云	王敏佳	吕晓春	章仲恒
蒋守银	金晓东	欧阳彬	杜朝晖	艾宇航	钱传云
李　玮	张　茂	周发春	黄　伟	苏福宏	虞意华
刘海涛	刘　玲	王洪进	张丽娜	陈　进	徐静媛
陈　琳	张晓玲	蔡书翰	刘丽霞	孔令秋	朱　英
林　洲	童洪杰	孙玲玲	周小洋	程　芸	牛　琳
李　玮	朱　然	陈上仲			

翻译秘书

郝雪景　宋　佳　汪　洋

译者助理

王陆豪　栾禹博　章仲恒　夏　婧　吴　文　郭　睿　卢　骁

人民卫生出版社

U0294315

Translation from the English edition：
Echocardiography for Intensivists
by Armando Sarti，F. Luca Lorini

Copyright © Springer-Verlag Italia 2012

Springer-Verlag Italia is a part of Springer Science+Business Media

All Rights Reserved

图书在版编目（CIP）数据

重症心脏超声/（意）萨尔蒂（Sarti，A.）主编；
严静，蔡国龙，胡才宝主译. —北京：人民卫生出版
社，2016
    ISBN 978-7-117-22499-4

Ⅰ.①重…　Ⅱ.①萨…②严…③蔡…④胡…
Ⅲ.①心脏病-险症-超声波诊断　Ⅳ.①R540.4

中国版本图书馆 CIP 数据核字（2016）第 094491 号

人卫智网　**www. ipmph. com**	医学教育、学术、考试、健康，	
	购书智慧智能综合服务平台	
人卫官网　**www. pmph. com**	人卫官方资讯发布平台	

重症心脏超声

主　　译：严　静　蔡国龙　胡才宝
出版发行：人民卫生出版社（中继线 010-59780011）
地　　址：北京市朝阳区潘家园南里 19 号
邮　　编：100021
E　　mail：pmph @ pmph. com
购书热线：010-59787592　010-59787584　010-65264830
印　　刷：三河市宏达印刷有限公司（胜利）
经　　销：新华书店
开　　本：787×1092　1/16　印张：22
字　　数：712 千字
版　　次：2016 年 6 月第 1 版　2019 年 3 月第 1 版第 3 次印刷
标准书号：ISBN 978-7-117-22499-4/R·22500
定　　价：165. 00 元

打击盗版举报电话：**010-59787491　E -mail：WQ @ pmph. com**
（凡属印装质量问题请与本社市场营销中心联系退换）

主译简介

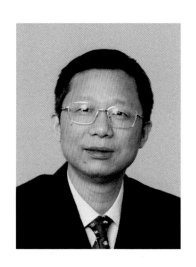

严静,教授,博士生导师,浙江医院院长。中华医学会重症医学分会第二、三届副主任委员,中国老年医学学会副会长,浙江省医学会重症医学分会第一、二届主任委员及候任主任委员,浙江省医学会老年医学分会主任委员,中华医学会重症医学专科医师资质培训执行副主任委员,卫生部 ICU 考试专家委员会副主任委员。担任《心脑血管病防治》及《中华老年病研究电子杂志》主编,《中华医学杂志》(英文版)、《中华内科杂志》、《浙江医学》等杂志编委及特约审稿人。近 5 年来承担国家级、省部级及厅局级重点课题共 10 余项,发表 SCI、国家级等各类核心论文百余篇。先后被评为第七届"中国医师协会优秀医师"、第八届"中国医院院长卓越贡献奖"、2015 年度"全国先进工作者"等称号。

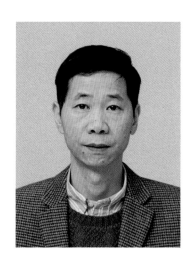

蔡国龙,主任医师,硕士生导师。中华医学会重症医学分会第一、二届青年委员,浙江省重症医学分会委员兼秘书,浙江省营养与代谢学会副主任委员,浙江省卫生高层次创新人才,浙江省 151 人才第二层次培养对象。国家临床重点专科(重症医学)后备学科带头人,浙江省重点创新学科(脓毒症学)学科带头人。《中华医学杂志》(英文版)、《中华内科杂志》、《解放军医学杂志》等杂志特邀审稿人。近 5 年来主持及参与国家十二五科技重大项目、卫生部行业基金及省部级、厅局级重点课题共 10 余项,发表论文 40 余篇。

主译简介

胡才宝，医学硕士，主治医师。世界重症超声联盟（WINFO-CUS）成员，欧洲重症监护医学会（ESICM）会员，中国重症超声研究组（CCUSG）成员。国家临床重点专科（重症医学）主要骨干，浙江省重点创新学科（脓毒症学）后备学科带头人。曾受卫生部人才交流中心项目资助到意大利佛罗伦萨圣玛丽亚纽瓦医院重症医学科研修，师从世界著名的重症心脏超声专家 Armando Sarti 教授（原著主编）。期间应世界危重病医学会联盟主席 Jean-Louis Vincent 教授邀请，前往比利时布鲁塞尔大学附属埃拉斯姆医院重症医学科访问交流，并跟随欧洲重症医学会主席 Daniel De Backer 教授参与系列科研及临床学术交流活动。目前主要研究方向为脓毒症心脏损伤，重症心脏超声，血流动力学监测及各脏器功能支持等技术。近5年主持及参与各类科研课题10余项。以副主编、编委参编书籍3本，参编中华医学会音像出版社教学光盘1套，发表论文30余篇。

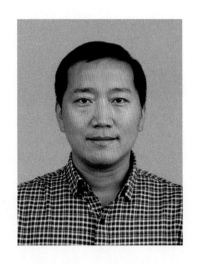

原著作者

Luciano Agati Department of Cardiology II, Policlinico Umberto I Hospital, Sapienza University of Rome, Rome, Italy

Marco Ancona Department of Cardiology, San Raffaele Hospital, Milan, Italy

Roberto Arzilla Department of Anesthesia and Intensive Care, Cardiac Surgery ICU, Policlinico Umberto I Hospital, Sapienza University of Rome, Rome, Italy

Carla Avallato Cardiovascular Anesthesia, Santa Croce & Carle Hospital, Cuneo, Italy

Piercarlo Ballo Cardiology Unit, Santa Maria Annunziata Hospital, Florence, Italy

Massimo Barattini Department of Anesthesia and Intensive Care, Santa Maria Nuova Hospital, Florence, Italy

Irene Betti Cardiology Unit, Santa Maria Annunziata Hospital, Florence, Italy

Maurizio Caruso Department of Anesthesia and Intensive Care, Cardiac Surgery ICU, Policlinico Umberto I Hospital, Sapienza University of Rome, Rome, Italy

Sergio Cattaneo Department of Anesthesia and Intensive Care, Ospedali Riuniti di Bergamo, Bergamo, Italy

Simone Cencetti UO Emergency Medicine, Santa Maria Nuova Hospital, Florence, Italy

Stefania Cerutti Department of Anesthesia and Intensive Care, Ospedali Riuniti di Bergamo, Bergamo, Italy

Simone Cipani Department of Anesthesia and Intensive Care, Santa Maria Nuova Hospital, Florence, Italy

Roger L. Click Division of Cardiology, Mayo Clinic, Rochester, MN, USA

Dionisio F. Colella Department of Anesthesia and Intensive Care, Tor Vergata University, Rome, Italy

Rachele Contri Department of Cardiology, San Raffaele Hospital, Milan, Italy

Daniele Cultrera Intensive Care Unit, Santa Maria Nuova Hospital, Florence, Italy

Giovanni Didedda Department of Anesthesia and Intensive Care, Ospedali Riuniti di Bergamo, Bergamo, Italy

Carla Farnesi Department of Anesthesia and Intensive Care, Santa Maria Nuova Hospital, Florence, Italy

Moreno Favarato Department of Anesthesia and Intensive Care, Ospedali Riuniti di Bergamo, Bergamo, Italy

Francesco Ferri Department of Anesthesia and Intensive Care, Ospedali Riuniti di Bergamo, Bergamo, Italy

Alessandro Forti Department of Anesthesia and Intensive Care, Regional Teaching Hospital, Treviso, Italy

Antonio Franco Department of Anesthesia and Intensive Care, Santa Maria Nuova Hospital, Florence, Italy

Roberto Fumagalli Cardiac Anesthesia and Intensive Care Unit, Department of Perioperative Medicine and Intensive Care, San Gerardo Hospital, University of Milano-Bicocca, Monza, Italy

Lucia Galbiati Cardiac Anesthesia and Intensive Care Unit, Department of Perioperative Medicine and Intensive Care, San Gerardo Hospital, University of Milano-Bicocca, Monza, Italy

Claudio Di Giovanni Department of Anesthesia and Intensive Care, Cardiac Surgery ICU, Policlinico Umberto I Hospital, Sapienza University of Rome, Rome, Italy

Lorenzo Grazioli Department of Anesthesia and Intensive Care, Ospedali Riuniti di Bergamo, Bergamo, Italy

Costanza Innocenti Department of Anesthesiology and Intensive Care, Careggi University Hospital, Florence, Italy

Alfonso Lagi Department of Emergency, Santa Maria Nuova Hospital, Florence, Italy

Mariavittoria Lagrotta Department of Anesthesia and Intensive Care, Ospedali Riuniti di Bergamo, Bergamo, Italy

Alessandro Locatelli Cardiovascular Anesthesia, Santa Croce and Carle Hospital, Cuneo, Italy

F. Luca Lorini Department of Anesthesia and Intensive Care, Ospedali Riuniti di Bergamo, Bergamo, Italy

Federica Manescalchi Department of Hemodialysis, Santa Maria Nuova Hospital, Florence, Italy

Lorenzo F. Mantovani Department of Anesthesia and Intensive Care, Ospedali Riuniti di Bergamo, Bergamo, Italy

Silvia Marchiani Department of Anesthesia and Intensive Care, Civil Hospital, Guastalla, Italy

Simona Marcora Unit of Pediatric Cardiology and Congenital Cardiopathy, Ospedali Riuniti di Bergamo, Bergamo, Italy

Federica Marini Department of Anesthesia and Intensive Care, Santa Maria Nuova Hospital, Florence, Italy

Andrea Masi Department of Radiology, Santa Maria Nuova Hospital, Florence, Italy

Massimo Milli Department of Cardiology, Santa Maria Nuova Hospital, Florence, Italy

Cristian O. Mirabile Department of Anesthesia and Intensive Care, Ospedali Riuniti di Bergamo, Bergamo, Italy

Cecilia Nencini Department of Anesthesia and Intensive Care, Cardiac Surgery ICU, S. Camillo Hospital, Rome, Italy

Ilaria Nicoletti Cardiovascular Anaesthesia, Santa Croce and Carle Hospital, Cuneo, Italy

Filippo Nori Bufalini Department of Radiology, Santa Maria Nuova Hospital, Florence, Italy

Michele Oppizzi Department of Cardiology, San Raffaele Hospital, Milan, Italy

Vanni Orzalesi Department of Anesthesia and Intensive Care, Civil Hospital, Guastalla, Italy

Massimo Pacilli Department of Anesthesia and Intensive Care, Cardiac Surgery ICU, Policlinico Umberto I Hospital, Sapienza University of Rome, Rome, Italy

Francesca Pacini Department of Anesthesia and Intensive Care, Cardiac Surgery ICU, Policlinico Umberto I Hospital, Sapienza University of Rome, Rome, Italy

Elena Pagani Department of Anesthesia and Intensive Care, Ospedali Riuniti di Bergamo, Bergamo, Italy

Cecilia Pelagatti Anesthesia and Intensive Care Oncologic Department, Careggi University Hospital, Florence, Italy

Mauro Pepi Monzino Cardiological Hospital, IRCCS, Milan, Italy

Laura Pera Department of Anesthesia and Intensive Care, Santa Maria Nuova Hospital, Florence, Italy

Paola Pieraccioni Department of Anesthesia and Intensive Care, Santa Maria Nuova Hospital, Florence, Italy

Claudio Poli Department of Anesthesia and Intensive Care, Santa Maria Nuova Hospital, Florence, Italy

Francesca Pompei Department of Anesthesia and Intensive Care, Cardiac Surgery ICU, Policlinico Umberto I Hospital, Sapienza University of Rome, Rome, Italy

Paolo Prati Policlinico Tor Vergata, Rome, Italy

Alessandra Rizza Intensive Care Cardiac Surgery, Ospedali Riuniti di Bergamo, Bergamo, Italy

Bruno Rossetto Department of Anesthesia and Intensive Care, Ospedali Riuniti di Bergamo, Bergamo, Italy

Marialuigia Dello Russo Department of Anesthesia and Intensive Care, Ospedali Riuniti di Bergamo, Bergamo, Italy

Valeria Salandin Department of Anesthesia and Intensive Care, Regional Teaching Hospital, Treviso, Italy

Fabio Sangalli Cardiac Anesthesia and Intensive Care Unit, Department of Perioperative Medicine and Intensive Care, San Gerardo Hospital, University of Milano-Bicocca, Monza, Italy

Vincenzo De Santis Department of Anesthesia and Intensive Care, Cardiac Surgery ICU, Policlinico Umberto I Hospital, Sapienza University of Rome, Rome, Italy

Armando Sarti Department of Anesthesia and Intensive Care, Santa Maria Nuova Hospital, Florence, Italy

Gino Soldati Emergency Medicine, Valle del Serchio General Hospital, Lucca, Italy

Carlo Sorbara Department of Anesthesia and Intensive Care, Regional Teaching Hospital, Treviso, Italy

Demetrio Tallarico Department of Cardiology I, Policlinico Umberto I Hospital, Sapienza University of Rome, Rome, Italy

Gloria Tamborini Monzino Cardiological Hospital, IRCCS, Milan, Italy

Luigi Tritapepe Department of Anesthesia and Intensive Care, Cardiac Surgery ICU Policlinico Umberto I Hospital, Sapienza University of Rome, Rome, Italy

Germana Tuccinardi Department of Anesthesiology and Intensive Care, Careggi University Hospital, Florence, Italy

Angelo Vavassori Department of Anesthesia and Intensive Care, Ospedali Riuniti di Bergamo, Bergamo, Italy

Domenico Vitale Department of Anesthesia and Intensive Care, Cardiac Surgery ICU, Policlinico Umberto I Hospital, Sapienza University of Rome, Rome, Italy

Paolo Voci Department of Cardiology, Tor Vergata University, Rome, Italy

译者序

　　《重症心脏超声》原著主编 Armando Sarti 教授既是一位重症麻醉医学专家,也是一位心脏超声专家,熟知急诊重症及麻醉医师们的临床迫切问题,并根据问题导向进行床旁重症心脏超声应用探索,获得很多宝贵的临床心脏超声影像学资料,率先将超声心动图技术广泛应用于围术期监测和急诊重症医学科急救诊疗监测,建立系列标准和规范,为重症医师开展重症心脏超声诊疗技术提供规范的培训教材,该书是一本跨越重症医学临床实践与超声心动图可视化技术界河的高水平著作,最早以意大利语出版,作为意大利急诊重症医师规范化培训的教材使用,并受到世界重症超声联盟组织的积极推荐,后被翻译成英文再次出版,深受全球急诊、重症及麻醉等同行们的热烈欢迎。

　　浙江医院重症医学科作为首批国家临床重点专科(重症医学)基地建设单位,在首席专家严静教授的带领下,积极开展重症超声及重症心脏超声血流动力学监测等技术,与世界重症医学联盟组织、欧洲重症医学会、世界重症超声联盟组织(WINFOCUS)及北京协和医院等建立广泛合作交流,先后派出技术骨干成员在国内外学习重症超声技术,并拜师 Armando Sarti 教授,深知重症心脏超声技术具有良好的应用前景。但鉴于国内缺乏重症心脏超声方面的著作和教材,在 Armando Sarti 教授及人民卫生出版社等的大力支持下,在国内外重症医学及超声医学专家们的共同努力下,历时一年多时间,得以完成该书的中文版翻译工作。期望该书的翻译出版能推动国内重症心脏超声的发展紧跟国际步伐,并得到更为广泛的临床应用而产生积极的作用。

　　该书的翻译获得浙江省科技厅重点创新团队项目经费、浙江省卫生高层次人才项目及卫生部行业公益项目等基金资助,同时得到中国重症超声研究组(CCUSG)成员的大力支持,以及来自加拿大超声专家王洪进教授和比利时布鲁塞尔大学附属医院苏福宏教授,深圳儿童医院心脏超声科夏焙教授、林洲教授等的鼎力支持,在此一并感谢!

　　由于译者的学识水平和语言能力有限,尽管翻译后进行了多次校稿,并请超声等相关专业医师审校,仍然会存在不少瑕疵,希望得到广大读者的批评和指正。

译者

2016 年 4 月

原著序一

从 20 世纪 50 年代早期开始,Edler 和 Hertz 通过改变运动模式,已将超声心动图从简单的幅度和亮度模式发展为现今的实时二维和三维成像模式。它在围术期监测和急救重症医学中的作用已经不局限于心血管病学的范围。对于重症科医生和心脏科医生来说,与其他诊疗技术相比这项技术的应用是相互补充而非竞争关系。超声心动图以无创和及时的方式为重症患者提供了有效和可靠的信息。对于这些患者遇到的常见疾病,这项技术已成为了一项有价值的诊断与治疗工具。超声可在数分钟内评估血流动力学变化,对于休克患者来说似乎是最佳选择的诊疗工具。而且技术的革新提升了成像的质量,使我们能够获得机械通气患者的清晰的血流动力学数据。临床研究显示,在处理各种危重疾病时,如急性呼吸衰竭和严重胸部创伤等疾病,超声心动图都起到了很重要的作用。此外,超声在检测胸腔积液、引导胸腔穿刺以及确定中线位置时是必不可少的工具。超声在引导相应治疗方案改变中的作用也众所周知。但尽管其简单易行,超声诊疗技术在重症监护医师中仍尚未普及,且大多数重症监护病房中还尚未开展这项技术。欧洲的一项调查显示只有 20% 的重症医生具有应用这项技术的资质。而所有负责危重症患者的医生,都应该接受超声技术尤其是超声心动图方面的培训。因此,我们迫切需要组织相关培训项目和对此特定主题编辑相关新书来达到这一目标。

基于以上这些原因,很荣幸为大家介绍这本教材,它总结了关于围术期和重症监护中超声心动图和其他超声诊断的使用。本书的目的是强调建立标准,包括提升护理标准和为患者提供卓越护理的新机会。本书由 Armando Sarti 博士主编,众多意大利超声领域专家共同参与编写的一部相当实用且方便医学生、住院医师和相关专家参考的专著。这部新的专著是在借鉴并沿用了第 1 版(意大利版本)的基础上编写而成。希望这部专著能为那些需要获得超声技术资质认证的医生们提供很好的学习机会。

A. Raffaele De Gaudio M. D.
麻醉学和重症医学教授
佛罗伦萨大学医学院

原著序二

对书名的承诺得到充分的维护,正如这本书是对书名中"for"的意义的充分的表达。这不是一个枯燥乏味的学术主题列表;相反,每一页内容都是深深植根于日常临床实践当中的;每一个条目都是源于个人大量的临床经验;每一个知识点都显示了作者强大的理论和实践背景。这不仅仅是一本关于超声心动图的书,而是一本真正为临床床边决策提供依据的书。

像其他诊断工具一样,只有通过正确的使用和判读,超声心动图才能发挥它在临床诊断方面巨大潜力。否则,就会得到不正确的答案。每位患者尤其是重症患者都需要以安全且有效的发现来指导管理。因此,不仅仅对于重症科医生,而且对于任何需要处理不稳定病人的医生来说,这本书都应该,或者更好的,甚至必须被阅读和重读很多次! 我梦想的卫生保健组织的政治决策不是基于医生护士的观点而制定的,而是基于病人的实际需求而制定的。重症患者不仅仅住在 ICU,一个疾病的重症阶段可能随时随地发生,甚至在普通护理过程中。因此,由于小型系统可用性,作者为几乎所有的医生提供了一个可以提高他们诊断能力的强大工具。

如今,这项技术在被发明了半个世纪以及仅仅用于心脏病和心血管病数年,超声心动图已经发展得足够成熟,且在必要时候受到了广泛应用。我清楚地想起了,在 20 世纪 80 年代,我第一次处理一个接受心脏手术的 ICU 患者的经历。当我们使用超声心动图发现血容量减少是由于低心输出量时,我们很艰难地说服了麻醉医师使用 β 受体阻滞剂阻止心肌收缩并补充液体。

诊断不是一种理想的想法,而是一种依靠知识去识别疾病的方法;这是一个必须以谦卑和严格的态度去追求的目标。本书作者用一种敏锐而持久的眼光为我们指引了一个正确的方向。

Alfredo Zuppiroli
心脏病学系
圣玛丽亚纽瓦医院,佛罗伦萨

目录

第五部分　超声在ICU其他领域中的应用

第一部分
超声波和超声机的使用

第1章 超声波的基本物理特征及超声机器的使用

Dionisio F. Colella, Paolo Prati, and Armando Sarti

1.1 超声

声波是一种机械波,是由介质(固、液或气体)中的分子压缩与膨胀而形成的(图1.1)。

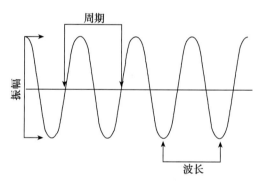

图1.1 声波

声波包括以下参数:

- 频率是单位时间(秒)内的周期数,单位为赫兹。频率超高,分辨率越高,但是穿透性越低(图1.2)。

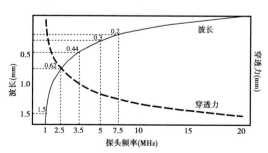

图1.2 探头频率、穿透力以及波长的关系。提高探头频率,分辨率会上升,但是穿透力会下降

- 周期是运行一周所需时间(是频率的倒数)。
- 波长是声波在一个周期内穿越的距离。波长与压电晶体的大小以及声波所通过的介质属性有关(表1.1)。

表1.1 频率与波长的关系

频率(MHz)	波长(mm)
1.25	1.2
2.5	0.60
5.0	0.30
7.5	0.20
10.0	0.15

- 振幅是声波在震动时发生的距离变化。声波在穿越介质时,发生衰减,造成介质深处信号比表面的弱。振幅的单位为分贝:

$$分贝(dB) = 20\log_{10} A^2/A_r^2$$

A:振幅 A_r:标准参照声级

- 强度表示声波的能量,与潜在的组织损伤有关。例如,高强度超声用于肾结石的碎石术。强度的单位是瓦特每平方米。
- 功率是能量传播的速度,单位是瓦特。功率与强度级并不在超声机器上显示,但是有其他两个参数会间接地改变功率与强度:机械指数(表示空化风险)与温度指数(与组织温度上升有关)。
- 传播速度取决于声波所通过的介质对压缩的阻力。传播速度随介质的硬度的增强而增加,随介质密度的增大而减低。速度是波长与频率的乘积。

$$v = \lambda \times f$$

表 1.2　超声波在不同介质中的速度

材料	速度(m/s)
空气	330
水	1497
脂肪	1440
血液	1570
软组织	1540

1.2　声波与组织的互相作用

1.2.1　衰减

由于分散与吸收,声波穿过均匀介质时会发生衰减。吸收是声能转变为热量的过程。衰减系数将衰减量与超声频率及穿过的距离联系起来。分散包括反射、折射与散射。声波频率越高,衰减越快。因此用低频扫描深处组织。

衰减造成返回探头的能量减少,而造成图像不佳。

声波传播过程中,如果遇到具有不同声学特征的组织时,声能会在两种介质间发生反射或改变方向。

声阻抗是指物质阻碍声波传播的能力,取决于以下参数:

- 介质的密度
- 声波在该介质中的传播速度

$$Z = \rho \times v$$

(Z:声阻抗;ρ:介质密度;v:声波的速度)。

如果不同的介质的声阻抗差异较大,就会产生声阻抗不匹配。这种差异越大,声波的反射就越大,传播的比例就越小。

1.2.2　反射

声波遇到光滑表面时,会在与入射角相反的方向上反射。入射角越接近 90 度,能量损失就越小。

反射分为以下两种:

1. 镜面反射
2. 散射

如果声波遇到小且不规则的表面时(比如红细胞),声能就会发生散射。反射可以通过反射系数来测量:

$$R = (Z_2 - Z_1)^2 / (Z_2 + Z_1)^2$$

R:反射系数　　Z:声阻抗

当遇到的第二个介质反射较强,就可能会发生以下现象:

- 声影(图 1.3)
- 混响(图 1.4)
- 旁瓣(图 1.5)

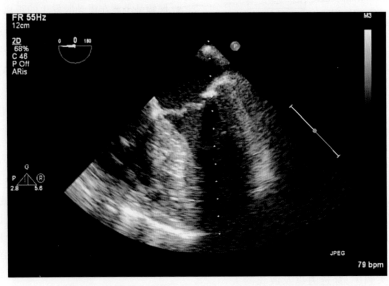

图 1.3　钙化的二尖瓣后叶产生的声影挡住了左心室壁

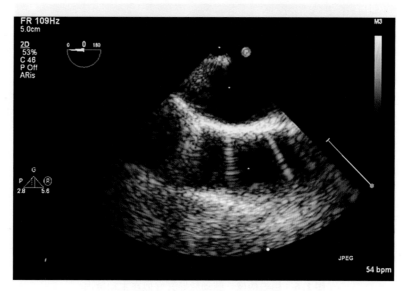

图 1.4　彗尾。镜像（双主动脉）

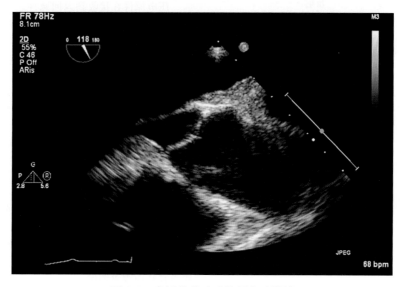

图 1.5　旁瓣伪像造成的假主动脉瓣

1.2.3　折射

　　声波在遇到两种介质的界面时，有部分光不被反射，继续穿过界面，但是方向会有变化。这被称为折射。折射量与超声束在两种组织中的传播速度及入射角度成比例。

$$n_1/n_2 = \sin\theta_1/\sin\theta_2$$

（n：折射系数；θ：入射角）

　　折射量与超声在两种组织中的传播速度及入射角度成比例。我们就会看到折射伪像（图 1.6，图 1.7）。

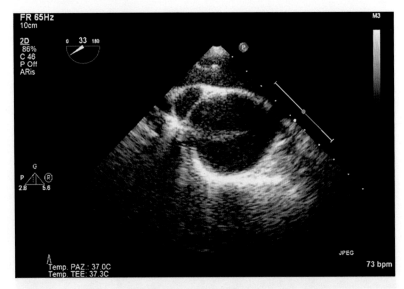

图 1.6 栅瓣伪像。肺动脉导管好似在主动脉内

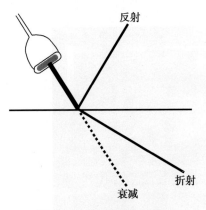

图 1.7 反射、折射与衰减

1.3　超声波的形成

超声是由压电晶体产生的。压电晶体会在电流作用下产生振动以及相应的膨胀与收缩。这些变化以声波的形式传入人体。现代探头既发射信号也接收信号。

时间、距离以及声波的传播速度间有严格的关系。

知道声波从探头到物体所需时间，回声返回所需时间，以及声波在该介质中的传播速度，就可以计算声波所穿过的距离。这是超声成像的基础。

电流并非连续作用在探头上，而是以规则的间隔，发出脉冲周期。这是脉冲重复频率的定义。所

产生的波长与压电晶体的厚度成反比。

压电原件在接收到返回脉冲之前，不能发射下一个脉冲。辨别不同物体的能力与所发出的超声波脉冲频率有关。

探头发出的超声束有一定的形状；开始声束狭窄（近场）然后声波向外侧分散远场。近场（Fresnel 区）的长度与探头的直径（D）和波长有关：

$$Ln = D^2/4\lambda$$

形成远场（Fraunhofer 区）的发散角也与探头的直径（D）以及波长有关。

$$\sin\theta = 1.22\lambda/D$$

近场超声束直径小，因此分辨率高。当然，高频大直径探头能产生最好的超声束。

还有一种方法是通过减小超声束直径，来提高分辨率：汇聚声束。这样我们可以有选择地减小声束直径从而改善图像。

1.3.1　分辨率

分辨率是指分辨两个物体的能力。空间分辨率是指区分两个相邻结构的能力。时间分辨率是指两个图像间的时间间隔。

1.3.2　轴向分辨率

轴向分辨率是指对同轴向但是深度不同的两个结构的分辨能力（图 1.8，图 1.9）。

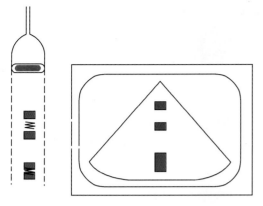

图 1.8　轴向分辨率。在这里,空间脉冲长度小到可以被置于两个结构之间,因此可以把它们区分开

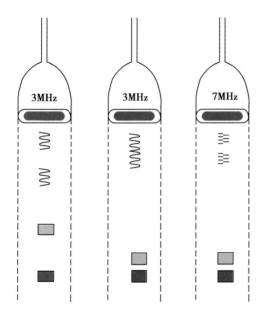

图 1.9　轴向分辨率与探头频率。低频探头无法分清这里两个距离近的结构。需要提高探头频率(减小空间脉冲长度)来分辨这两个结构

$$轴向分辨率=空间脉冲长度(SPL)/2$$

其中,SPL=λ×周期数,提高探头频率可以提高轴向分辨率,但是穿透力会下降。因此靠近探头的组织使用高频率探头观察。

1.3.3　横向分辨率

横向分辨率是指区分并排的两个结构的能力。

这取决于波束宽度。当并排的两个物体间距小于波束宽度时,超声就无法把它们区分开。提高探头频率(这样可以增加波束宽度)并优化聚焦区,可以提高横向分辨率(图 1.10,图 1.11)。

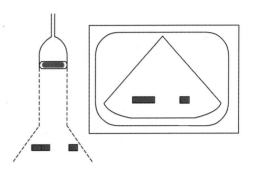

图 1.10　横向分辨率。宽声束无法分辨这两个邻近的结构

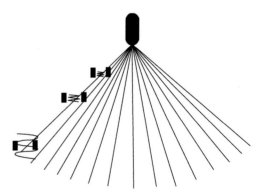

图 1.11　横向分辨率。在浅区域,横向分辨差

1.3.4　时间分辨率

时间分辨率取决于帧频,并可以通过以下方法提高:
- 减小深度
- 缩小扇区宽度
- 减小线密度(但是会影响横向分辨率)

1.4　多普勒超声心动图

是一种用于探测心脏内血流方向与流速的技术。

多普勒效应(或者多普勒频移)是指当声源接近或远离观察者时,他所觉察到的声波频率变化

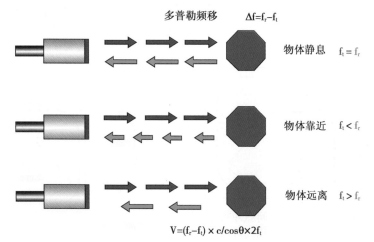

多普勒频移　　　　　$\Delta f = f_r - f_t$

物体静息　$f_t = f_r$

物体靠近　$f_t < f_r$

物体远离　$f_t > f_r$

$$V = (f_r - f_t) \times c/\cos\theta \times 2f_t$$

图 1.12　多普勒频移

（图 1.12）。

当声源接近观察者时,相继声波会与观察者更近,达到观察者所需时间比前面的短。因此频率上升。反之,当声源远离观察者时,相继声波到达的时间变长,频率下降。

频率的变化量就是多普勒频移。它与血流速度、声束与血流角度及探头的发射频率有关。

多普勒频移 $= 2 \times F$（发射）$\times [(V \times \cos\theta)]/C$

这里乘 2 的原因是声波从离开到回到探头是一往返的过程。如果声波与血流不平行,入射角大于 30° 会造成多普勒频移的低估。

多普勒通常有两种应用:脉冲波多普勒与连续波多普勒。

在连续波多普勒技术中,探头连续发射并接收声波(图 1.13)。

连续波多普勒测量声束上面的所有速度,但是无法区分从发射到接收的时间间隔,因此不能提供接收到信号的深度信息。连续波多普勒的优点是测量高流速,比如测量主动脉狭窄部分的流速。

在脉冲波多普勒技术中,探头间断性地发射并接收声波信号(图 1.14)。探头必须在接收到信号后才能再次发射。我们用脉冲波多普勒来测量特定点的速度。

探头每秒发出脉冲的数量被称为脉冲重复频率。取样率决定信息的采集。如果多普勒频移高于

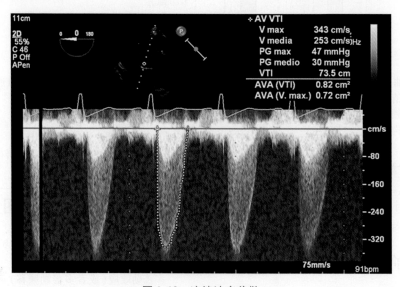

图 1.13　连续波多普勒

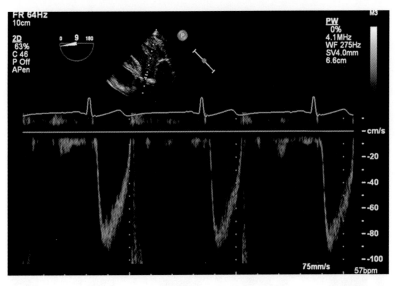

图 1. 14　脉冲波多普勒超声心动图

脉冲重复频率,多普勒信号就会出现在基线的另一面。这就是混叠伪像。

当被测速度高于脉冲重复频率的一半时(图 1.15,图 1.16),会出现混叠。这个速度被称为奈奎斯特极限。

以下方法可以提高脉冲波多普勒的速度:

1. 缩短探头与取样点的距离可以减少超声波需要经过的路程,这样也就提高了脉冲波的发射频率。

2. 选择低发射频率。

3. 调整基线,扩大速度范围(图 1.17)。

在组织多普勒成像中,低通滤波器仅测量心肌组织的速度(图 1.18)。组织多普勒采用很小的取样容积来测量低速度高振幅的信号。

彩色多普勒是应用多普勒将血流速度信息显示于二维图像中。它采用几千个取样容积的多普勒频移来显示血液细胞的方向。蓝色表示离开探头,红色表示趋近探头(图 1.19)。

高流速呈黄色(趋近探头)蓝绿色(离开探头);绿色用来显示湍流区域。和脉冲波多普勒一样,彩色多普勒也受到奈奎斯特极限以及混叠的影响(图 1.20)。

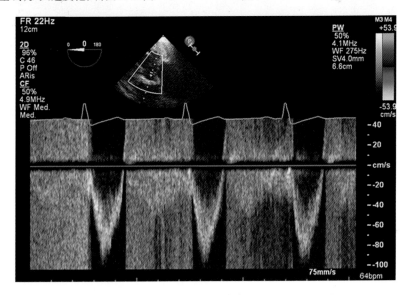

图 1. 15　混叠

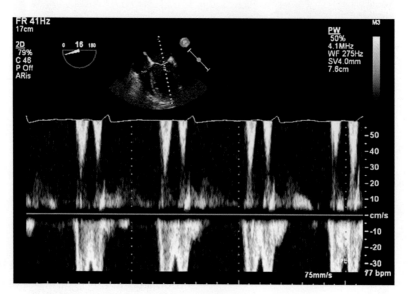

图 1.16　混叠

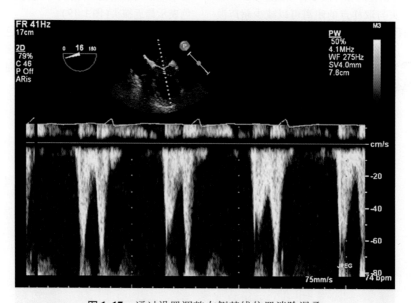

图 1.17　通过设置调整右侧基线位置消除混叠

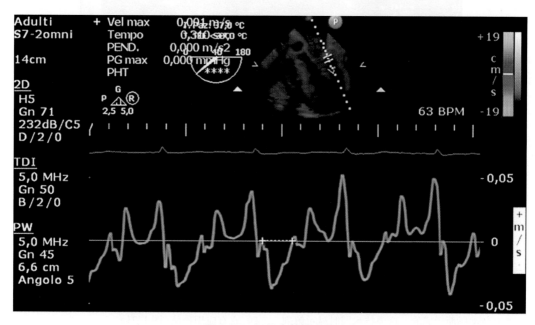

图 1.18　组织多普勒成像

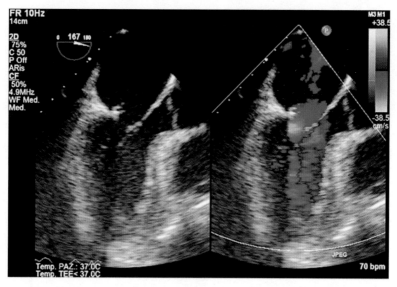

图 1.19　彩色多普勒成像。蓝色表示离开探头,红色表示趋近探头

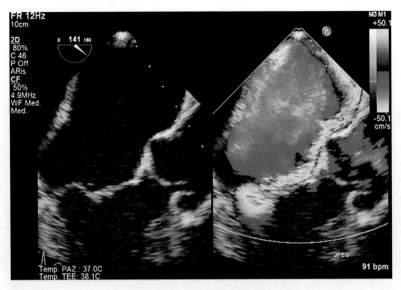

图 1.20　彩色多普勒混叠

彩色 M-型多普勒是综合空间、时间、M-型的动态以及彩色编码而形成的。这项技术同时显示解剖结构的一维图像及彩色显像。在检查二尖瓣血流时，它有应用价值（图 1.21）。

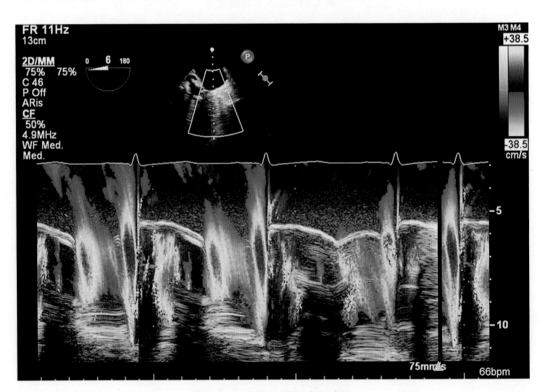

图 1.21　彩色 M-型超声心动图

1.5 超声机器的使用:图像优化

图像的质量既取决于操作者的技术,也取决于针对受检者的特点正确调节机器设置。本书在第2章讲解患者的体位、探头以及经胸的心超图像。首先我们必须学习机器本身的操作手册,以优化操作。

1.5.1 环境

超声宜在光线较暗的环境下操作。在ICU床边操作时,最好有适合采用特伦伯氏体位,或者反特伦伯体位的病床,同时还能抬高头部或躯干,并能向一侧倾斜。

1.5.2 超声检查设置

1.5.2.1 心电图

检查时应该为患者接上心电图,虽然很多人经常为了节省时间而省去这个环节。心电图与超声图像同步,一方面监视患者状况,同时也可根据心电图确定超声图所在的心周期时相。机械收缩通常在R波结束后立即开始,在T波中间结束。心脏舒张在R波峰处正好结束(图1.22)。

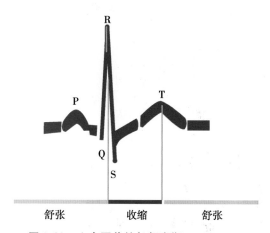

图1.22 心电图收缩与舒张期

1.5.2.2 探头

成人心超探头通常在3MHz左右,而儿童心超要用5~7.5MHz的高频探头。根据患者的情况,而选择合适的设置。这是一个分辨率与穿透力的折中,因为频率越高,图像分辨率越高,但是穿透力越低;反之亦然。现代超声设备可以通过"组织谐波成像"技术而使图像更清晰。简单地说就是,增强超声束与组织相互作用而形成谐波,同时抑制基波频率,这样会得到更好的远区图像。同时,要注意到这种技术的不足。在心超中,它会使高回声结构,比如心包膜与瓣膜,显得比实际的要厚。探头上有一个可以触摸到或者标出来的记号,它告诉我们切面方向。图1.23是用于检查经胸心超、血管,以及胸腔与腹腔器官的探头。

1.5.2.3 扇区深度

操作者可以调整扇区的深度。机器最初设置为标准默认值,以显示整个心脏。但是可以调整深度,将要查看的结构置于图像中间。如果在默认设定中,心脏外缘在图像以外,那么一定是心脏整个或部分发生了增大。

1.5.2.4 扫描声束的宽度

最大振幅调到最大时,有利于显示两侧结构,但是减少振幅有时可以更清晰地显示中间的结构。这是因为角度变小,扫描时间也随之减少。

1.5.2.5 增益

灰阶或黑白成像是依靠回波信号的强度。回波信号的强度又依靠声波经过的距离以及组织的反射特点(前面提到过)。因此,要通过对不同深度进行增益来弥补回声信号的损失。在现代超声设备中是自动的,这个调节(时间增益补偿)通常是由杠杆系统对不同深度作出调节来实现的。在有些设备中,我们还可以对两侧进行水平调节(侧向增益补偿)。但是,调节时要慎重,因为过多增益会造成图像过亮,而使相邻结构分辨不清,甚至造成伪像。同样,如果图像过暗,就会看不到低回声的结构。虽然这取决于操作者的个人偏爱,一个调节好的图像(图1.24)应该有以下特点:

- 固体结构的亮度相对均匀
- 充血腔体内稍有斑点

1.5.2.6 焦点

焦点在默认状态下通常在图像中部,操作者可以根据需要调节焦点的深浅。

1.5.2.7 调节连续波多普勒与脉冲多普勒图像

如前所述,连续波多普勒被用来测量光标线上

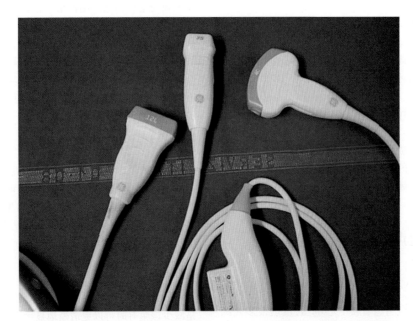

图1.23　超声探头。从左到右:血管与软组织线阵探头、心脏相控阵探头、腹腔凸面探头

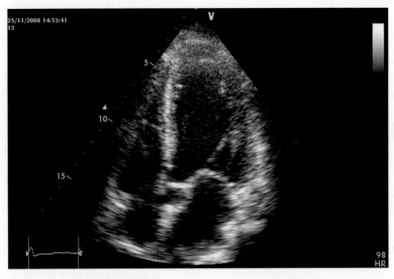

图1.24　对比良好的心超图像（心尖五腔切面）

的最高流速,而脉冲多普勒则被用来测量特定点的具体流速,但并不能测量最高流速。好的图像应能清晰地显示波形(速度随时间的变化)。按照惯例,血流流向探头时,波形在基线以上,而血流离开探头时,波形则在基线以下。调整多普勒信号比例(y轴)可以避免切割高速波形。速度(x轴)通常设为50mm/秒,这个可以通过调节来适合图像需要。不

管是连续波多普勒还是脉冲多普勒,很重要的一点是,要使声束与血流方向尽量一致。当光标线与血流夹角超过 30 度时,测量结果就不可靠了(图1.25)。事先看一下彩色血流图,有助于调节角度。在检查瓣膜反流时,可根据彩色血流图,将光标线置于最窄的地方,以测量最高流速。

1.5.2.8　调节彩色多普勒图像(彩色血流图)

操作者通常用轨迹球来移动彩色区域,其宽度、高度以及彩色增益也可以增加或减小。在初步整体了解血流情况以后,可以缩小取样框以更好地评估单个血流。有时需要提高彩色信号增益,甚至直到出现伪像,才能更好地显示微小的反流。其中一个原则是,在彩色血流以外,尽量减少色斑。一些其他瓣膜反流检查方法,比如等速表面积法,是根据混叠现象来调节色彩的。我们需要调节彩色底图。它位于右上方的,呈长方形,标有红色与蓝色比例刻度。

1.6　伪像

超声遇到声阻抗高的结构时,就会出现声影。由于衰减的原因,声波无法穿透此结构。其后面的低回声,或无回声的区域,则无法被显示。因此,在人工瓣膜或者钙沉积等强回声结构后面,我们就几乎什么都看不到了。声影伪像可以应用于鉴别诊断高声阻的结构。相反,超声波在穿过低衰减区域时,会出现回声增强,其后方呈强回声。在其他情况下,超声可以呈线性反弹,有时直达图像底部。胸部声检查中,我们会看到源于胸膜的混响伪像,这也被称为彗尾。产生的高回声纵条纹可以用于诊断与量化肺水(图 1.26)。高声阻抗还可能会产生使声束产生偏斜的声镜。出现的虚像会比实际结构深。反射结构由于受到两侧的光束的影响,还会产生平行弧线。如果怀疑所看到的结构是伪像,那就换个切面重新显示该结构,因为声束通常不会在不同的切面上产生相同的伪像。

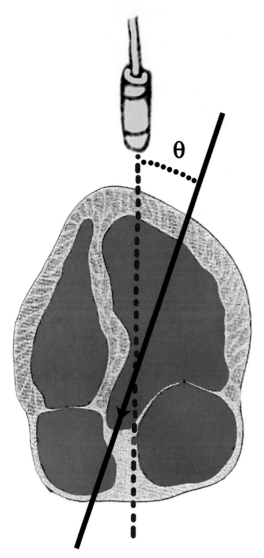

图 1.25　心尖五腔切面。注意声束(虚线)与经过左心室流出道血流(实线)的角度

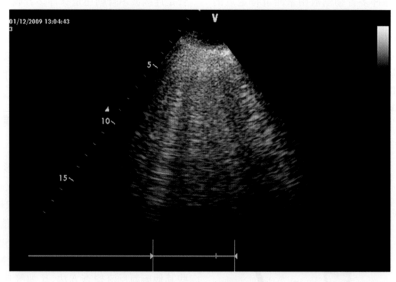

图 1. 26　肺超声:彗尾伪像

（王洪进　译,牛琳　校）

扩展阅读

Feigenbaum H, Armstrong WF, Ryan T (2005) Feigenbaum's echocardiography. Lippincott Williams & Wilkins, Philadelphia

Oh JK, Steward JB, Tajik AJ (2007) The echo manual, 3rd edn. Lippincott Williams & Wilkins, Philadelphia

Perrino AC (2008) A practical approach to transesophageal echocardiography, 2nd edn. Lippincott Williams & Wilkins, Philadelphia

Quiñones MA et al (2002) Recommendations for quantification of Doppler echocardiography: a report from the Doppler Quantification Task Force of the Nomenclature and Standards Committee of the American Society of Echocardiography. J Am Soc Echocardiogr 15:167–184

Savage RM (2004) Comprehensive textbook of intraoperative transesophageal echocardiography. Lippincott Williams & Wilkins, Philadelphia

第二部分
标准超声心动图检查

第 2 章　心脏的超声形态：经胸腔检查

Armando Sarti, Simone Cipani, and Costanza Innocenti

2.1　心脏的超声形态：经胸腔检查

2.1.1　心脏超声解剖

　　心脏位于胸腔内前面的肺和食管之间。从心底至心尖心脏定位：

- 由上而下
- 由后向前
- 由右向左

　　对一个初学者而言，如果对各种结构的投影不熟悉，而只根据超声波扫描切面下心脏在胸腔内的位置，要回忆起各种不同结构的超声图像是非常困难的。值得注意的是，回声图像显示的是超声束扫描下的薄层结构。先遇到超声波的结构离探头近，显示在图像的顶部，深部结构根据离探头的距离，按比例显示在屏幕位置低的地方。

2.1.2　患者体位

　　在重症监护室（ICU）的患者总是不能够摆放我们所希望的体位。然而，即使微小的变化也可以显著改善图像采集的质量。正如在 ICU 通常所做的，该患者应该保持躯干抬高到 45°。左侧卧位或左斜位，通常会使心脏接近胸壁，从而获得最佳的声窗。因为肋骨会吸收超声波，患者的左臂必须抬高，朝向头部，以便扩大左侧肋间隙

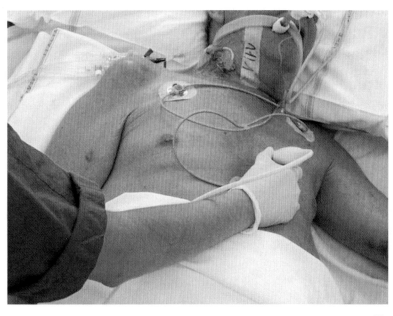

图 2.1　重症监护病房行超声心动图检查的操作者和患者的位置。（来自 Sarti[1]）

（图 2.1）。除了肋骨，充气肺组织是超声波透入的主要障碍。因此，要获得慢性肺病和肺气肿患者声窗更加困难。有时，对于这些患者获得清晰图像的唯一的途径是剑突下区。但常常因为手术伤口敷料，患者在胸壁上没有声窗或剑突下区无法获得图像，这时候需要使用经食道超声。然而，娴熟的操作者，需要多一点耐心，即使在急救和重症监护内的大多数患者，往往也都能够获得高质量的超声图像。

2.1.3　探头的位置（声窗）

探头的末端涂上耦合剂，右手戴手套，用大拇指和食指中指握住探头，不要太紧，其余手指保持与胸壁接触，压力保持在不引起患者疼痛或不适为宜。在两个主要的位置：①左侧胸骨旁 2~4 肋间（图 2.2）；②心尖部周围，第 5 或第 6 肋间沿着腋中线或再旁边一点（图 2.3）。

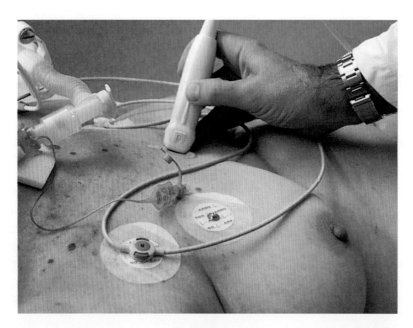

图 2.2　胸骨旁左室长轴切面探头位置。注意探头标记。（来自 Sarti[1]）

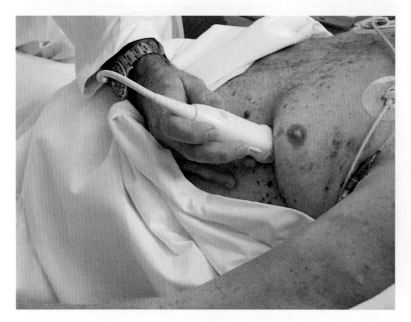

图 2.3　心尖四腔心切面探头位置。注意探头标记。（来自 Sarti[1]）

另一个能经胸观察心脏的位置是右侧胸骨旁,用于观察小儿心脏或者评估大动脉的瓣膜(见第 22 章)。其他胸廓外的探头的基本位置是:

- 肋骨下中间的水平,就是剑突下(图 2.4)。
- 胸骨上颈静脉切口水平(图 2.5)(来自 Sarti[1])

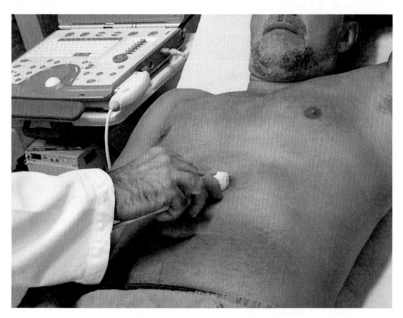

图 2.4　剑突下切面探头位置。(来自 Sarti[1])

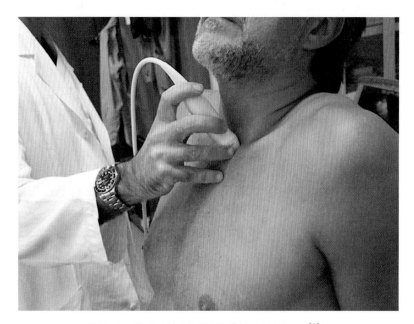

图 2.5　胸骨上窝切面探头位置(来自 Sarti[1])

2.1.4   操作者的位置和超声仪器

大多数操作者站在患者的右侧,右手握探头。有些操作者喜欢站在患者左侧,左手握探头,从而避免过多接触患者身体。在任何情况下,体位必须是方便、稳定、放松。坐着的体位相对舒适,但有时必须站着、倾斜,甚至坐在患者的床边缘,在这种情况下应该穿隔离衣。超声仪器通常放在患者头部右侧,以便操作者仅头部微小的动作就能将视线从患者转移到显示屏上,反之亦然。在这种安排之下操作者使用左手操作控制器。在看影像之前记住胸腔超声剖面是很有用的。当考虑到胸腔内的剖面会发生改变时,必须调整探头的移动(包括平移、定位、指向、成角转动或轴向转动)(见表2.1)。

表2.1   探头的体表位置、标记方向、旋转和角度(图像显示的解剖结构和测量内容)

切面	体表位置	探头方向	探头旋转	探头角度	显示结构	测量内容
胸骨旁长轴	胸骨旁2~4肋间	标记指向右肩	–	多变的	LV(不包括心尖),室间隔,二尖瓣及瓣下结构,LA,升主动脉,RV流出道	VLV、RV大小及室壁厚度,升主动脉直径,二尖瓣、主动脉瓣瓣口血流
胸骨旁长轴向右心室调整(三尖瓣水平)	胸骨旁2~4肋间	标记指向右肩	顺时针方向轻轻旋转	向中下方向倾斜	RV流入道,RA,三尖瓣	三尖瓣血流的CFM,PW、CW多普勒成像
胸骨旁长轴向右心室调整(肺动脉瓣水平)	胸骨旁2~4肋间	标记指向右肩	顺时针方向轻轻旋转	向上倾斜(胸骨旁三尖瓣水平切面基础上)	RV流出道,肺动脉瓣	肺动脉的CFM,PW、CW多普勒成像,肺动脉的VTI
胸骨旁短轴(乳头肌水平)	胸骨旁2~4肋间	标记指向左肩	顺时针旋转90°(胸骨旁长轴切面基础上)	–	LV、RV大小及左室壁厚度,乳头肌	LV、RV血流动力,FS,FAC
胸骨旁短轴(二尖瓣水平)	胸骨旁2~4肋间	标记指向左肩	顺时针旋转90°(胸骨旁长轴切面基础上)	向上倾斜(乳头肌短轴切面基础上)	二尖瓣、左室及左室大小	二尖瓣解剖结构(P1、P2、P3及A1、A2、A3),二尖瓣面积及左右室壁的运动
胸骨旁短轴(主动脉水平)	胸骨旁2~4肋间	标记指向左肩	顺时针旋转90°(胸骨旁长轴切面基础上)	向上倾斜(二尖瓣短轴切面基础上)	主动脉、三尖瓣、肺动脉瓣、右室流出道及肺动脉主干	主动脉瓣(三个瓣叶)、主动脉瓣口面积、肺动脉的PW及CW图像

续表

切面	体表位置	探头方向	探头旋转	探头角度	显示结构	测量内容
心尖四腔	心尖部 4~6 肋间沿左锁骨中线或前面的辅助线(心尖搏动处)	标记指向左腿	–	–	心脏整体观,LV,RV,LA,RA,室间隔及侧室壁,右室游离壁,二尖瓣、三尖瓣	LV、RV 运动,EF,TAPSE,CFM,PW,二尖瓣、三尖瓣口的 PW、CW 图像,评估肺动脉压
心尖五腔	沿左锁骨中线或前面的辅助线(心尖搏动处)	标记指向左腿	多变的	向上倾斜	心脏整体观,LV 流出道,升主动脉	LV 流出道的 CFM,PW,CW 多普勒成像及 TVI
心尖两腔	沿左锁骨中线或前面的辅助线(心尖搏动处)	标记指向右肩	逆时针旋转 90°(心尖四腔切面基础上)	–	LV,LA,LV 前后壁,二尖瓣	LV 运动、EF,二尖瓣口的 CFM、PW 及 CW 图像
心尖三腔	沿左锁骨中线或前面的辅助线(心尖搏动处)	标记指向右手	逆时针旋转 45°(心尖两腔切面基础上)	–	LV,LA 二尖瓣,前室间隔及左室后壁	LV 运动,主动脉瓣口的 CFM,PW、CW 图像及 VTI
剑突下四腔	剑突下	标记指向左肩	多变的	多变的	心脏整体观,LV,RV,LA,RA,室间隔及后侧壁,房间隔,肝,肝内静脉	LV、RV 运动及心房间的分流
剑突下主动脉	剑突下	标记指向左肩	多变的	向下(剑突下四腔心切面基础上)	腹主动脉	主动脉直径
剑突下 RV、LV 流出道	剑突下	标记指向左肩	多变的	向下(剑突下腔四心切面基础上)	LV、RV 流出道	LV、RV 流出道的 CFM,PW、CW 多普勒成像(若血流方向与声束平行)

续表

切面	体表位置	探头方向	探头旋转	探头角度	显示结构	测量内容
剑突下下腔静脉	略向左移（剑突下四腔心切面基础上）	标记指向左肩或左侧头部	多变的	向左倾	IVC,RA	IVC 直径及其随呼吸改变的情况
剑突下短轴	剑突下	标记指向左肩	多变的	顺时针旋转 90°（剑突下四腔基础上）	LV、RV 短轴,LV、RV 运动血流动力	–
剑突下心尖短轴	剑突下	标记指向左肩	多变的	向右倾斜	LV 心尖部	–
剑突下心底短轴	剑突下	标记指向左肩	多变的	向左倾斜	LV 基底段,RV 短轴	–
胸骨上切迹	胸骨上切迹	标记指向左肩	多变的	多变的	升主动脉,主动脉弓	主动脉直径

SLAX,胸骨旁长轴;RV,右室;PSSAX,胸骨旁短轴;A4C,心尖四腔;A5C,心尖五腔;A2C,心尖二腔;A3C,心尖三腔;SC4C,剑突下四腔;IVC,下腔静脉;LV,左心室;LA,左心房;RA,右心房;CFM,彩色血流图;PW,脉冲波;CW,连续波;VTI,速度时间积分;FS,短轴缩短分数;FAC,面积变化分数;EF,射血分数;TAPSE,三尖瓣环收缩期位移

2.1.5　胸骨旁长轴切面

这是心脏的纵切面（图 2.6）。探头放在左侧胸骨旁和标记朝向右肩（图 2.2）。起初，不同的肋间隙都应该尝试，而不是坚持单一的一点，从第二肋移动到第四肋，有时可到第五肋，以找到最佳声窗。合适的截面图像是在同一平面上显示部分左心室、室间隔，及向上延伸的主动脉前壁。在其下方，主动脉瓣和左心房在屏幕的右侧。左心室在屏幕的中间（图 2.6,图 2.7）。如果多个肋间隙获得有效的图像，通常优先选择较高肋间隙。在检查刚开始的时候，胸骨旁长轴图像通常是最先寻找的切面，因为它凸显了很多结构并提供了心脏的大致形态。光标定位在二维图像的基础上，人们可以获得 M 型超声图像，它用于测量心腔的大小和室壁的厚度，以及前间隔（前降支）和后壁（回旋支和右冠脉）的运动。收缩期于完全开放的主动脉瓣前方位置测量左室流出道内径。利用彩色多普勒成像（彩色血流成像,CFM），能够研究主动脉瓣和二尖瓣功能解剖学，包括前向血流和任何可能的反流。在左室长轴切面中，利用连续波和脉冲波测量跨瓣压流量是不可能的，因为血流或多或少地垂直于超声束。除了右心室部分流出道,右心通常是无法见到的。但在胸骨旁通过倾斜探头并轻微的顺时针旋转，极少逆时针旋转，可以获得右心房、三尖瓣、右心室流入道等图像（图 2.8）,在胸骨旁长轴上探头向颅侧倾斜，轻微地顺时针旋转可显示右心室流出道、肺动脉瓣及肺动脉主干（图 2.9）。

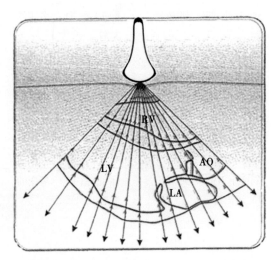

图 2.6　胸骨旁长轴切面的剖面图和超声束。AO,主动脉;LA,左心房;LV,左心室;RV,右心室

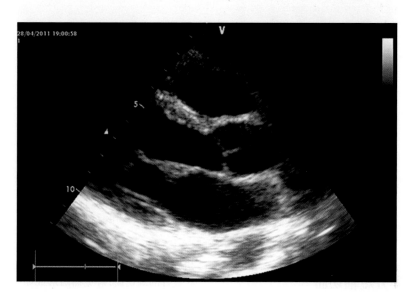

图 2.7　胸骨旁长轴切面

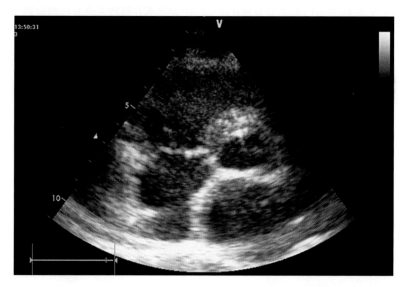

图 2.8　胸骨旁长轴切面调整后显示右心室流入道切面

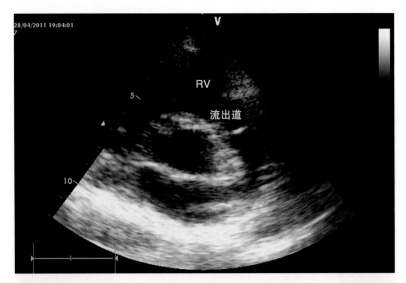

图2.9 调整胸骨旁长轴切面显示右心室流出道和右肺动脉切面。RV,右心室

2.1.6 胸骨旁短轴切面

探头放置在如图所示的相同位置以获得胸骨旁长轴像,但顺时针旋转了90°使标记指向左肩以获得心脏的横切面(图2.10)。根据室壁的厚度,图像显示左心室像一个厚薄不一的环,部分右心室在屏幕的左上角,像一顶帽子一样通过室间隔与左心室

相接(图2.11)。我们的目的是使左心室呈一个形状良好的圆切面,避免椭圆形或卵圆形。评估左心室动力学的最好平面是显示心室腔内的乳头肌的截面(图2.12)。这个切面可显示左室壁的各节段,收缩期左室壁增厚及向心性运动,可以观察三支冠状动脉主干的心肌供血情况。在环的上部,从8点至10点位置开始到2点方向的心肌供血是来自前降支动脉。在心室环的右侧,从2点的位置到6点至

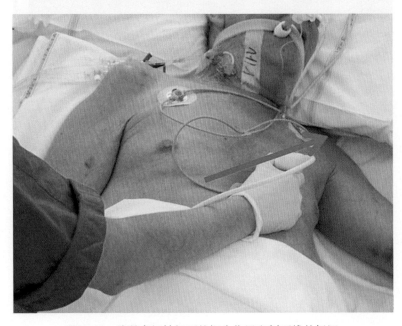

图2.10 胸骨旁短轴切面的探头位置和剖面线的标记

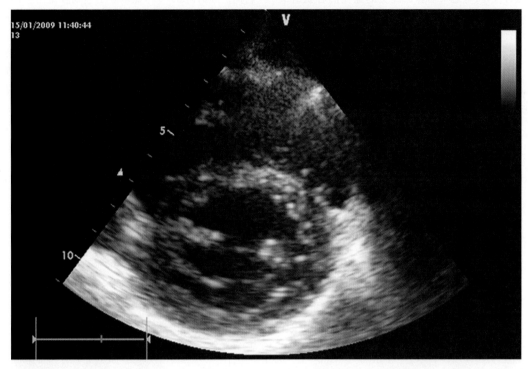

图 2.11　胸骨旁短轴切面(二尖瓣水平)(心脏舒张期)

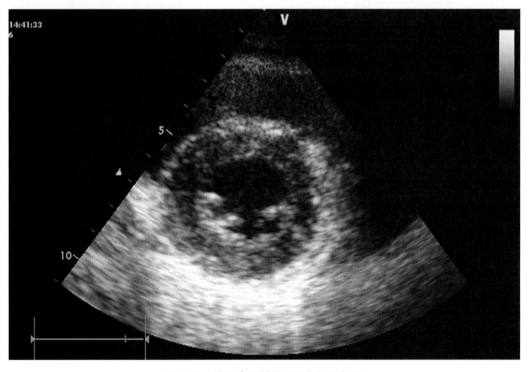

图 2.12　胸骨旁短轴切面(乳头肌水平)

7 点钟位置,与冠状动脉回旋支的灌注的心肌组织一致,在环的底部,轻微向屏幕左侧移动,从 6 点至 7 点钟位置到 8 点至 10 点钟的位置呈现的是右冠状动脉灌注的心肌。

向足侧倾斜探头,显示的是乳头肌的附着点,后面是左心室心尖部。探头向头侧倾斜成角移动,代替乳头肌出现的是二尖瓣,做关闭运动(图 2.11)。

再向上倾斜(图 2.13)显示的是主动脉流出道和瓣膜的一个中心切面和 3 个移动的瓣膜。(整个动脉和瓣膜的截面图,形状看起来像一个奔驰车标)。在它的左边可以看到三尖瓣和右室流出道,肺动脉瓣和肺动脉主干在图像的顶端,在主动脉瓣的上方。从左上方逐渐向右下方移动探头,显示的是心脏从心底部到心尖部结构的连续不同的截面。

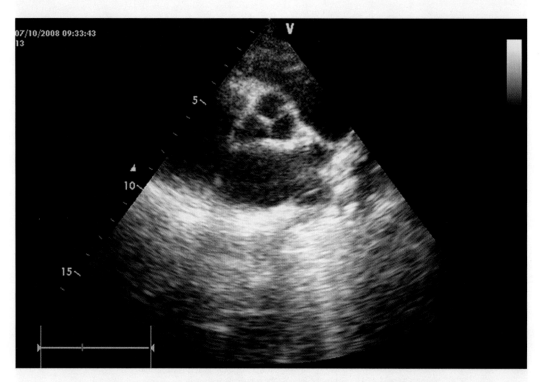

图 2.13   胸骨旁短轴切面(主动脉瓣和右心房水平)(心脏舒张期)

2.1.7   右侧胸骨旁切面

探头放在右胸骨旁第三肋间隙或者向上或向下一个肋间。这个切面用于更好的显示主动脉瓣来测量经主动脉的血流量,使超声束的方向与血流方向协调一致。

为了使主动脉靠近前胸壁,患者需向右侧旋转。二维图像显示主动脉瓣和升主动脉。操作者使光标沿着经主动脉的血流用连续多普勒波扫查时可以使用 CFM。

对于儿童,在高位右侧胸骨旁切面将探头标记指向患儿左腿可以检查右心房,上腔静脉和左心房,还有可能观察到右肺动脉及右上肺静脉。

2.1.8   心尖四腔心切面

探头放在心尖搏动的区域,探头标记指向患者左手方向(图 2.14)。探头向上或向下或向旁边移动去寻找展示心脏四个腔室,室间隔位于中间的切面。心尖位于图像的顶端,左心室通常呈圆锥形,位于图像右侧,右心室通常呈三角形,位于图像左侧(图 2.15)。这个切面显示了室间隔和左室侧壁。图像的底部,能看到房间隔和两个横向的房室瓣,二尖瓣在右侧,三尖瓣在左侧。左心房位于图像右侧,右心房位于图像左侧,图像底部的右侧通常显示一条或两条肺静脉流入左心房。

尝试稍移动稍改变角度,尽可能获得左室最大长径及清晰显示心尖部的心内膜及心外膜。在心脏

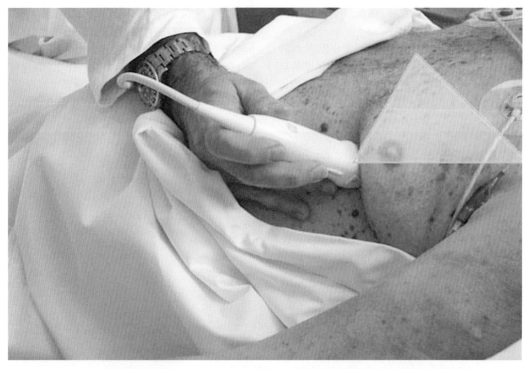

图 2.14　心尖四腔心切面的探头位置和剖面

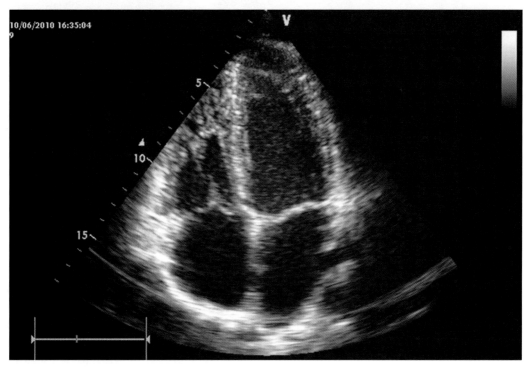

图 2.15　心尖四腔心切面

收缩期,心尖变厚,但不向心脏基底部移动。如果图像显示心尖移向房室瓣,那么这个切面是错误的。

这个切面用于各种测量,包括射血分数,室间隔运动(右冠状动脉与前降支供血)与左室侧壁的运动(回旋支供血),右心室的测量及观察右室壁的运动,还有瓣膜的形态结构及瓣口血流情况。

2.1.8.1　心尖五腔心切面

在心尖四腔心的基础上,探头轻微向上,有时候轻微旋转,以便清楚显示左室流出道(即第五个腔室)和主动脉瓣。由于五腔心切面(图2.16)左室流出道血流与超声束夹角小、多普勒测量数据可靠,用于评估主动脉流出道及其血流量或者反流情况。

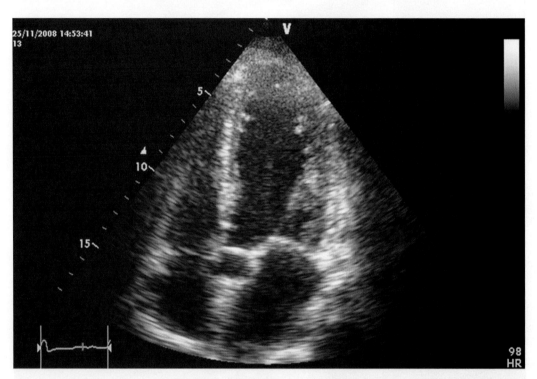

图2.16　心尖五腔心切面(来自 Sarti[1])

2.1.8.2　心尖二腔心切面

在心尖四腔心的基础上,探头逆时针旋转90°,获得一个垂直四腔心的切面。

右侧心脏的图像消失,只能看到左侧心脏,左心房位于图像底部,左心室在图像的顶部,二尖瓣在两者之间(图2.17)。左心室下壁(右冠状动脉从基底部达心尖)在图像的左边,前壁在图像右边(前降支冠状动脉)。

利用双平面法,测量左心室射血分数,已经在心尖四腔心切面测过了,在心尖二腔心切面再重复测量。心尖二腔心切面是从另一个平面检查二尖瓣的情况。

2.1.8.3　心尖三腔心切面

探头在心尖二腔切面基础上再逆时针旋转

45°,仍然显示左心室及左心房(图2.18)。在显示屏的右侧,能观察到左室流出道(即第三腔)。这个切面与胸骨旁长轴切面有些类似,但心尖位于顶部,心底部位于下方,然而相对心尖三腔心切面而言,胸骨旁长轴切面一般不显示心尖部。左室前间壁在图像右侧,后壁位于图像左侧。

2.1.9　剑突下切面

基本的切面是不能遗漏的,特别是在紧急情况和重症监护情况下。患者机械通气或者患肺气肿时,万一患者不能改变体位时,剑突下扫描也许是唯一可获得的扫描切面。患者仰卧位,躯干抬高45°,双膝弯曲,臀部略屈曲,以便放松腹壁,操作者右手拇指和食指平握探头,放于剑突下方(见图2.4),标

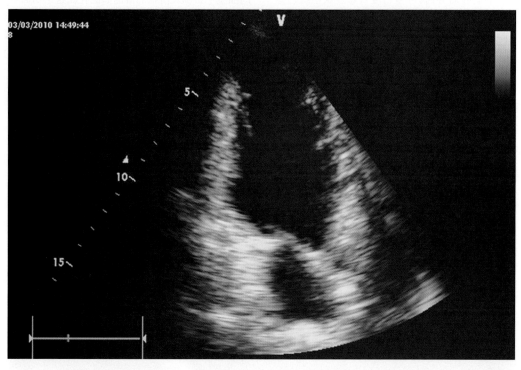

图 2.17　心尖二腔心切面

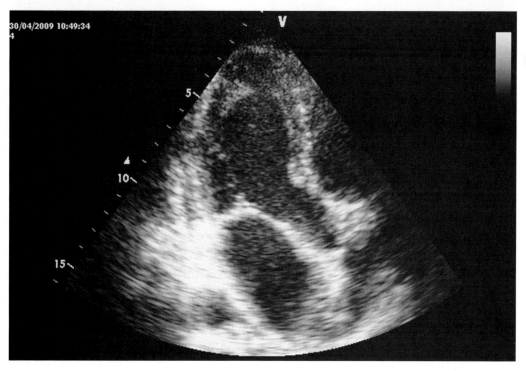

图 2.18　心尖三腔心切面

记指向患者左肩方向,可多角度观察。从中线轻微向左或向右移动,可以扫描到剑突下四腔心切面(图2.19)。肝,有它独特的结构回声,是重要的参照物。右侧心脏在图像的顶部,左侧心脏在图像的底部。可观察到的室壁是室间隔和左室后侧壁。房

间隔整个长轴及清晰的薄的卵圆孔在这个切面可被观察到。任何经卵圆孔分流通过的血流在CFM和脉冲波的检查下均可被发现(在这个切面)。通过自静脉迅速注入生理盐水产生微气泡可发现从右心房至左心房的分流。

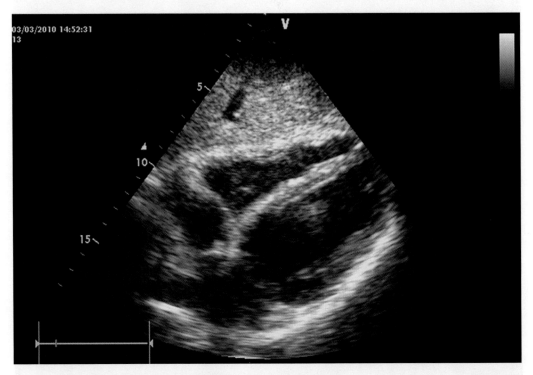

图2.19   剑突下四腔心切面

探头在剑突下四腔心的基础上向上翘起,显示左室流出道和心脏的右侧部分结构,包括右心室的流入、流出道和瓣膜结构。相反的,向下调整探头指向腹部,能显示腹主动脉。探头轻微向左调整,指向患者的右侧,显示的是下腔静脉和肝静脉,两者直接汇入右心房(图2.20)。下腔静脉内径及随呼吸的变化率提供了患者静脉充盈和血容量的情况。在这个切面,肝内血管垂直向下汇入下腔静脉,其方向与超声束一致,这样就可以用脉冲多普勒超声心动图检查肝内静脉的血流情况。

在基本剑突下四腔心切面的基础上逆时针旋转90°,显示心脏横切面,与胸骨旁短轴切面类似。略向右心倾斜指向心尖部,向左倾斜则指向心底部。

2.1.10   胸骨上切面

要获得胸骨上切面,患者躯干至少抬高45°,头

后仰。一般情况这个切面在ICU或者明确的禁忌证患者(颈部创伤)是不容易取得的。探头放在锁骨上区域,及胸骨柄上方,指向胸腔,探头标记指向左肩(见图2.5)。轻微的移动或变换角度可用于寻找主动脉弓和降主动脉。(图2.21)。向右操纵探头可显示升主动脉,CFM检查是为了明确主动脉和它的分支。探头轻微的旋转可显示左房和肺静脉。肺动脉的右侧分支通常出现在主动脉弓的下方。这个切面不常用。它可以用于评估胸部外伤或者可疑的主动脉夹层,但这些情况使用经食道超声心动图相对更精确一些。

2.1.11   综述

图2.22显示了不同的探头位置相应切面的图像。图2.23根据图像大概描述了主要的经胸切面。表2.1描述了探头的移动,包括体表位置、方向、角

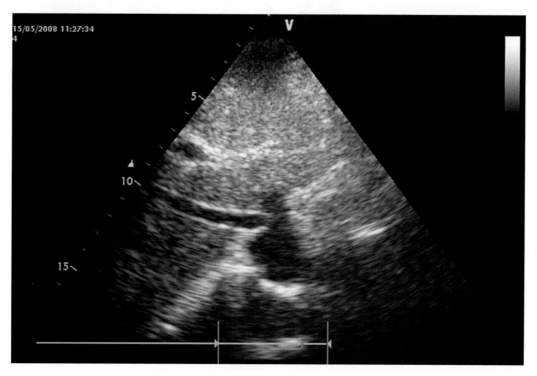

图 2.20　调整后的剑突下切面以显示下腔静脉

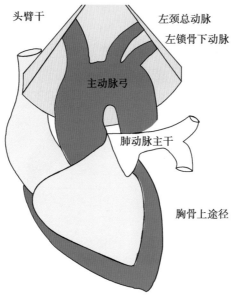

头臂干　　　　　　　　　　左颈总动脉

左锁骨下动脉

主动脉弓

肺动脉主干

胸骨上途径

图 2.21　胸骨上切面图

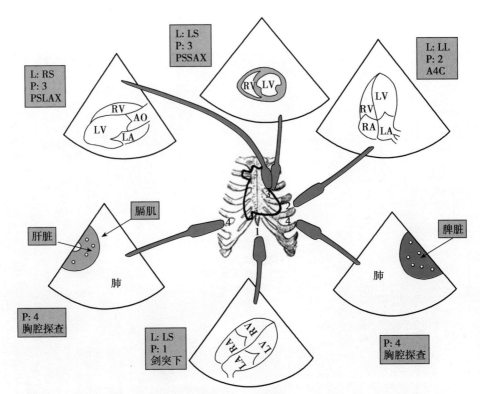

图 2.22　探头位置和主要切面的缩略图。L,探头标记;P,探头位置;RS,右肩;LS,左肩;LL,左腿;PSLAX,胸骨旁长轴;PSSAX,胸骨旁短轴;A4C,心尖四腔心

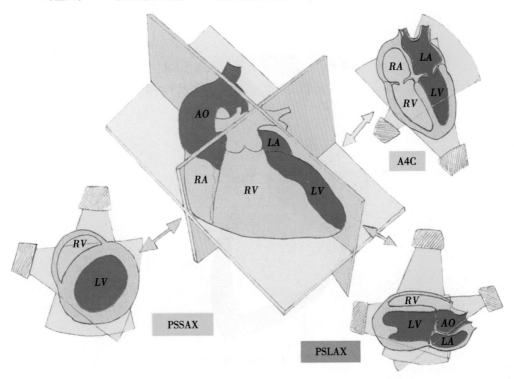

图 2.23　经胸腔超声心动图切面。A4C,心尖四腔心;PSLAX,胸骨旁长轴;PSSAX,胸骨旁短轴

度和旋转，以及对应的结构和需要进行的主要测量。

　　ICU 患者首次检查应按次序扫查大部分的切面。即使不是所有的切面都能获得，例行尝试所有切面以防发生遗漏重要的意想不到的信息。使用所有可用的超声技术将异常与正常区分开，包括 M 型超声、多普勒超声和组织多普勒超声。初步检查结束后或者进行下一步诊断时，检查者需要进行针对性检查。

（章仲恒、陈琳 译，夏焙 校）

参考文献

1. Sarti A (2009) Ecocardiografia per l'intensivista. Springer, Milan

扩展阅读

Feigenbaum H, Armstrong WF, Ryan T (2005) Feigenbaum's echocardiography. Lippincott Williams & Wilkins, Philadelphia

Oh JK, Steward JB, Tajik AJ (2007) The Echo manual, 3rd edn. Lippincott Williams & Wilkins, Philadelphia

第3章 经胸腔超声心动图在 ICU 中的应用:检查困难患者的处理

Piercarlo Ballo

3.1 引言

在 ICU 中,对患者精确的诊断性评估是非常重要的。由于经胸超声心动图(TTE)具有快速诊断和应用广泛的特点,其在 ICU 中具有很大的临床应用价值。然而,危重患者由于其不满意的声窗特点而常难以用于超声心动图研究。与患者状态(如仰卧位、胸壁干扰)和仪器(机械通气导致的伪影)相关的因素均能带来技术上的困扰。早些研究报道,在 ICU 病房通过经胸途径的超声心动图检查的失败率超过30%,对于入院后体重增加、有相对较高的 PEEP 支持和有胸引管的患者其失败率更高。

由于近些年技术的改进,包括谐波技术、造影

和数码技术等,其失败率相对下降。2004 年,重症监护医师对连续 100 例休克患者的休克病因进行紧急超声心动图鉴别,结果发现 TTE 可用于99%的患者。最近,研究证明通过优化超声心动图的技术设置和减少干扰因素,即便是使用便携式超声心动图,也可以在大部分 ICU 患者中获得满意的心超图像。然而,如果 TTE 不能提供满意的诊断信息,则需要考虑使用经食管超声心动图(TEE)。TEE 能为大部分患者提供足够的诊断信息,在某些情况下常被推荐为一线的评估方法(表3.1),同时也需加大努力优化心超图像,进行满意的 TTE 检查,减少不必要的 TEE 探查,对于那些进行及时的心超检查可带来巨大临床意义的患者来说,这些努力是必要的。

表 3.1　应用经食管超声心动图的适应证

TEE 作为首选或补充检查手段——常规检查	
• 由于患者因素或相关结构可视程度较差致 TTE 无法做出诊断性评估时可用 TEE	A(8)
• 当诊断性 TTE 检查预期能解决所有诊断性和患者管理问题时常规使用 TEE	I(1)
• 预期治疗有变化时,可使用 TEE 重新评估先前 TEE 所发现的变化(如抗凝治疗后血栓的消除、抗生素治疗后赘生物的消除)	A(8)
• 预期治疗无变化时,可使用 TEE 监测先前 TEE 所发现的变化(如抗凝治疗后血栓的消除、抗生素治疗后赘生物的消除)	I(2)
• 对非冠脉经皮心脏介入术的引导,如封堵器植入、射频消融术、经皮瓣膜手术等	A(9)
• 可疑急性主动脉疾病,包括主动脉夹层、主动脉横断等	A(9)
• 对肺静脉隔离术后无症状患者的肺静脉的常规评估	I(3)
TEE 作为首选或补充检查手段——瓣膜疾病	
• 评估瓣膜结构和功能是否适合介入治疗,并辅助介入治疗	A(9)

续表

• 诊断低度验前概率患者的感染性心内膜炎(如一过性发热、已知的非常规感染源、或血培养阴性、致心内膜炎的非典型病原体)	I(3)
• 诊断中、高度验前概率患者的感染性心内膜炎(如葡萄球菌血症、真菌血症、人工瓣膜或心脏内设备置入)	A(9)
TEE 作为首选或补充检查手段——血栓事件	
• 一对不确定的非心源性血栓患者的心血管源性血栓的评估	A(7)
• 对先前确定的非心源性血栓患者的心血管源性血栓的评估	U(5)
• 对已知心源性血栓患者的心血管源性血栓的评估,TEE 检查并不能改变该类患者的治疗管理方案	I(1)
TEE 作为首选检查手段——急性心房颤动或心房扑动	
• 便于决定抗凝治疗、电复律和(或)射频消融术等临床决策的评估	A(9)
• 对决定抗凝治疗但不行心脏电复律的患者评估	I(2)

基于这些考虑,对于较难研究的患者需采取以下几种特殊方式①减少与患者相关的干扰因素;②优化机器设置;③对患者进行多种可替代的切面探查;④使用较少依赖图像质量的心超指标。

3.2　减少与患者相关的干扰因素

ICU 患者常处于仰卧位,这种体位使得心脏位于胸骨后,并且远离前胸壁,因此增加了心脏与探头的距离并产生组织伪影。ICU 中的大部分床位都可以进行调节而使床位部分左侧倾斜,这种倾斜可以使心脏相对左前移位,减少因胸骨干扰产生的伪影,并且缩短了心脏与探头的距离,这通常可以改善超声心动图的图像质量。机械通气系统和胸引管可以产生一定数量的图像伪影,在保证患者安全的前提下,短暂中断或减少机械通气支持(如降低 PEEP)可以消除或减少伪影的,从而提高图像质量。某些情况下,图像伪影也可由监护器或其他陈列在患者周围的电子设备的电子干扰所产生,同样,在保证患者安全的情况下关闭这些可以产生伪影的电子设备后进行超声心动图检查可以更进一步改善图像质量。

3.3　优化机器设置

为了能够获得患者最佳的超声心动图图像,

可以对心超机器中的一些参数进行调整,并且应该对 ICU 病房中的超声医师在优化机器设置方面进行培训。对探头频率的选择应充分考虑到分辨率和穿透力的矛盾关系,高频的超声波束振幅小,因此拥有更高的轴向和横向分辨率,但穿透能力减弱,因此不适用于深部器官检查。相反,低频的超声波束振幅大,尽管分辨率差,但拥有更高的穿透力,能对深部器官进行充分探查。大多超声心动图有预设控制程序,这种程序可以对一些配置进行快速选择,而这些配置可以提高如分辨率、穿透力等特殊参数。同时也应该选择正确的焦距,调整超声波束的焦点可以缩窄超声波束的范围,这可以优化空间分辨率,改善目标器官结构的超声视图。

当确定探头频率和焦点后,还需考虑到信号的优化处理过程,这可以通过调节一些控制程序而实现,包括脉冲重复频率、帧频、系统增益、时间增益补偿、侧向增益补偿、压缩、平滑、后处理设置(对图像呈现起作用)。在这些程序当中,脉冲重复频率相当于触发频率,决定着单位时间内的超声扫描线数量,增加这些扫描线数量可以提高动态显像的质量,缩小扇形深度也可以增加脉冲重复频率。帧频指的是整个扇形区域的扫描频率,提高帧频可以获得更好的瞬时分辨率,帧频与扇形的深度与宽度呈负相关,因此减小扇形的深度与宽度可以提高帧频,改善瞬时分辨率。

在临床操作中,对于较难研究的患者,在确定最合适的探头频率后,将焦点置于目标器官水平以增加空间分辨率,并减小扇形深度和宽度以提高瞬时分辨率。增益、压缩、平滑、后处理设置等都应后续进行调节以进一步提高画面质量。图 3.1 列举了经过精确优化机器设置前后的超

声心动图图像改变。有些高档心超机器可以自动指令选择最优的控制模式以优化图像质量,然而,最适合的参数设置仍需依赖超声检查医师的经验和操作。

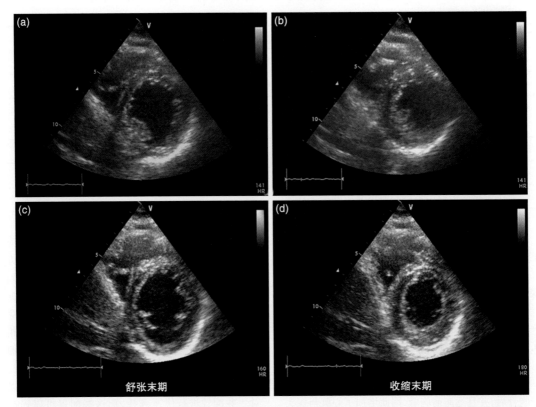

图 3.1　胸骨旁短轴切面心室中部水平的图像优化样例。优化前(**a**,**b**)舒张期心内膜边缘模糊,难以描记。优化后(**c**,**d**)画面质量改善,舒张期心内膜边缘可描记。优化过程通过选择不同的二维心超图像及调整增益、压缩及自抗扰控制

3.4　对患者进行多种可替代的切面探查

在消除患者相关干扰因素和优化机器参数设置后,第三步是对患者进行标准的多切面探查。离轴切面虽便于心脏结构的探查,但普通声窗却不易探见。目前这些切面中的大部分已广泛用于标准检查,所以"离轴"这个词对它们来说也许并不合适。比如,从胸骨旁左室长轴切面开始,逐渐倾斜探头使超声束方向移向患者右侧就可很好地探查右心室长轴。这一切面也许特别适合用于通过心尖切面无法充分显示右侧心腔的患者,一个典型的例子是如果心尖四腔切面无法获得满意的三尖瓣反流图像或反流束偏轴率高,

该切面用于通过三尖瓣反流峰速估测肺动脉收缩压。另外,从胸骨旁左室长轴切面开始,逐渐倾斜探头使超声束方向移向患者左侧可探查右心室流出道、肺动脉瓣,且探查肺动脉的断层平面近乎垂直于大血管水平的标准短轴切面。当标准切面不能获得满意的图像时,这些可替代的切面便可用于探查肺动脉流出道及肺动脉瓣反流,并可测量与肺动脉压和肺循环阻力相关的指标(图 3.2)。右心室流出道的二腔切面同样可以通过心尖途径获得,从标准左室心尖二腔切面开始,并逐渐倾斜探头使超声束移向患者右侧即可获得。胸骨下途径特别适用于 ICU 病房,因为该切面可以很好地探查那些无法通过胸骨旁和心尖途径探查的心脏结构(如 COPD 患者、胸骨前后径增加的患者等),尽管患者是持续使用机

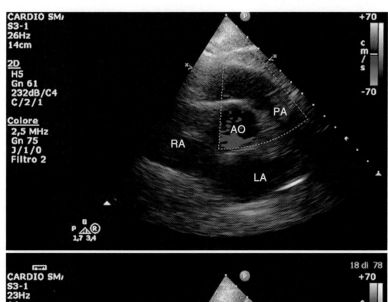

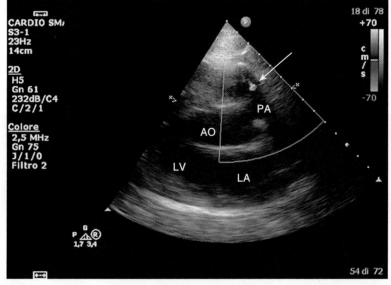

图 3.2　可探查肺动脉瓣的其他替代切面。上图呈现了大血管水平的标准短轴切面,并未探测到肺动脉瓣反流,采用其他替代切面如从胸骨旁左室长轴切面开始,并逐渐倾斜探头使超声束方向移向患者左侧可探查到肺动脉瓣反流。该切面以近乎垂直于经典短轴切面的断层平面探测肺动脉瓣和肺动脉,所以它可以探测到标准切面不能探测到的反流束。肺动脉瓣反流的精确探查对评估肺动脉平均压、舒张压具有重要的临床意义。AO,主动脉;LA,左心房;LV,左心室;PA,肺动脉;RA,右心房

械通气支持或是仰卧位。一些替代切面可用于探查标准切面较难探查到的器官结构,如右侧胸骨旁切面可探测主动脉远端升段,经过调整的胸骨旁短轴和心尖切面可探查近端与远端的胸主动脉降支。总的来说,存在多种可替代的切面和"离轴"切面,但选择一种或多种可替代切面依赖于超声检查师的经验及操作,同样也取决于患者个人。

3.5　使用较少依赖图像质量的心超指标

对技术上较难研究的患者进行超声心动图探查的另一重要点是使用对声窗质量相对不敏感的指标,一个典例是使用纵向功能指标评估左室、右室功能。

3.5.1 左心室收缩功能

在 ICU 病房中,对患者治疗的一个关键是准确评估患者左心室收缩功能,左心室射血分数是评估患者左心室收缩功能的一个较全面的指标,通常通过二维心超测量左室容积(如改良的辛普森法)来量化评估左心室收缩功能,也可通过肉眼粗略地评估整个左心室功能。然而,这两种方法都需依赖左室内膜边缘的清晰可见,尽管经过适当的谐波成像和优化图像设置处理,危重病患者通常无法做到这一点。对左室节段性室壁运动的评估同样需要探测左心室内膜边缘。造影技术显著改善了心内膜边缘的可视程度,但这一技术并不常规用于危重病患者操作。在这些情况下,经标准 M 型超声心动图测量的左房室平面位移或经组织多普勒成像所测量的二尖瓣瓣环收缩期峰速度(S')(图 3.3,图 3.4)可以为评估左室纵向收缩功能提供更为精确的,且不依赖画面质量的指标,这些指标甚至在声窗不太满意

的患者身上也可很好测得,对 S' 的测量需要在心尖四腔切面下对二尖瓣瓣环的室间隔和侧壁两处进行测量并取平均值。而且与射血分数相比,测量 S' 或房室平面位移更具可重复性,耗时更少,且更少地依赖心脏负荷状态。

3.5.2 左心室舒张功能

对于大部分患者来说,即使声窗效果欠佳,也可在其身上获得满意的左室舒张功能信息。对于大部分危重病患者,取心尖四腔切面,采用脉冲多普勒成像并将取样容积线置于二尖瓣瓣尖水平处可轻松记录到左室血流流入脉冲波形。左室流入道脉冲频谱可以为鉴别左室舒张功能形式(包括舒张功能正常、松弛功能受损、充盈形式假性正常化、限制性)提供有价值的信息,但是,应该注意的是单纯使用左室血流流入脉冲波形评估左室舒张功能将强烈受其容量负荷依赖这一特点的影响。更多评估左室舒张功能的

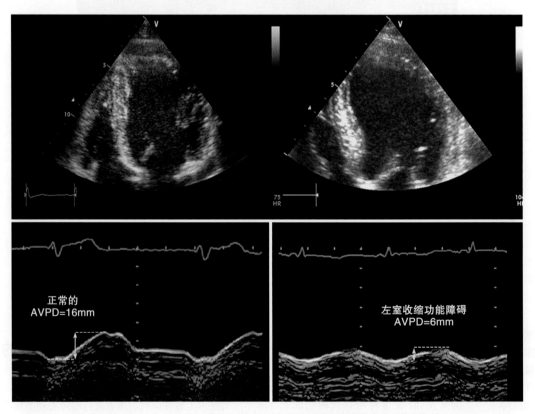

图 3.3 对心尖四腔切面(上图)画面质量欠佳的两个患者进行测量左房室平面位移(AVPD),对这些患者描记心内膜边缘测量左室射血分数较为困难,左图患者的瓣环位移正常,右图患者减弱,意味着左室收缩功能相对减弱

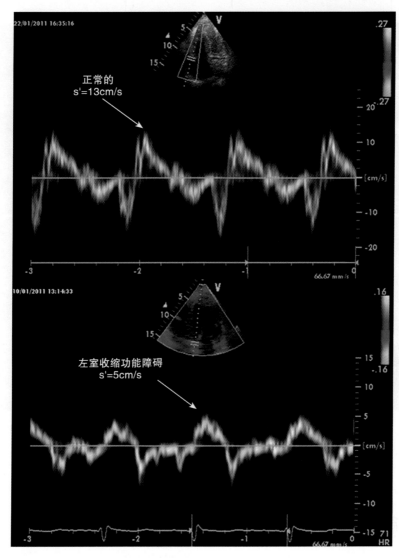

图 3.4　正常人(上图)及左室收缩功能不全患者(下图)的二尖瓣瓣环收缩期血流峰速度的组织多普勒成像

可靠指标可以通过组织多普勒成像测量二尖瓣瓣环舒张早期峰速度(e')而获得。相对于收缩期瓣环速度而言,舒张期瓣环速度的测量需要在心尖四腔切面下对二尖瓣瓣环的室间隔和侧壁两处进行测量并取平均值,其平均值 e' 是相对独立于心脏容量负荷状态的评估左室舒张功能的指标。标准脉冲多普勒成像所测量的左室流入血流的舒张早期峰速度 E 与 e' 的比值是评估左室充盈压的可靠无创指标(图 3.5)。在 ICU 中,对 e' 及 E/e' 的测定可以快速且精确地评估左室舒张功能,甚至对声窗特点较差的患者都具有相对较高的实用性。

3.5.3　右心室收缩功能

对左心室收缩功能评估的思考同样可应用于对右心室收缩功能的评估,通过二维超声心动图测量右室射血分数比测量左室射血分数更加困难,这种测量需要建立在可靠的几何设想上,但是右室不规则的月牙形或三角形使得其几何设想并不可靠。通过三维超声心动图评估右室射血分数仍然无法成为日常的常规操作,并且和二维超声心动图一样易受图像质量影响。M 型超声测量的三尖瓣瓣环收缩期位移和组织多普勒测量的三尖瓣瓣环收缩期峰速度

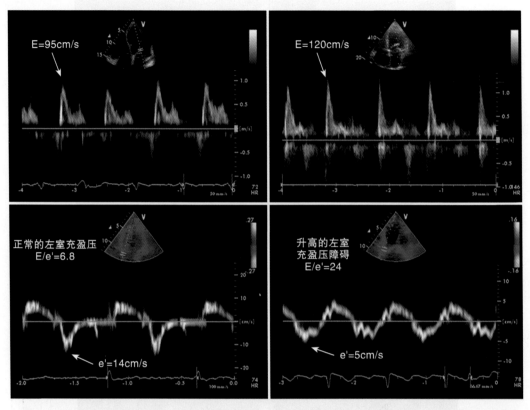

图 3.5　采用跨二尖瓣血流的标准脉冲多普勒及二尖瓣瓣环舒张期组织多普勒成像评估左室舒张功能。左图为正常人群,右图为左室收缩功能异常人群

常用于评估右室收缩功能,甚至在声窗特点较差的患者中也可测得(图 3.6)。这些指标与右室射血分数有良好的相关性,其优点与已经论述过的左室纵向指标相似。

3.5.4　其他应用

在超声心动图检查时,对于图像质量较差的患者,其各个方面都需考虑到应用较少依赖图像质量的指标,因此,除了评估心室功能外,这种理念需应用到如肺动脉压力的测定,心输出量的测量,评估瓣膜反流、狭窄程度及人工瓣膜的血流动力学等多种心超评估方法中。

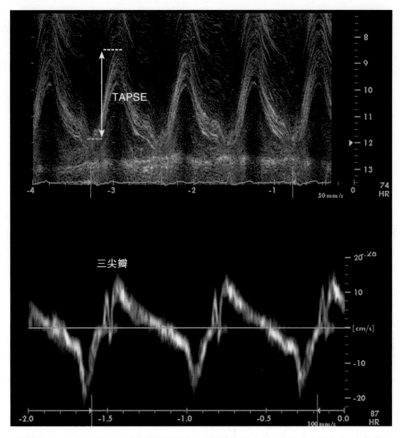

图 3.6　正常人的三尖瓣瓣环平面收缩期位移（TAPSE）（上图）和三尖瓣瓣环运动的脉冲组织多普勒图像（下图）

（严静、周小洋　译，夏焙　校）

扩展阅读

Cook CH, Praba AC, Beery PR et al (2002) Transthoracic echocardiography is not cost effective in critically ill surgical patients. J Trauma 52:280–284

Culp BC, Mock JD, Ball TR, Chiles CD, Culp WC Jr (2011) The pocket echocardiograph: a pilot study of its validation and feasibility in intubated patients. Echocardiography 28:371–377

Douglas PS, Garcia MJ, Haines DE, Lai WW, Manning WJ, Patel AR, Picard MH, Polk DM, Ragosta M, Ward RP, Weiner RB (2011) ACCF/ASE/AHA/ASNC/HFSA/HRS/SCAI/SCCM/SCCT/SCMR 2011 appropriate use criteria for echocardiography. A report of the American College of Cardiology Foundation Appropriate Use Criteria Task Force, American Society of Echocardiography, American Heart Association, American Society of Nuclear Cardiology, Heart Failure Society of America, Heart Rhythm Society, Society for Cardiovascular Angiography and Interventions, Society of Critical Care Medicine, Society of Cardiovascular Computed Tomography, and Society for Cardiovascular Magnetic Resonance endorsed by the American College of Chest Physicians. J Am Coll Cardiol 57:1126–1166

Hwang JJ, Shyu KG, Chen JJ et al (1993) Usefulness of transesophageal echocardiography in the treatment of critically ill patients. Chest 104:861–866

Joseph MX, Disney PJS, Da Costa R et al (2004) Transthoracic echocardiography to identify or exclude cardiac cause of shock. Chest 126:1592–1597

第4章　心脏的超声形态：经食管检查

F Luca Lorini, Carlo Sorbara, and Sergio Cattaneo

4.1　引言

经食管超声心动图（TEE）检查可以有效地辅助心血管麻醉中患者的血流动力学治疗，并对心脏手术患者术中及术后 ICU 病房中的循环情况进行诊断。越来越多的麻醉医师开始应用 TEE，并进一步推动着围术期 TEE 在临床推广及科研的发展。虽然进行 TEE 操作需要时间，但其具有许多血流动力学监测及诊断的优势，这就是近些年临床医生对 TEE 的兴趣持续增加的原因。

心脏是一个拥有多种解剖成分结合在一起的复杂三维结构，因此精通心脏解剖结构是理解心脏二维切面的关键。操作者的经验也非常重要。我们认为，如果没有禁忌证，应该对所有心脏手术患者进行 TEE 检查，对于初学者而言这点尤其重要。简单的 TEE 检查通常需要 5～10 分钟，检查过程中，操作者或麻醉师或巡回护士应该密切监测患者的情况，确保患者处于稳定状态。

有时候因解剖原因（如心腔扩张）或胃内存在气体（排气后图像质量可改善）可导致图像质量变差，此时超声机器参数的设置及调整对于优化图像质量及诊断能力非常重要。许多 TEE 探头可以通过不同的频率获取图像。增加频率可以改善分辨率，但是会降低穿透深度。对于靠近探头的结构，如主动脉瓣，适合在较高频率下进行检查，而对于如左室心尖部等距离探头较远的结构，需要较低的探测频率。通过调整深度将需检查的结构置于屏幕中央，然后再把焦点置于目标部位。通过调整图像的总体增益及动态范围，使得心腔内的血液呈近乎黑色，并与代表组织的灰阶相区分。通过调整时间增益补偿保证屏幕

亮度的一致性及图像的对比度。通过调整彩色多普勒的增益以消除取样窗内的任何背景噪声的影响。通过降低取样窗的大小及深度以增加混叠速度及帧速率。降低二维超声的取样窗宽度同样可以增加帧速率。

4.2　患者的安全性

TEE 很少引起严重的或是致命的并发症，检查前应除外食管及胃部疾病。TEE 禁忌证包括食管狭窄、憩室、肿瘤及近期食管或胃部手术病史。TEE 操作前应检查探头外面的防水外膜有无磨损、破裂。另外，需检查患者口腔有无牙齿松动或已经存在的损伤。对于经口气管插管处于麻醉中的患者，上抬下颌骨，将探头经口置入，置入时动作要轻柔。如果探头置入困难，应用喉镜显露声门，然后直视状态下将探头置入食管。一旦探头置入食管，继续往里放置过程中，如遇到阻力必须停止。在切面调整时，需要前送或回抽探头时，必须先使探头处于中立位，探头在食管内位置调整时避免过度用力，而且在探头处于弯曲状态时不要进行前进或后退的调整。另外，每次应用后应对探头进行彻底的清洗和消毒处理。

4.3　简化的 TEE 检查

美国心脏超声协会（ASE）及心血管麻醉协会于 1999 年所编写的指南中，建议在术中进行系统的心脏和大血管 TEE 检查包括 20 个连续的横断切面。这些切面是根据探头位置（如超声声窗）、

图像平面类型(长轴、短轴)及图像的主要解剖结构所确定。

检查时,不应该直接就对病变部位(手术指征)进行检查,而是按照标准方案进行 TEE 检查。每一步都应专注于一个心脏结构(瓣膜、心腔),分析病变特点以及与其他结构的关系。检查时通过移动探扫平面,并从二维切面构建出所检查部位的三维结构非常重要。每位检查者都应建立自己的术中 TEE 检查方案,我们建议减少 20 个标准切面的探查数量以简化术中 TEE 检查方案,该方案的主要优点是以最少的 TEE 探查对主要心脏结构的进行完整的超声检查。

心脏检查从三个位置进行,第一个位置是食管中段的主动脉瓣水平,第二个位置是远离食管中段

数厘米的二尖瓣水平,第三个位置是胃内左心室水平。心脏检查完成后,再进行主动脉胸内走行部分的检查。在完成心脏检查后,需对全部胸段的主动脉进行评估。

4.3.1　食管中段主动脉瓣水平

4.3.1.1　食管中段主动脉瓣短轴切面

探头进入食管后,继续前进至主动脉瓣出现,然后调整扫描角度至 45°可以获得食管中部主动脉瓣短轴切面。这个切面可以比较主动脉瓣直径与左房大小,可以观察主动脉瓣的活动度及是否存在钙化(图 4.1)。

深度:食道中部(距离牙尖 30~40cm)
　　　前进或后退直到显现主动脉瓣
角度:30°~60°
柔性:无
偏侧:无
目标:主动脉瓣、左心房、右心房、右心室、肺动脉瓣、右心室流
　　　出道
图示:LA:左心房;RA:右心房;RV:右心室;PV:肺动脉瓣
　　　nc:非冠状动脉-主动脉交界;rc:右冠状动脉-主动脉交
　　　界;lc:左冠状动脉-主动脉交界

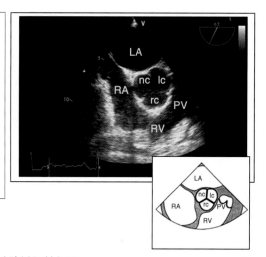

图 4.1　食管中段主动脉瓣短轴切面

这个切面的诊断目标是确定主动脉瓣的形态(如二叶或三叶)及是否存在主动脉瓣狭窄。该切面也可同时检查房间隔的情况,如存在房间隔缺损或卵圆孔未闭都可以观察到。

4.3.1.2　食管中段主动脉瓣长轴切面

食管中段主动脉瓣长轴切面是通过进一步调整扫描角度至 110°~130°而获得,向患者右侧轻转探头可以使图像更为清晰。该切面应该使左室流出道、主动脉瓣及近端升主动脉共同显露,另外除了能探查到左室流出道本身外,其他结构包括主动脉窦,窦管交界(图 4.2)。

这个切面的诊断目标是评价主动脉瓣的功能。近端升主动脉也应进行检查是否存在钙化、

扩张和动脉瘤。该切面的局限在于远端升主动脉的主动脉部位无法显露。在完成二维超声检查后,应进一步采用彩色多普勒成像评估主动脉瓣功能。

4.3.1.3　食管中段右室流入-流出道切面

在主动脉瓣水平可获得的下一个切面是食管中段右室流入-流出道切面,从食管中段主动脉瓣短轴切面开始,无需移动探头位置,将扫描切面角度调整至 60°~90°即可获得该切面。理想的切面应该能显示三尖瓣、右室流出道和近端肺动脉(图 4.3)。

该切面的诊断目标是测量右室心腔和肺动脉的大小,并评估肺动脉瓣。在采用多普勒超声评估三

深度:食道中部(距离牙尖 30～40cm)
　　　前进或后退直到显现主动脉瓣
角度:120°～160°
柔性:无
偏侧:无
旋转:右-左旋转至主动脉瓣放置屏幕中央
目标:主动脉瓣、左心房、左心室流出道
图示:LA:左心房;LV:左心室;AV:主动脉瓣

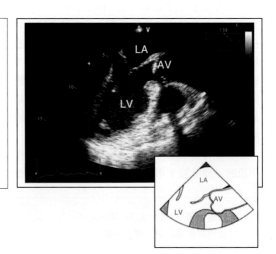

图 4.2　食管中段主动脉瓣长轴切面

深度:食道中部(距离牙尖 30～40cm)
角度:60°～90°
柔性:无
偏侧:无
目标:右心房、左心房、房间隔、三尖瓣、右心室、肺动脉瓣、主动
　　　脉瓣
图示:RA:右心房;PV:肺动脉瓣;TV:三尖瓣;AV:主动脉瓣;
　　　RV:右心室

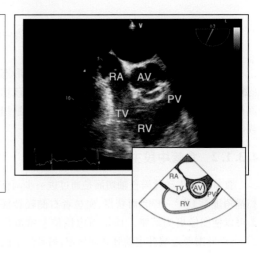

图 4.3　食管中段右心室流入-流出道切面

尖瓣方面，该切面评估要优于食管中段四腔心切面。

4.3.1.4　食管中段双房腔静脉切面

　　通过转动探头进一步朝向患者的右侧获得食管中段双房腔静脉切面。该切面最好通过食管中段主动脉瓣长轴切面基础上调整 5°~15° 的角度而获得。该切面可探查到的主要结构包括左房、右房、上腔静脉、房间隔和右心耳（图 4.4）。

深度：食道中部（距离牙尖 30~40cm）

角度：80°~110°

柔性：无

偏侧：无

旋转：右旋转至右心房放置屏幕中央

目标：右心房、左心房、房间隔、下腔静脉、上腔静脉

图示：RA：右心房；LA：左心房；IVC：下腔静脉；SVC：上腔静脉

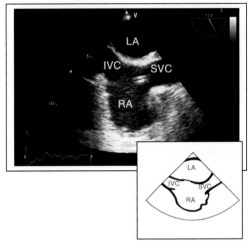

图 4.4　食管中段双房腔静脉切面

　　本切面的诊断目标是探查心房扩大、卵圆孔未闭及房间隔缺损，并探查心房内气体。如果怀疑房间隔完整性，可通过彩色多普勒成像或气泡造影成像进行探查。

4.3.2　食管中段二尖瓣水平

4.3.2.1　食管中段四腔心切面

　　当完成食管中段双房腔静脉切面后，扫描角度调至 0°，然后继续前送探头至二尖瓣水平，在横断面角度可获得食管中段四腔心切面。该切面可以观察到心脏的四个腔室。调整扫描角度 0°~10° 并将探头轻微后曲，可以观察到左心房、左心室、右心房、右心室、二尖瓣、三尖瓣、室间隔和心室侧壁。如果该切面显示部分左室流出道和主动脉瓣，可调整探头适当前曲，并稍微前送或旋转扫描切面 5°~10° 得到四腔心切面（图 4.5）。

　　食管中段四腔心切面是 TEE 中诊断价值最高的切面之一，该切面的诊断目标包括评估心腔大小

深度：食道中部（距离牙尖 30~40cm）

角度：0°~20°

偏转：无

偏侧：无

旋转：右旋转至右心房放置屏幕中央

目标：右心房、右心室、左心房、左心室、二尖瓣、三尖瓣

图示：RA：右心房；LA：左心房；RV：右心室；LV：左心室

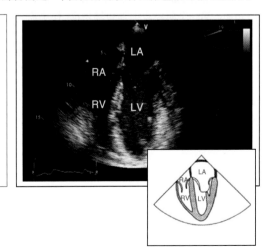

图 4.5　食管中段四腔心切面

及功能,瓣膜功能(二尖瓣及三尖瓣),心室相互作用,及左心室侧壁及室间隔的节段运动。该切面的另一重要作用是可以观察体外循环时心室间有无气泡通过。在通过该切面的二维超声观察后,应采用彩色多普勒超声观察二、三尖瓣评估有无瓣膜关闭不全或狭窄。

4.3.2.2　食管中段二腔心切面

在食管中段四腔心切面基础上,扫描切面旋转60°~90°即可获得食管中段二腔心切面。本切面可探查到左心耳及左室前壁和下壁无法探查右心系统结构。向右侧旋转探头,可以使得扫描角度与心室轴向更加一致,能看到左室的心尖部。常可在该切面探查到心室内血栓或心尖运动减低(图4.6)。

该切面的首要目标是评估左室功能(尤其是心尖)和左室前壁和下壁局部运动情况,该切面同样可用来探查心室内血栓及左心耳。

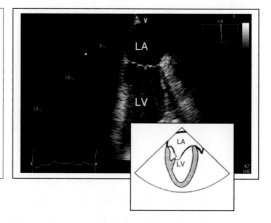

深度:食道中部(距离牙尖30~40cm)
角度:80°~100°
偏转:无
偏侧:无
目标:左房、左室、二尖瓣
图示:LA:左心房;LV:左心室

图 4.6　食管中段二腔心切面

4.3.3　经胃水平:经胃乳头肌中部短轴切面

在完成主动脉和二尖瓣水平的心脏超声检查后,扫描切面调回0°,继续前送探头至胃部,得到经胃切面。第一个是经胃中部短轴切面,探头需要前曲并适当回撤使之紧贴胃壁。该切面可观察到的主要结构除了左室后内侧及前侧乳头肌,还包括左室室壁和左室心腔。左室短轴横切面的确定标志是两个乳头肌大小相等。准确调整到切面较为困难(图4.7)。

该切面的主要诊断目标是评估左室收缩功能,左室容积和节段运动情况。

4.3.4　主动脉检查

4.3.4.1　降主动脉短轴切面

在完成心脏的初步检查后,需进一步检查主动脉。从经胃两腔心切面,调整扫描角度至0°,向患者左侧旋转探头,轻度回撤探头直到显露将主动脉的横截面(降主动脉短轴切面)。主动脉超声成像的关键因素是主动脉内径较小,且紧邻食管内的探头。而后,下一步程序是优化主动脉成像。首先,减小图像深度,放大主动脉成像,然后调整探头频率以提高分辨率。然后沿着主动脉走行回撤探头逐步检查。当主动脉逐渐变长即到达主动脉弓水平(图4.8)。

4.3.4.2　食管上部主动脉弓短轴切面

从主动脉弓水平,调整扫描角度至90°,获得食管上部主动脉弓短轴切面。向左、向右轻旋探头可探查主动脉弓有无钙化、扩张及异物。大血管的起点大约在主动脉弓短轴切面的3点钟水平,该切面可探查到左锁骨下动脉的起始部位。

4.3.4.3　降主动脉长轴切面

从食管上部主动脉弓短轴切面,将扫描角度调整90°,前送探头就可获得降主动脉长轴切面。再进一步向前送探头时,轻微向左、向右旋转探头可以更好地探查主动脉壁。

深度：经胃

角度：0°

柔性：前屈

偏侧：无

目标：左房、左室

说明：LV：左室；pmPM：后内侧乳头肌；alPM：前外侧乳头肌

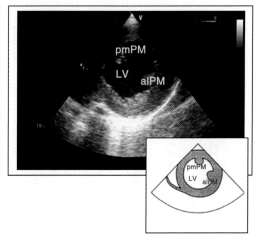

图 4.7　经胃乳头肌中部水平短轴切面

深度：食道中部（距离牙尖 30～40cm）

角度：0°

柔性：无

偏侧：无

目标：降主动脉

图示：DAo：降主动脉

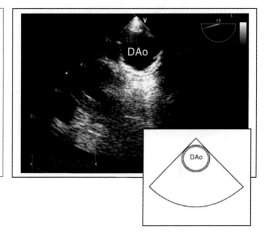

图 4.8　降主动脉短轴切面

4.4　小结

为了更好理解不同超声心动图切面之间的关

系，图 4.9 总结了所有标准切面及各个切面调整时经食管探头的转动情况。

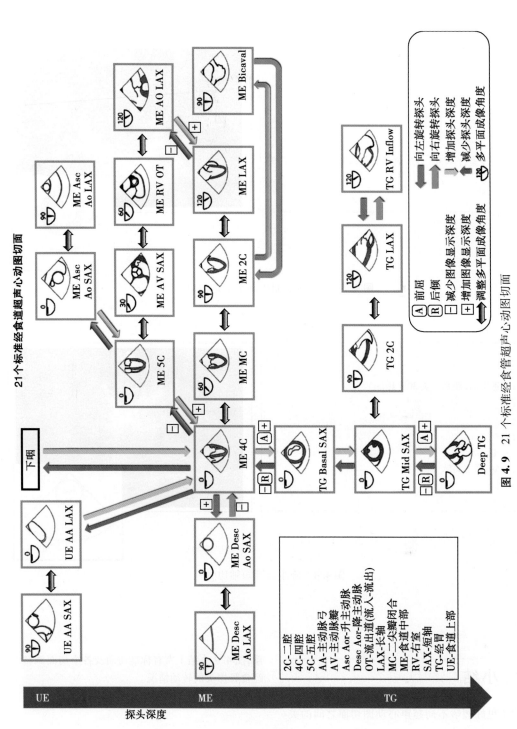

（张宏民 译，王小亭 校）

图 4.9　21 个标准经食管超声心动图切面

21个标准经食管超声心动图切面

2C-二腔
4C-四腔
5C-五腔
AA-主动脉弓
AV-主动脉瓣
Asc Aor-升主动脉
Desc Aor-降主动脉
OT-流出道（流入-流出）
LAX-长轴
MC-二尖瓣闭合
ME-食管中部
RV-右室
SAX-短轴
TG-经胃
UE-食管上部

探头深度

UE　ME　TG

扩展阅读

Miller JP, Lambert SA, Shapiro WA et al (2001) The adequacy of basic intraoperative transesophageal echocardiography performed by experienced anesthesiologists. Anesth Analg 92:1103–1110

Shanewise JS, Cheung AT, Aronson S et al (1999) ASE/SCA guidelines for performing a comprehensive intraoperative multiplane transesophageal echocardiographic examination: recommendations of the American Society of Echocardiography Council for Intraoperative Echocardiography and the Society of Cardiovascular Anesthesiologists Task Force for Certification in Perioperative Transesophageal Echocardiography. Anesth Analg 89:870–884

Stevenson JG (1999) Adherence to physician training guidelines for pediatric transesophageal echocardiography affects the outcome of patients undergoing repair of congenital cardiac defects. J Am Soc Echocardiogr 12:165–172

Thys DM, Abel M, Bollen BA et al. (1996) Practice guidelines for perioperative transesophageal echocardiography. A report by the American Society of Anesthesiologists and the Society of Cardiovascular Anesthesiologists Task Force on Transesophageal Echocardiography. Anesthesiology 84:986–1006

Ungerleider RM, Kisslo JA, Greeley WJ et al (1995) Intraoperative echocardiography during congenital heart operations: experience from 1,000 cases. Ann Thorac Surg 60:S539–S542

第 5 章　三维超声心动图

Mauro Pepi and Gloria Tamborini

5.1　引言

1980 年至 1990 年的十年间,由于技术和设备的限制,三维超声心动图发展得非常缓慢。近年来,伴随着超声探头和计算机技术的革新,三维超声心动图得到了快速的发展。应用三维超声心动图可以获取许多重要的心脏图像,而这些心脏图像可以包含很多新的组织和形态学信息。这种新技术非常的简单、快速。同时,在瓣膜病和心内占位性病变的评价、双侧心室容量和功能的评估以及心脏外科手术和心脏介入治疗的监测等不同领域,均可应用这些技术获取更多的临床信息。本章节详述了目前三维技术的现状以及动态三维技术的最新进展[包含经胸三维超声心动图(3D transthoracic echocardiography,3D-TTE)以及经食管三维超声心动图(3D transesophageal echocardiography,3D-TEE)]在常见心脏疾病中的临床应用。

5.2　方法和新技术

过去提出的随机序列扫查方式以及 TTE 和 TEE 的自由操作方式(即在操作者手持超声探头做检查时,系统随时跟踪探头的位置和方向的系统。这样的系统可以让医生根据需要自由的选择扫查方向,并能在移动探头的过程中自动适应体表形状的变化)都需要脱机重建图像。在 20 世纪 90 年代早期,Duke 大学的 Von Ram 等人就基于新的相阵控探头技术发展出了实时容积图像。尽管第一代仪器已经尽可能地去适应临床应用,但仍存在一些操作限制。在 2000 年至 2010 年早期,第二代实时动态三维超声心动图(以及现今新的探头和

软件技术)才真正成为不同领域中的日常应用方法:它很简单、快速,并且能够简单的和其他标准二维检查结果相整合和关联。这些新一代探头(包含 3000~4000 超声原件)能发射多方向的声束并且自动处理这些信号。这些技术促使了真正锥形容量数据的产生,同时提供了在线图像描记的前提。由于窄角三维超声声束扫描线在 Y 轴上做 60°方位转向,但在 Z 轴上做 30°仰角转向,画面较窄,呈 60°×30°瓜瓣样立体图像,所以又在此基础上发展出了全容积三维超声,图像扩展为 100°×100°,包含至多 7 个(通常 4~7 个)连续的心动周期。另外,新的软件使变焦技术得到优化,使得我们可以获取心律失常时的三维图像,同时使得时空分辨率得以提高。获取的图像可能被分解为许多平面,之后旋转,再以任意层面、任意视角获取可视化的心脏结构。关于"传统技术"的三维序贯经食道超声(心电图和呼吸门控的多层面经食道超声以及非门控的快速获取新技术)在许多临床情况中仍然很常用。但是,最近发明的(2008 年)新一代经食道超声的相阵控探头可以实时展现三维心脏结构。这种新的工具可能提供快速而完整的三维心脏结构信息,改善空间定位从而克服脱机三维技术的限制(获取和重建时间)。所以,我们提到了实时三维经胸超声、三维序贯获取经食道超声和实时三维经食道超声。最后,我们也提到了最新发展的单心动周期获取的全容积三维超声。

5.3　图像显示和分析

在实时获取容积图像后,三维方法需要解决一个问题,那就是如何将一定容积的运动结构在平面二维监视器上显示出来。容积重建是一个借以计算

机技术将容量数据集电子化分割为任意平面后重建心脏结构区域的过程。一旦截取了部分数据集，就可以观察心脏内部结构。应用这种方法，可以从各种需要的视角检查心脏结构的大小、形态和运动情况。另外，可以处理并旋转图像，例如可以从上面（模拟心房切开，我们常说的"外科视角"）或下面观察二尖瓣和三尖瓣。由于阴影技术的发展，我们得以获知其全貌和纵深。其他分析的方法聚焦于评估和显示例如左室情况等心腔信息。线框重建或表面重建则是将分析物的表面以固态结构的形式来显示给观察者。可以通过从数据集中手动或电子勾画其轮廓来获取这些图像。这种方法可用来评价腔室的容量、形状和功能。

5.4　不同的临床应用

三维经胸超声和三维经食道超声的主要临床应用如下：
- 定量评估左室容量和功能（以及形态）
- 定量评估左室占位
- 评估左室室壁运动（收缩和舒张）
- 评估左室的非同步运动
- 定量评估右室容量和功能
- 评价瓣膜疾病
- 评价先天性心脏病
- 评价心脏占位
- 引导心内介入治疗
- 心脏手术的监测

5.5　定量评估左室容量和功能（以及形态）

三维心脏超声最大的优势就是不太依赖于几何模型，这可以使腔室的定量评价更加精确。一些研究表明：在左室容量测定中，三维图像和二维图像相比具有更好的精确度（减少低估的情况，具有更好的可重复性以及在观察者内和观察者间的变异性）。现如今，通过在超声单元中应用不同的软件或者脱机操作，可以从三维超声获取的数据集来探

查心内膜，或者快速获取容量和射血分数等信息。尽管已经有了很多优势，但是，相比于目前作为金标准的磁共振，这种方法可能轻度的低估了左室容积。这种低估可能有很多原因，包括三维心脏超声的分辨率、左室的小梁形成以及两种技术中测定方法的不同。

5.6　定量评估左室占位

左室占位测定准确来说既包含心内的占位也包含心脏表面的占位。因此，这些测定是具有一定挑战性的。不过，一些基于三维心脏超声的研究表明在正常或病理性的心脏，这种方法仍然具有很高的精确性。这种情况下，应用增强的三维心脏超声可能改善左室容量和左室占位的测定能力。

5.7　评估左室室壁运动（收缩和舒张）

已经有一些研究是使用三维心脏超声作为评估左室节段性功能的手段。通过全容积获取法和单心动周期获取法，三维心脏超声可以直接展现心内膜，因此它能够客观定量的动态评估全心和局部心脏功能。尽管这种方法具有时空分辨率的限制，同时需要依赖图像质量的优化，但是，它（尽管需要在超声单元中利用特定软件或脱机分析）也许能克服传统标准检查中存在的对局部分析的主观干扰。应用心脏磁共振作为参考来校验实时三维超声节段性运动。三维节段性运动成像可能在很多领域有潜在的价值：更客观的定量评估节段性运动障碍的节段数量，负荷超声心动图研究以及引导心脏再同步治疗。在负荷超声心动图研究中，三维超声的主要优势是它能独特的在一次屏气扫查中全面的观察左室全部节段。大部分负荷超声心动图研究证明：三维超声和标准二维技术具有相似的精确性，但相比于标准二维技术，三维超声具有其显著的优势：即在负荷试验的每一步中，图像获取时间短且可以评估全部节段（图 5.1）。

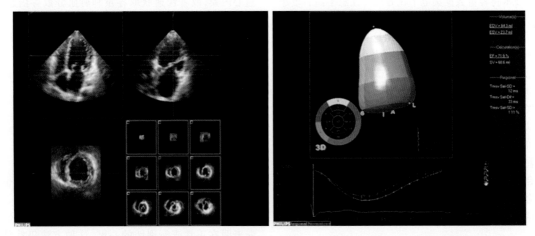

图5.1　左图：三维数据集在左室短轴的不同平面中的室壁运动分析；右图：区域色彩编码分析以及曲线来源的左室室壁运动分析

5.8　评估左室的非同步运动

对于症状性心力衰竭、左室功能下降和QRS间期大于120毫秒的患者，心脏再同步治疗是一种非常重要的扩展技术。对于接受心脏再同步治疗的患者，包括多普勒心脏超声、组织多普勒成像、二维心脏超声、应变心脏超声和斑点追踪心脏超声在内的数种方法都已被提议。但是，没有任何单一指标能够被证实可以预测再同步治疗的反应性。这可能有许多不同的原因，包括超声心动图技术本身、导管和心肌瘢痕的位置以及心脏节段性功能。因此有30%接受再同步治疗的患者未能在左室和临床功能方面有所改善。鉴于此，实时三维超声心动图可能成为一种潜在的工具来提供新的心肌非同步指标去选择和监测进行双心室起搏的心力衰竭患者。一些方法已经被提出。Kapetanakis等人进行了一项大的队列研究：应用实时三维经胸心脏超声同时检查正常人和患者，以此提出一个新的收缩非同步指数（systolic dyssynchrony index，SDI），这个指数来源于左室全部16区域的最低收缩末容积时间标准差。正常人具有同步的节段性功能（SDI 3.5%）。相比而言，一些患者的SD随着左室功能的恶化而升高（严重恶化的左室功能SDI 14.7%）。长期随访证明：接受心脏再同步治疗的患者中，治疗有效的患者SDI明显下降，同时伴随射血分数的增加和左室容积的下降。Soliman等人同样证实了这些数据。SDI大于10%对于预测心脏再同步治疗反应性具有很

高的特异性和敏感性。Marsan等人证实以6.4%的SDI作为临界值具有很高的敏感性、特异性和可重复性。

5.9　定量评估右室容量和功能

归因于右室独特的形态学和功能，二维超声心动图在评价右室时具有一些局限性。而三维心脏超声应用宽角闸门控测扫描可以轻易克服这些局限性，它通过显示整个右室表面、流出道、心尖以及流出道，能够全面的评估其几何形态、容积和射血分数。

一些方法和软件包被用来评估右室情况。在心尖四腔心层面通过全容积模式获取的三维数据被用来更好的直观化呈现整个右室。典型的三维超声心动图数据集在电子储存后脱机加工。专业的右室分析软件包很快就会问世，这将促进这种测定方法的临床应用。目前的右室分析软件包可以显示右室截断的二维切面、四腔心层面以及由全容积三维心脏超声数据集获取重建的冠状面。目前应用的大多数分析方法都会自动显示这三个视角，而这三种视角可以来回切换来检查它们的一致性。应用容积重建图像可以更好地显示三尖瓣、右室的解剖和疾病形态。可以应用多个切面来显示右房和右室。右室脱机的三维重建可以有很多选择。在获取和自动显示右室舒张末和收缩末轮廓后，操作者在轴面描记心内膜的轮廓。和其他右室正交视图观察的一样，这

样的描记方法会产生一个固定高度、长宽不等的圆盘。将已知区域的轴向上相隔 10mm 的圆盘采用圆盘总和法累积得到右室腔内容积。根据右室的大小,圆盘的数量(一般 7~8 个切面)需要覆盖从基底部到心尖部整个右室。目前已有软件包可以通过追踪矢状面(突出三尖瓣的最好视角)、四腔心层面(突出心尖)和来源于三维超声心动图的冠状横断性层面(突出右室流出道)的心内膜边界来计算从舒张末到收缩末的右室容积。在重建和定量分析前,操作者需要对每一个取样框频繁的手动调整描记轮廓。心脏小梁应包含在心腔内,但顶端的隔缘肉柱应被排除在心腔外。右室容积是整个数据集中每一切面面积的总和。每一个容量数据集都被引入到应用中,在上述三个层面内旋转、成角以及切割等巧妙处理。通过半自动的边界测定公式和人工选择性矫正,这种软件分析系统在体外模型和金标准的体内心脏磁共振中都得到了确认。另一种不同的软件包通过表面重建来计算右室。测定并自动显示舒张末和收缩末容积以及右室射血分数。产生并分析全心曲线和右室功能(图 5.2)。

右室容积和功能数据对包括瓣膜病、先天性心脏病、肺动脉高压和心力衰竭在内的很多心脏疾病的诊断和预后都具有重要的意义。在正常人和患者中,都可以应用三维超声心动图可以评估容量和功能,同时可以应用三维超声心动图判断患者右室扩张和右室功能不全的严重程度。一部分研究表明:在选定人群中,磁共振和三维超声心动图在右心容积和射血分数的测定中具有很好的一致性。但大多数研究显示,和磁共振相比,三维超声心动图可能有轻度的容积计算偏倚。现已证实,右室容积在男女各有不同[男性(129±25)ml,女性(102±33)ml],但是,通过去脂体重(不能以体表面积或身高矫正)的矫正可以消除这种不同。

现已证实,三维经胸超声心动图可以应用于继发孔房间隔缺损、法洛四联症、埃勃斯坦畸形和右室心肌病等患者。同时证明可以在儿童中应用三维经

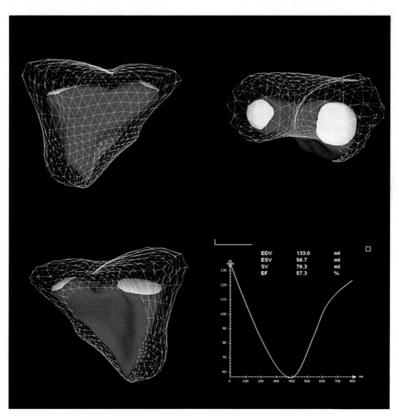

图 5.2　描绘了流入道、流出道和心尖等右室不同方向的舒张末和收缩末表面容积。右下角显示的是右室舒张末容积(EDV)、右室收缩末容积(ESV)、右室每搏容积(SV)和右室射血分数(EF)的定量分析曲线

胸超声引导行右室心内膜心肌活检。

右室心力衰竭是瓣膜病、先天性心脏病、冠脉搭桥术和心脏移植术后发病和死亡的最常见原因之一,所以右室功能的评估就在心血管外科显得尤为重要。这就强调了精确的术前右室评估的重要性,它可以提高风险分层和早期精确的术后随访以优化治疗方案。鉴于二维超声心动图和多普勒参数(三尖瓣环平面收缩偏移,仅能以组织多普勒成像瓣环)都有一定的限制,尤其是在术后随访过程中。应用三维超声心动图评估右室容积和射血分数克服了二维心动超声的这些限制。最近,右室容积参考值和射血分数已经发布。最后,三维经食道超声获取和重建右室的初始数据也已经被发布。

5.10　评价瓣膜病

三维超声心动图对于心脏瓣膜病的定性和定量的评估都具有显著的改善。对于一个狭窄的瓣膜,任意平面和对应层面的分析可以精确的平面测量最小的开口面积。Zamorano 等人证明:在风湿性二尖瓣狭窄的患者中,三维经胸心脏超声是一种可行的、精确的同时具有高度可重复性的测量二尖瓣瓣口面积的技术。在连续的 80 例患者中,分别应用传统的多普勒超声心动法和三维经胸超声心动图测定二尖瓣瓣口面积,同时以有创测量的方法来对比。相比于多普勒心脏超声法,在评估二尖瓣瓣口面积方面,三维超声心动图和有创评估法具有更高的一致性,同时,其在观察者内和观察者间的变异性非常小。Zamorano 等人同样研究了 29 位经皮二尖瓣球囊瓣膜成形术患者。特别是在术后,在测定二尖瓣瓣口面积方面,三维经胸超声心动图与有创测定具有最高的一致性。因此,这种方法可能是这种手术的一种理想测定评估方法,同时可以替代有创检查方法。

除了三维超声心动图的定量数据之外,三维经胸超声心动图可以与二维评估方法相整合来对二尖瓣的形态加以评价。可以通过不同的特定平面来观察接索、三尖瓣隔叶、瓣环钙化、瓣膜下结构等,使得我们可以更加深入的理解这些复杂的器官。每一个房室瓣都可以从心房面或心室面去正面观察,或者通过其他任意角度去观察。赘生物、接索疾病、瓣膜下疾病(三尖瓣隔叶尖端/腱索/乳头肌)、单心房、单心室等疾病都可以精确诊断。在三维超声心动图中二尖瓣脱垂看起来就像心房侧的膨胀物或突出物,三维超声心动图是最理想的疾病证明方法。部分研究通过三维经食道超声和三维经胸超声已经证实:在这个领域中三维方法的重要性。现有的数据显示,在二尖瓣疾病的描述方面,三维超声心动图优于二维超声技术。特别是,伴随着实时三维经胸超声心动图与二维经食道超声有着相似的准确性,这种新技术可能同传统的二维超声检查相结合,作为二尖瓣修复后对治疗决策非常重要的辅助检查手段。在工业化国家,二尖瓣脱垂是最常见的二尖瓣反流原因。在 20 世纪 70 年代,对于绝大多数二尖瓣脱垂的患者来说,二尖瓣修复术已经逐渐取代了二尖瓣置换术。最新的研究和指南已经明确指出:对于严重的二尖瓣反流患者,早期外科干预对于长期维护左室功能的重要性。鉴于此,无创的术前二尖瓣解剖评估就显得尤为重要,并可以此评估修复术的可行性和复杂程度,从而区分简单和复杂损伤,进而制定出理想的手术策略。因此,对于二尖瓣修复术来说,三维经胸超声心动图和三维经食道超声心动图应该被认为是一项对决策起重要作用的辅助检查,特别是对有复杂性疾病的患者和根据这些新的早期外科干预策略能够获益的患者。最近发表了一项大规模的应用不同超声心动方法来对二尖瓣脱垂患者评估的研究。连续的 112 名患者入组,他们都因退行性二尖瓣脱垂而患有严重的二尖瓣反流。应用完整的二维经胸超声和三维经胸超声分别在手术前和手术中对其做评价。不同技术获取的超声心动图数据(包含瓣叶褶皱、接索、腱索断裂)与手术探查的二尖瓣数据相对比。三维技术具有可行性,且在大多数情况中,它有相对更短的时间(三维经胸超声心动图(7±4)分钟;三维经食道超声心动图(8±3)分钟)、更好的图像(三维经胸超声心动图55%;三维经食道超声心动图 35%)和最佳的图像质量(三维经胸超声心动图 21%;三维经食道超声心动图 45%)。在所有二尖瓣损伤的患者中,相比于其他技术,三维经食道超声心动图有更高的精确识别能力(精确度 95.6%)。三维经食道超声心动图和二维经食道超声心动图有相似的精确性(分别为 90% 和 87%),但是二维经胸超声心动图的精确性显著降低(77%)。因此,这些数据表明:三维经胸超声心动图和三维经食道超声心动图具有可行性,它们不仅不耗时,而且,对于二尖瓣修复术的患者,能够帮助识别二尖瓣脱垂的位置。对于二尖瓣修复术来说,三维经胸超声心动图和三维经食道超声心动图明显优于二维技术,它应该被认为是在二维检查的基础上附加的一项对决策起重要作用的辅助检查。动态三维经食道超声心动图(相阵控探头的微化技术)使得我们可以实时地获取相似的结果,这主要在手术室具有明显的临床优势,同时它可以在术前和术后让麻醉师和外科医师快速地获取数据。Salcedo 等人发表了一篇关于二尖瓣实时三维经食道超声心动图系统特征的文章,该文章名为"艺术的阐释",文章证实:部分研究表明

这种新的技术不仅可以给我们提供二尖瓣的惊人(并快速)图像,而且,特别是在复杂的二尖瓣脱垂病例中,具有更多的临床价值。鉴于此,Tamborini 等人的最新文章证明:对于进行二尖瓣修复的患者,实时三维经胸超声心动图也同样可以给我们提供二尖瓣的惊人(并快速)图像,而且,特别是在复杂的二尖瓣脱垂病例中,具有更多的临床价值。总体的二尖瓣褶皱的识别精确性为95%(相比于外科探查),这种方法可以用来预测外科手术的复杂程度。图5.3 显示了两个三维经食道超声心动图中的二尖瓣狭窄和脱垂。

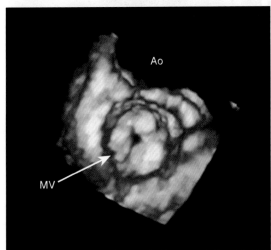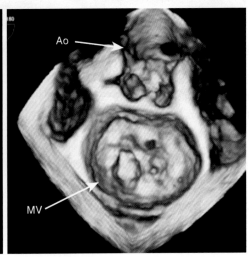

图5.3　左图为实时经食道三维超声心动图下一例严重二尖瓣狭窄外科视角,右图为实时经食道三维超声心动图下一例二尖瓣前叶脱垂。Ao,主动脉瓣;MV,二尖瓣

主动脉瓣可以很容易的通过三维经胸超声心动图或三维经食道超声心动图来评估。可以准确的判定瓣膜的形态,判断瓣尖是否正常,有无先天性异常(二叶主动脉瓣)或继发性的疾病(图5.4)。

对于评价主动脉瓣狭窄的严重程度,仅有少量数据能证明三维超声心动图的精确性。最近,Goland 等人对 33 名主动脉狭窄的患者应用实时三维经胸超声心动图可重复性和精确性进行评估。应用三维经胸超声心动图测定主动脉瓣瓣口面积与二维经胸超声心动图平面测量法以及二维经食道超声平面测量法相对比,同时和 15 例有创测定相比较。统计学分析证明:对于主动脉瓣瓣口面积,平面测量法之间具有很好的一致性和很小的绝对偏差。三维技术的观察者间变异性相对较好。因此,作者建议:这种快速、新颖

的方法可对主动脉狭窄提供精确而可信赖的定量分析。

三维超声心动图提供一种直观的视角去评估三尖瓣的瓣叶表面,它可以独特的模拟将三个瓣叶直视化。这可能为我们潜在地提供了从右室、右房或斜面等各种角度认知每种三尖瓣疾病的机会。它可以很容易的观察到瓣叶的接合和分离。虽然一系列连续的三尖瓣疾病患者没有报道或证明这种方法具有额外的临床价值,但是一些病例报道说明了这种技术在埃勃斯坦畸形、三尖瓣狭窄和其他三尖瓣疾病中的重要性。这种在不同的三尖瓣疾病中潜在的适应性可以通过脱机的三维经胸超声心动图分析测定右室容积和功能(射血分数)得到进一步的补充。事实上,在所有三尖瓣疾病中,具有决定性的关键点在于通过右室功能来代表三尖瓣,而传统的二维超声

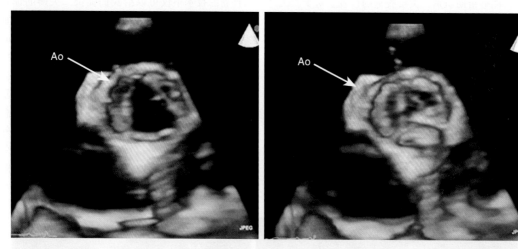

图5.4 实时三维经胸超声心动图（TTE）下的主动脉瓣，左侧为收缩相，右图为舒张相，均为正常的瓣叶解剖结构

心动图不能计算右室容积。三维经胸超声心动图的全容积分析允许我们在短短几秒内获得完整的右室数据集，从而允许我们能够脱机计算右室容积并识别三尖瓣疾病。

5.11   先天性心脏病

目前实时经胸超声心动图和三维经食道超声心动图主要的临床应用包括心房和心室间隔缺损、一些复杂的先心病和二叶主动脉瓣。在儿童和青壮年中，三维经胸超声心动图（因为它们优秀的声窗）可将这些疾病复杂的解剖直视化，从而在这些疾病中成为一种理想的代表技术。应用这种技术，位置、形态以及和其他心脏结构的比邻关系都能够得到更好的阐释。在心房或心室间隔缺损中，大多数情况下，缺损的位置、大小、类型和边界都能很容易的通过三维经胸超声心动图和三维经食道超声心动图来展现，因此，它会对经皮或外科手术的指征产生影响（图5.5）。而且，这些方法使得我们可以在体内进行三维评估，使得我们可以洞悉比邻结构的位置和干扰。

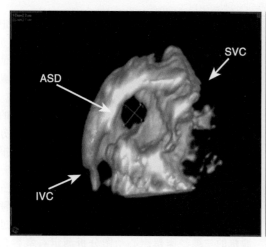
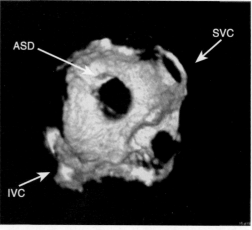

图5.5 两例房间隔继发孔缺损，左图为经实时三维经胸超声心动图获取，右图为经实时经食道超声心动图获取。ASD，房间隔缺损；IVC，下腔静脉；SVC，上腔静脉

5.12　心脏占位

三维经胸超声心动图和三维经食道超声心动图都是新兴的技术,它们可以用来评估(特别是在术前)包括赘生物、血栓和肿瘤在内的心脏占位。它能精确地描述占位的形态、大小以及位置,三维方式使得我们能更好地理解比邻解剖结构的相互关系(图5.6)。定位赘生物和肿瘤的附着点可以帮助临床决策并调整手术策略。手术室内应用实时三维食道超声心动图的先期经验也同样支持这种技术可以应用于该领域。

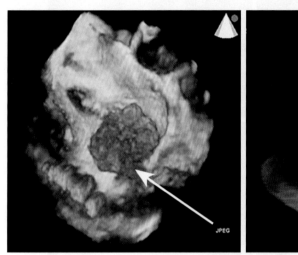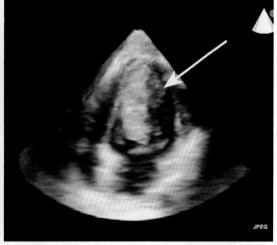

图5.6　左图:实时三维经食道超声心动图观察到的左房黏液瘤,箭头指示非典型肿瘤一角附着于左心房壁的后面,比邻肺静脉的位置。右图:实时三维经胸超声观察到的左心室内巨大的鳞状细胞癌转移灶

5.13　经皮操作的监测

对于儿科患者,新一代的实时三维经食道超声心动图和三维经胸超声探头提供了一种独特的新的成像技术,它可以用来在有创的经皮介入或外科手术中进行监测。它可以评估病理形态的心脏结构和手术中导管和设备的位置。因此,新的外科术式,经皮卵圆孔未闭封堵术,主动脉瓣膜植入术(图5.7),经皮二尖瓣修补术或二尖瓣扩张术,电生理操作等等,都可以应用实时三维超声心动图监测,它可以提高操作的安全性、精确性,提高操作的效率。

尽管在这些领域只有一些初步经验,但是部分研究证明这些新的图像技术将会成为临床上非常重要的工具。Perk等人应用实时三维经食道超声引导下完成了72例导管心内介入手术,他们描述了这种技术额外的临床价值。在二尖瓣瓣环成形术和人工瓣膜破裂中,Kronzon等人证明了三维诊断性技术和三维引导下操作的重要性。另外,在经皮二尖瓣修复术中,初步经验指出三维经食道超声优于单独的二维经食道超声(图5.8)。

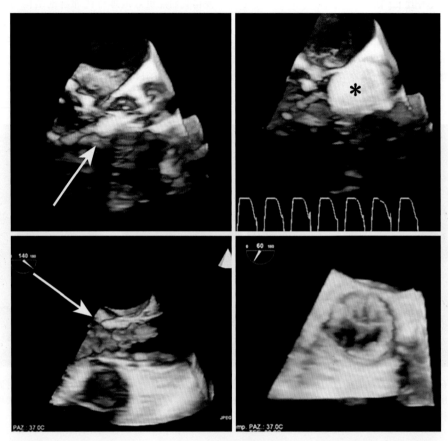

图 5.7　经皮主动脉瓣膜植入术的四个主要操作（Edwards Sapien）。左上图显示通过瓣膜导管的位置。右上图显示相应的完全释放球囊（星号）。左下图显示安放异种植入物后的三维长轴视窗。右下图显示安放异种植入物后的三维短轴视窗

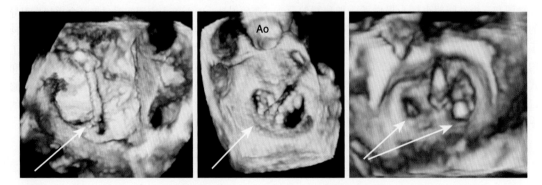

图 5.8　二尖瓣修复植入术。左图箭头指出导管从右向左通过左房到达二尖瓣。中图导管抓住 P2-A2 二尖瓣小叶。右图箭头显示在瓣膜的中间很明显观察到导管创造的两个孔

5.14 心脏手术的监测

多平面的二维经食道超声是在 20 世纪 90 年代早期引入临床的,它在心脏外科手术中显著地提高了超声的作用。实时三维经食道超声有能力成为这个领域的常规技术,特别是在瓣膜手术、先心病手术和复杂的心脏手术中。在早先的 120 例检查经验中,明确显示了在瓣膜手术和心脏占位切除术中,不论是在术前还是在术后,三维经食道超声都具有高度的可行性,优秀的图像质量以及额外的临床价值。

5.15 未来的展望

微型工业设计和计算机技术的发展会进一步减少探头的大小并改善时空分辨率,同时使得单次心动周期应用定量分析的方法取图成为现实。最后,三维心脏图像可能有机会去改善虚拟动态法的真实性,促进行内交流,提高培训质量,改善外科介入操作的方式。

（晁彦公、栾禹博 译，夏焙 校）

扩展阅读

Tamborini G, Muratori M, Maltagliati A et al (2010) Preoperative transthoracic real time three-dimensional echocardiography in patients undergoing mitral valve repair: accuracy in cases with simple vs complex prolapse lesions. Eur J Echocard 11: 778–785.

Goland S, Trento A, Iida K, Czer LS, De Robertis M, Naqvi TZ, Tolstrup K, Akima T, Luo H, Siegel RJ (2007) Assessment of aortic stenosis by three-dimensional echocardiography: an accurate and novel approach. Heart. 93(7):801–807. Epub May 8 2007 [Epub ahead of print].

Gripari P, Tamborini G, Barbier P, Maltagliati A, Galli C, Muratori M, Salvi L, Sisillo E, Alamanni F, Pepi M (2010) Real-time three-dimensional transoesophageal echocardiography: a new intraoperative feasible and useful technology in cardiac surgery. Int J Cardiovasc Imaging 26:651–660

Kapetanakis S, Kearney MT, Siva A, Gall N, Cooklin M, Monaghan MJ (2005) Real-time three-dimensional echocardiography: a novel technique to quantify global left ventricular mechanical dyssynchrony. Circulation. 112(7):992–1000

Kronzon I, Sugeng L, Perk G, Hirsh D, Weinert L, Garcia Fernandez MA, Lang RM (2009) Real-time 3-dimensional transesophageal echocardiography in the evaluation of post-operative mitral annuloplasty ring and prosthetic valve dehiscence. J Am Coll Cardiol. 53(17):1543–1547.

Marsan NA, Bleeker GB, Ypenburg C, Van Bommel RJ, Ghio S, Van de Veire NR, Delgado V, Holman ER, van der Wall EE, Schalij MJ, Bax JJ (2008) Real-time three-dimensional echocardiography as a novel approach to assess left ventricular and left atrium reverse remodeling and to predict response to cardiac resynchronization therapy. Heart Rhythm. 5(9):1257–1264.

Mor-Avi V, Sugeng L, Lang R (2009) Real time 3-dimensional echocardiography. An integral component of the routine echocardiographic examination in adult patients? Circulation 119:314–329

Pepi M, Tamborini G, Maltagliati A et al (2006) Head-to-head comparison of two- and three-dimensional transthoracic and transesophageal echocardiography in the localization of mitral valve prolapse. J Am Coll Cardiol 48(12):2524–2530

Perk G, Lang R, Garcia-Fernandez M et al (2009) Use of real-time three-dimensional echocardiography in intracardiac catheter based interventions. J Am Soc Echocardiogr 22:865–882

Salcedo E, Quaife R, Seres T et al (2009) A frame work for systematic characterization of the mitral valve by real-time three-dimensional transesophageal echocardiography. J Am Soc Echocardiogr 22:1087–1099

Soliman OI, Geleijnse ML, Theuns DA, van Dalen BM, Vletter WB, Jordaens LJ, Metawei AK, Al-Amin AM, ten Cate FJ (2009) Usefulness of left ventricular systolic dyssynchrony by real-time three-dimensional echocardiography to predict long-term response to cardiac resynchronization therapy. Am J Cardiol. 103(11):1586–1591. Epub Apr 8 2009. [Epub ahead of print]

Zamorano J, Cordeiro P, Sugeng L, Perez de Isla L, Weinert L, Macaya C, Rodríguez E, Lang RM (2004) Real-time three-dimensional echocardiography for rheumatic mitral valve stenosis evaluation: an accurate and novel approach. J Am Coll Cardiol. 43(11):2091–2096

第三部分

基本功能的超声解剖

第6章 左心室

Armando Sarti, Claudio Poli, and Silvia Marchiani

6.1 引言

对于急诊科和ICU而言,左心室功能的评估至关重要。左心室包括流入道、流出道、乳头肌、二尖瓣瓣下结构。两个乳头肌连接至心室壁。进行左心室评估的经胸切面包括:胸骨旁左心室长轴切面,胸骨旁短轴切面,心尖四腔心切面,两腔心切面,五腔心切面(流出道切面),三腔心切面(流出道和二尖瓣切面)及剑突下切面。经食管超声评估常用切面包括食道中段四腔心切面,食道中段两腔心切面,食道中段长轴切面和所有经胃及经胃深部的切面。心肌的回声强度常常比瓣膜稍低。心肌组织的回声质

地相对均一,但在一些心肌病中可以观察到明显的心肌回声异质性,例如淀粉样变性和肥厚性心肌病。心室壁厚度通常也均匀的,尽管在老年患者,尤其是高血压人群中,室间隔底部近流出道处可出现非对称性心肌肥厚。左右心室之间的相互依赖值得我们关注,因为,左心室形态和功能的异常往往意味着对右室心态学和功能产生影响,反之亦然。

6.2 标准测量

左心室的标准测量通常是在胸骨旁(经胸超声心动图,TTE)或经胃(经食管超声心动图,TEE)的

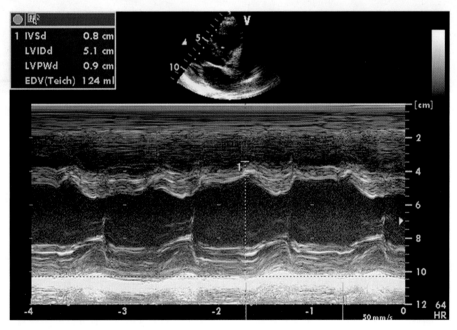

图6.1 经胸超声胸骨旁左室长轴切面,显示M型超声取样线经过二尖瓣下,并于舒张末期进行测量(经Sarti授权)

长轴或短轴切面上,通过 M 型超声描记组织结构的边缘的方法进行的。如果 M 型超声心动图不能获得横跨室间隔及左室后壁且与之垂直的连续图像时,则可以采用二维超声进行测量,但后者的准确性低于前者,且常低估测值。室间隔的厚度及心腔直径的最大值测量处紧邻二尖瓣瓣下。左室后壁厚度最适合用 M 型超声测量,测量中 M 型超声应该包括几个舒缩周期,其舒张期(心电图 R 波顶点)为心室完全充盈期(图6.1),收缩期为心室最大限度排空期(心电图 T 波的中点)。正常的室间隔与左室后壁呈逆向运动,左束支传导阻滞患者中可见到二者

呈同向运动。当右心室收缩期压力负荷过重及舒张期容量负荷过重时,可以探查到收缩期室间隔移向右室游离壁的异常移动(室间隔活动障碍、"右向移动")。正常的瓣膜在不同性别和体重大小上均有所区别。在等容舒张期进行测量,正常男性的心腔内径为 4.2~5.9cm,女性为 3.9~5.3cm,室间隔和后壁厚度为男性 0.6~1.0cm,女性 0.6~1.0cm。

在 M 型超声心动图中,室间隔与二尖瓣舒张期最大偏移(二尖瓣 E 波和左心室快速充盈一致)的正常距离必须不超过 1cm。距离增大意味着左室扩张及左室功能不全(图6.2)。

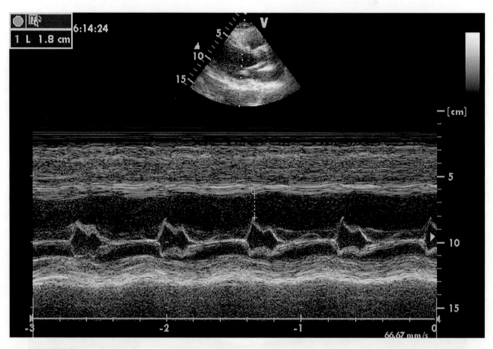

图6.2   经胸超声胸骨旁左室长轴切面,M 型超声取样线经过二尖瓣,显示室间隔与二尖瓣舒张期最大位移间的距离增加(经 Sarti 授权)

6.3   整体收缩功能

作为一个泵器官,左心室随时根据不同影响因素的变化而改变其复杂的运动状态。从一个特定的收缩水平(dP/dt)开始,不同程度的左心室排空情况,从舒张期到收缩期[主动脉射血分数(EF),收缩量,每搏输出量],取决于心腔充盈情况,其又取决于前负荷及后负荷。左室前负荷与肺静脉回流、左房压、左室壁的舒张及扩张能力相关,左室后负荷与动脉弹性主动脉扩张能力(阻抗)、透壁压,全身血管阻力相关。根据 Frank-Starling 定律,心室的充盈

与每搏出量相关,这可以解释每搏输出量的增加依赖于心脏充盈增加至平台期,这依赖于心脏收缩状态。高于这个平台压,再增加充盈压也不会改变收缩射血,但给肺循环带来过负荷。根据 Starling 法则,一个健康的心脏有足够的储备来增加射血,然而当心脏功能恶化时,储备功能往往减少为零。在这种情况下,心脏对于容量负荷的反应往往不是增加每搏出量,而仅仅增加了肺动脉压,加重肺水肿。因此,左心室失去了正常的橄榄球形状,变成一个收缩功能不良的类球形。所有 ICU 的治疗与前负荷、收缩力以及后负荷变量相关。举个例子,抬高患者的下肢(被动抬腿),或者快速静脉补液,使前负荷增

加(使腔静脉变宽,呼吸变异减小)。心腔的后续充盈能否增加每搏出量取决于 Starling 定律,即所谓的液体反应性。根据目前的心血管状况(儿茶酚胺的应用,机械通气),只有对前负荷改变所引起每搏输出量变化(液体管理或抬高患者下肢)的反复评估才能做出对患者心脏的 Frank-Starling 曲线重建。诚然,血流动力学药物在所有层面都起作用,如收缩力,静脉张力和动脉血管阻力。机械正压通气一般情况下会使右心室功能变差(增加肺血管阻力),但由于对心肌透壁压产生的影响反而改善了左室的功能。左室的收缩功能代表着收缩状态,在临床实践中不易测量。不论何种程度的二尖瓣反流,其反流束轮廓的峰值水平和速度时间曲线都和 dP/dT 相关,这才是真的收缩性。EF 值或其他概念上类似却更缺乏精确性的测量,如心腔直径的收缩舒张期改变(短轴缩短率,FS)或者心腔面积的收缩舒张期改变(面积改变分数,FAC)都不能对收缩力进行特异性评估,因为他们在很大程度上受到左室前后负荷的影响。然而,EF、FS、FAC 依然是心室收缩功能的标准测量指标。EF 与病死率密切相关,在病情稳定时被广泛为

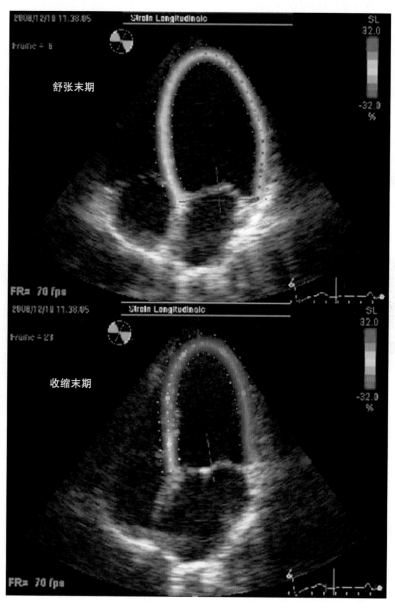

图 6.3　心尖四腔切面(TTE)。左室长轴斑点追踪成像

整体收缩功能的评估。但由于那些血流动力学不稳定的危重病患者,其前后负荷可能突然改变,故而单纯选择 EF 值进行评估可能会带来误导。

左心室的室壁运动和厚度常被用于局部收缩功能的研究(局部室壁的异常运动)(见后)。

6.3.1　左心室旋转

在心脏循环过程中,人类的心脏围绕它的长轴转动。在等容收缩早期,其心尖段顺时针旋转,而在左室射血阶段则逆时针旋转;同时左室基底部则向反方向旋转。在舒张期,左室舒张回弹。左室收缩扭曲帮助收缩射血并通过心肌纤维的缠绕和剪切储存能量。左心肌旋转的量化是测量早期收缩舒张功能受损的敏感指标。目前斑点追踪技术(三维TTE)使左室旋转研究成为可能,但是仍然需要高质量的图像,且不同操作者之间的差距仍然较大(图6.3)。目前,计算机 TEE 系统已经发展成为能够自动量化左室旋转的工具。

6.3.2　长轴缩短

可以通过心尖四腔切面(TTE)或食管中部的四腔心切面(TEE)采用 M 型超声心动图来探测二尖

瓣瓣环侧壁到心尖的收缩位移以直接评估心脏的收缩功能。将 M 型超声心动图的取样容积线置于二尖瓣瓣环处,便可以测量 M 型正弦波的最高点和最低点(图6.4),其差值若大于13mm 则正常,若小于13mm 意味着收缩功能能下降。

6.3.3　短轴缩短率

这是量化整体收缩功能最简单的参数。在 M型超声心动图的胸骨旁长轴或短轴(TTE)或经胃底短轴切面(TEE),左室舒张内径和收缩内径的差值除以左室舒张内径:(LVIDd-LVIDs/LVIDd)×100%(见图6.1)。

FS 的正常值为 25% ~ 45%,正常情况下这个值和 EF 密切相关。其应用受限主要是由于其是基于椭圆体(如左心室)单一的直径变化来进行的收缩功能测量,并未考虑到任何形状的改变和局部室壁运动的变化带来的影响。由于 FS 代表左室整体功能,因此在左心室运动与整体收缩功能保持一致时,这一指标是十分重要的。

6.3.4　面积变化分数

除了直径,还可以通过乳头肌水平的短轴切面

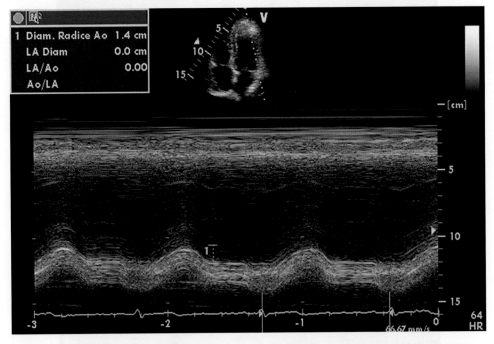

图6.4　心尖四腔切面(TTE)M 型超声心动图。二尖瓣瓣环侧壁心肌运动(长轴缩短)(经 Sarti 授权)

(TTE)(图 6.5)或经胃中部短轴切面(TEE)来评估收缩末期、舒张末期心脏的横截面积改变。这个指标也通过百分比表示:(LVEDA-LVESA/LVEDA)×100%,LVEDA 是左室舒张末期面积,LVESA 是左室收缩末期面积。经体表面积校正的正常舒张末期面积指数等于或大于 5.5cm²/m²。正常的 FAC 值等于或大于 45%。由于乳头肌水平的测量未考虑左心室的局部形状和血流动力学改变,因此这一指标仅代表了左心室的单一层面收缩功能。FAC 和

LVEDA(文献指舒张末期面积)虽然仅在心肌收缩统一时才可靠,但由于其更容易测得,因不失为患者血流动力学评估和治疗的超声引导过程中的良好选择。

6.3.5 射血分数

射血分数(EF)是测量整体收缩功能的金标准。如上所述,EF 实际上不是收缩力的特异测量指标。

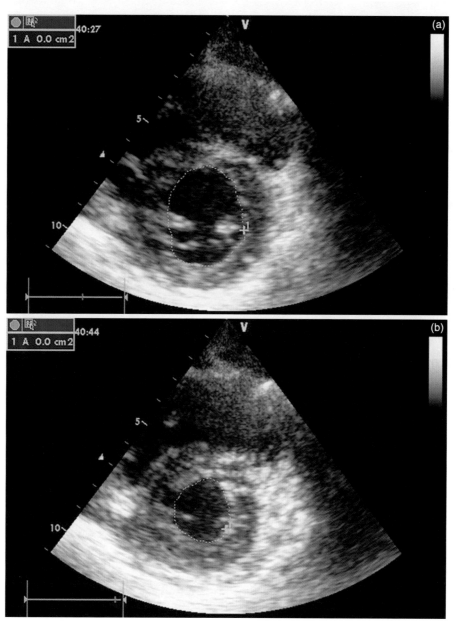

图 6.5 胸骨旁短轴切面(TTE)。**a.** 左室舒张末期面积;**b.** 左室收缩末期面积

相反,它反映的是前负荷,收缩力和后负荷的相互作用。它代表的是每个心脏循环中左心室泵出的血液量(每搏出量)与舒张末期容积的百分比:EF=(LV-EDV−LVESV/LVEDV)×100%,LVEDV代表左室舒张末期容量,LVESV代表左室收缩末期容量。正常值大于50%。40%~50%为轻度下降,反之30%~40%为泵功能明显减退。小于30%则诊断为整体收缩功能严重减退。对于左室排空良好(高EF值)

的低血压患者而言,若无低血容量存在,则应该怀疑左室血流部分流入低压心腔,如二尖瓣关闭不全;抑或后负荷明显减少,如血管麻痹,此类情况常见于脓毒血症。后者如果注入血管活性药改善血管阻力维持血压,则心脏收缩功能即表现正常,此时后负荷的增加常常同时伴有EF值下降。如果存在严重的二尖瓣关闭不全,EF值超过60%才被认为是正常的。根据直径和面积变化来评估射血功能,如果存在二

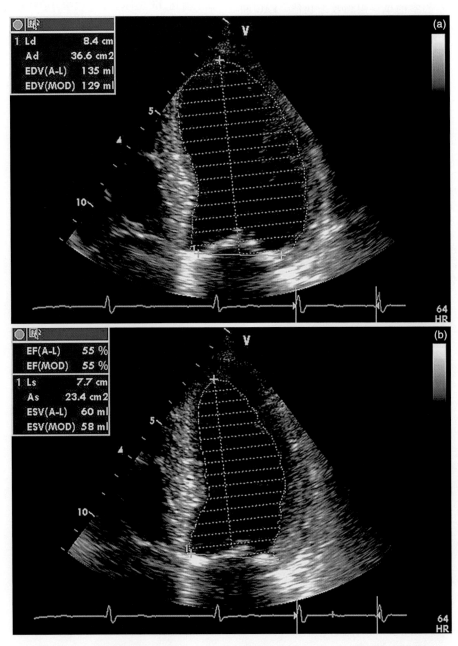

图6.6　心尖四腔心切面(TTE)。a. 左室舒张末期容量,b. 左室收缩末期容量

尖瓣反流,则需要考虑重新评估。

由于 EF 值与舒张容量相关,尽管扩张型心肌病患者的 EF 值很低,如 25%,但其每搏出量或每搏输出量可能是充足或轻度减少的,因为其舒张末期容量也增加了 25%,因此静息状态时心输出量表现为正常或接近正常。从这方面讲,在左心室无法增加每搏出量和心输出量以满足急性病患者氧需求的增加时,无论给予多大的努力都将徒劳,因此所有急性心衰的患者其症状和体征都异常明显。

目前推荐作为 EF 测量的方法为辛普森方法,在相互垂直的两个不同的平面上评估收缩和舒张期容量,实际上是心尖四腔心切面和两腔心切面(TTE)或者经食管中部四腔心切面和两腔心切面(TEE)。超声机器自动计算平均值。在收缩期和舒张期中均使用轨迹球描记包括乳头肌在内的左室心内膜边缘。这便要求在整个心动周期中,整个心腔的心内膜边缘都须清晰可见。计算是通过计算机自动将心腔划分为许多小柱体,并最终得出容量(面积和长度)(图 6.6)。寻找左室的最长轴,即真正的长轴非常重要,测量中应避免使用不规则的切面来观察左心室(这种情况呈现的是左室的不规则的运动及形状)。当然,还应该避免选择期前收缩(早搏)所在心动周期进行测量。为了更准确,若主动脉射血变异较大(无创测量的收缩压改变或者脉搏血氧计测量的体积描记波最大值振幅有改变),窦

性心律患者应该至少测量三次,心房颤动者则至少测量五次。值得注意的是,一个熟练的超声操作者,根据文献中的数据,简单观察几个循环(肉眼观察)就能对 EF 值做出可靠的评估,并跟准确测量相关性良好。

6.3.6　组织多普勒成像

在四腔心切面和食道中部两腔心切面(TEE),二尖瓣环的室间隔处和侧壁处的心肌组织移动速度和 EF 值相关。组织多普勒图像(TDI)可以对左心室收缩功能直接进行评估。在二尖瓣环侧壁处的正常收缩速度(S 波;图 6.7)是 8~10cm/s。小于 8cm/s 是收缩功能下降,反映相应的 EF 减少。在 3cm/s 到 8cm/s 之间其收缩功能慢慢减退。小于 3cm/s 是严重下降,相应的 EF 小于 30%。

6.3.7　室壁动力学

以下的左心室室壁可通过 TTE 检查:
- 前间隔和后壁:胸骨旁长轴和心尖三腔切面
- 所有乳头中间水平的室壁:胸骨旁短轴切面
- 室间隔和侧壁:心尖四腔切面
- 超声心动图成像中左侧的下壁和右侧的前壁:心尖两腔切面

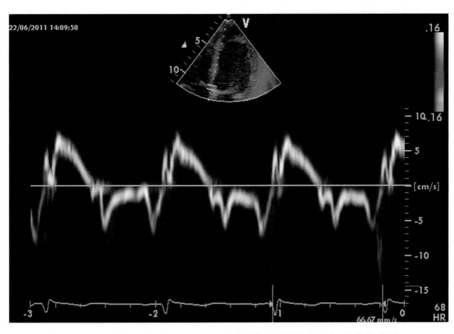

图 6.7　心尖四腔心切面(TTE),室间隔水平的左室组织多普勒成像

- 室间隔和后侧壁：剑突下切面

以下的左室壁可通过 TEE 检查：

- 室间隔和侧壁：食道中部的四腔心切面
- 下壁（超声心动图成像中的左侧）和前壁（超声心动图成像中的右侧）：食管中部两腔心切面
- 后壁（超声心动图成像中的左侧）和前间壁（超声心动图成像中的右侧）：食管中部长轴切面
- 乳头中间水平的所有室壁：经胃中部短轴切面
- 基底部水平的全部室壁：经胃底部短轴切面

尽管变化较多，能明确的是：

- 前壁、大部分室间隔和心尖部由前降支灌注
- 侧壁和后壁由回旋支灌注
- 下壁由右冠状动脉灌注（图 6.8）

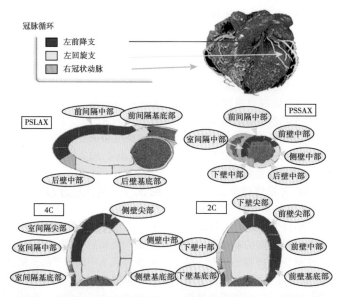

图 6.8　不同 TTE 切面下室壁和相应供血冠脉情况。2C，两腔；4C，四腔；PSLAX，胸骨旁长轴；PSSAX，胸骨旁短轴（经 Sarti 授权改编）

对于室壁运动的评估，每个室壁在四腔心切面和两腔心切面，分三个部分：基底段，中间段，心尖段，并以数字为特征。在基底段（六部分）、中间段（六部分）、心尖段（四部分），我们同样可以在胸骨旁短轴（TTE）或经胃切面（TEE）（唯一能显示所有被三支主要冠脉供血的心肌的切面）探查这些部分。十六部分划分的模式现在已经被改为十七部分，增加了无心肌内膜边界的心尖帽（图 6.9），是以更加有助于跟其他心肌显像技术做对比（磁共振，造影，CT）。

室壁的收缩力需同时评估以下两项：

1. 收缩期室壁厚度，通常需要大于 30%。
2. 室壁向左室心腔的内收运动。

由于后者常受邻近组织牵引的影响，因此前者更倾向于评估室壁运动。对初学者而言，对局部室壁运动的研究可能并不容易。通过胸骨旁短轴切面（TTE）或经胃切面（TEE），将探头取样线放置在左心腔的中心，有助于评估向心性运动和厚度。以下各个部分的评估包括：

1. 正常收缩力
2. 运动功能减退（减退）
3. 无运动（缺失）
4. 运动障碍（收缩期矛盾的离心运动）
5. 室壁瘤（收缩舒张期明显的变形，由于血管壁过薄引起）

其中 2~5 的变化定义为局部室壁运动异常。从各个节段的异常发现推测可能的罪犯血管（见图 6.8）。通过每节段收缩力的评估，可以计算室壁运动评分指数。对各个部分进行研究进行评分，其正常值为 1 分（表 6.1）。

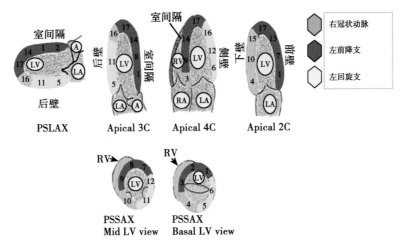

图 6.9 不同 TTE 切面下左心室心肌分区和相应供血冠脉情况的分类。A 升主动脉,2C 两腔心切面,3C 三腔心切面,4C 四腔心切面,LA 左心房,PSLAX 胸骨旁长轴切面,PSSAX 胸骨旁短轴切面(经 Sarti 授权改编)

表 6.1 室壁运动异常评分

评分	定 义
1	正常。增厚超过 30% 或向心性运动
2	运动减退。活动度减少或增厚小于 30%
3	无运动。没有增厚(仅有残余运动)
4	反向运动。收缩期矛盾运动
5	室壁瘤。缩舒期心室壁永久性的膨胀、变薄

室壁运动评分为各个节段评分的总和除以所探查到的节段数。正常的左心室其室壁运动评分为 1

6.4 舒张功能

6.4.1 前言与背景

心脏是一个具有单向瓣的弹性管道且容量可变的泵系统。因此,泵功能不仅与收缩功能相关,也依赖于心腔的舒张程度,后者产生了有效射血所需的血容量储备。超声心动图是唯一可以简单评估左室舒张充盈的临床方法。舒张功能最近才被用于常规评估,被认为是心脏功能的"月亮的背面"。舒张功能不全,虽在静息时不会出现,常在由于心肌缺血或脱离呼吸机时所产生的心脏应激时候表现出来。在急诊和 ICU 经常遇到肺水肿及心输出量降低的患者,其 EF 值正常,舒张功能障碍即可解释此类病理生理现象。由于左室舒张延缓,顺应性下降,心脏充盈减小,左心房压力负荷增加。压力过负荷的左房趋向于增大,肺毛细血管压力也增加,因此致使组织间隙水肿,最终导致肺泡充血。肺水的增加很容易通过肺部超声探查到(彗尾征;见第 35 章和第 45 章)。左室大部分的冠脉供血发生在舒张期,因此,冠脉灌注的不足(与舒张期时间减少相关,如心动过速,或者低血压)常会伴有舒张功能异常,进而导致心输出量减少,肺动脉压增加。左室向心性肥大和心肌纤维顺应性下降最终导致心腔扩大,这些机制是围术期缺血最常见的原因。此类患者可以没有明显的冠脉堵塞,或心动过速所致心肌耗氧量增加,其机制可能是疼痛所致高血压,或低血压导致冠脉灌注压力减小。实际上,围术期心肌梗死并不表现为冠脉血栓栓塞,而是表现为心内膜下缺血坏死灶范围或多或少的扩大。新发的快速性房颤也许会缺血灶边缘心肌情况突然恶化。因此,对心动过速的患者应积极选择抗心律失常药物及电击治疗。

一般情况下,我们在以下情况下怀疑舒张功能障碍:

- 老年患者
- 糖尿病患者
- 代谢综合征患者
- 高血压患者
- 左心室肥厚
- 主动脉狭窄
- 限制性心脏病

6.4.2　舒张期

舒张期分四个阶段:

1. 等容舒张期。这是一个主动且耗能的过程,因此需要良好的血流灌注。从主动脉瓣关闭开始持续到二尖瓣开放。

2. 快速充盈期。活动中的心肌继续松弛,左室靠自身的顺应性得以充盈。从心室内压低于左房压开始,二尖瓣开放,心室大部分得到充盈(跨二尖瓣血流的脉冲多普勒采集到舒张期 E 波)。高龄患者 E 波峰值可以降低。

3. 舒张中期。随着左房和左室间的压力梯度最小化,血流开始变得非常缓慢。

4. 心房收缩期,对应于跨二尖瓣血流的脉冲多普勒 A 波。正常情况下占总充盈容量的 20% ~ 30%。若左心室硬化,其占比例将会增加,如果存在

心房颤动时其比例下降。

6.4.3　脉冲多普勒评估经二尖瓣血流

取心尖四腔心切面或两腔心切面(TTE)或食管中部四腔心或两腔心切面(TEE),将取样容积线置于二尖瓣开放水平处下 2 ~ 3mm,通过脉冲多普勒超声心动图评估跨二尖瓣舒张期血流。为了能可靠地评估,需要对血流的超声束进行一个良好的校准。舒张期跨二尖瓣血流是以下三个间期的连续过程:舒张早期快速充盈(E 波),舒张中期停顿和舒张末期充盈"心房收缩"(A 波)(图 6.10)。

相关参数如下:
- E 峰峰速[50 岁以下(72±14)cm/s,50 岁以上(62±14)cm/s]。
- E 波减速时间,从 E 波峰值到等电位线;正常情况下小于 200ms[20 到 50 岁小于(180±20)ms,50 岁以上小于(210±36)ms]。
- A 峰峰速[50 岁以下(40±10)cm/s,50 岁以上(59±14)cm/s]。
- E/A 比率。正常情况下,E 大于 A,但是 E 常等于 A,或轻微小于 A,在年长患者(50 岁以下 1.9±0.6,50 岁以上 1.1±0.3)。

左室僵硬度增加致使舒张末期压力及左房压力

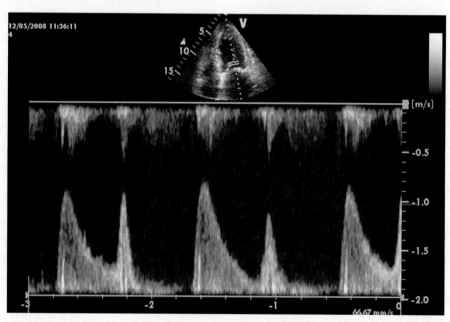

图 6.10　心尖四腔心切面(TTE)。跨二尖瓣舒张期血流的脉冲多普勒成像(正常模式)(经 Sarti 授权)

升高,进而导致心房容积增加。舒张功能以上述四个阶段中舒张功能异常的参数改变特征参见图 6.11。当心率大于 100 次/分时,跨二尖瓣多普勒波形一般很难识别。当然,如果存在心房颤动时,A 波消失,这个分类即不再适用,同时,通过组织多普勒(TDI)测量 E 波(图 6.12)及 E 峰减速时间来评估

左室舒张功能便不再可能(如下)。

　　模式 1 为正常情况(图 6.10)。舒张功能改变时(模式 2),E 波速度减慢,E/A 比率倒置(图 6.13)。然而,当左房压力逐渐升高时,E 波再次升高,E/A 比值再次大于 1(假性正常化,模式 3)。随着舒张功能的进一步障碍,E/A 比值大于 2(限制性

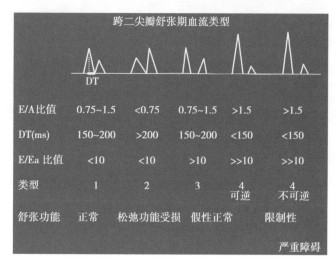

图 6.11　舒张功能的分类。详细信息见正文。DT,减速时间(经 Sarti 授权改编)

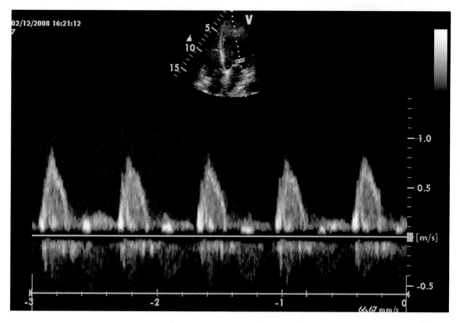

图 6.12　心尖四腔心切面(TTE)。房颤情况下二尖瓣血流的脉冲多普勒成像(A 波缺失)

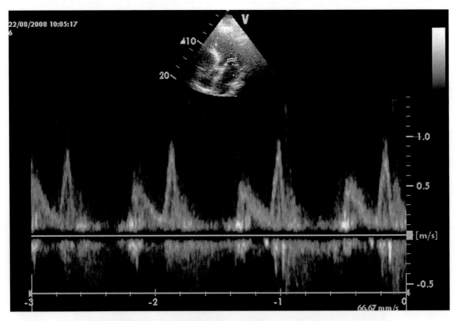

图 6.13　跨二尖瓣舒张期血流的脉冲多普勒成像：E/A 波倒置。心尖四腔切面（TTE）。模式 2。舒张功能受损（经 Sarti 授权应用）

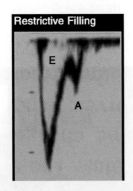

图 6.14　严重舒张功能障碍。限制性充盈障碍的经食管超声心动图成像

舒张功能障碍，模式 4)（图 6.14）。若只要考虑 E/A 比值，便很难区分舒张功能正常和假性正常化。但是假性舒张功能障碍的心脏往往在超声表现上会有其他病理改变，如左室肥厚或左房扩张。而且，任何疑问均可以通过 TDI 直接评估心肌运动速度而予以明确（见下文）。

　　Valsalva 动作的释放阶段，可以区分限制性舒张功能障碍的可逆阶段及终末期不可逆阶段。若限制性充盈障碍仍可逆，则可以在此阶段探查到 A 波升高（由于静脉回流增加）及 E/A 比值等

于或大于 1。相反，在不逆转阶段，在 Valsalva 动作的释放阶段无法探查到明显 A 波峰值的改变。在 ICU 中的机械通气患者，Valsalva 动作可以通过使用袋阀式面罩进行缓慢地手动通气来完成。正压的突然释放可实现改良式的 Valsalva 动作的释放阶段。

6.4.4　组织多普勒图像

　　组织多普勒图像（TDI）可以直接评估心肌组织运动的速度，故而是一项评估左室舒张功能的敏感技术（见图 6.7）。通过心尖四腔心切面（TTE）或食管中部四腔心切面（TEE），在舒张期于二尖瓣环侧壁水平，TDI 可以记录到因左室舒张充盈扩张，心肌组织移向心底部的波形，习惯上该波称为 E'，Ea 或 Em。E' 波与跨二尖瓣血流的多普勒 E 波有一定相关性。心肌组织更进一步位移波记录为 A' 波（Aa 或 Am），这与因心房收缩所导致的左室进一步舒张有关，并与舒张末期跨二尖瓣血流的多普勒 A 波相一致。当然，和 A 波一样，如果存在心房颤动时，A' 波仍可消失。

　　相关参数如下：

　　1. 舒张早期的速度，E' 波。正常情况下大于等

于10cm/s。小于10cm/s（在二尖瓣瓣环的室间隔侧小于8cm/s）意味着舒张功能障碍。

2. E/E'比率（或 E/Ea 或 E/Em），是舒张早期血流的峰速度（脉冲多普勒超声心动图）与舒张期心肌组织运动的速度（TDI）之间的比值。依赖跨二尖瓣压力梯度的血流峰速与舒张期心肌运动速度之间的比值可以代表左室充盈压是很直观的。这个比值正常值小于10，大于10则意味着舒张功能受损。特别是大于15时，则意味着左房压力及肺毛细血管楔压明显升高，同样伴随着心房 B 型钠尿肽水平升高（见第25章）。

6.5 心功能指数

取心尖五腔心切面（TTE）或深部经胃长轴切面（TEE），将脉冲多普勒超声的取样容积线置于二尖瓣（舒张）血流和主动脉瓣（收缩）血流这两股血流之间，可以研究这两股血流和等容舒张期和收缩期：

- 等容舒张期时间在舒张期开始阶段
- 等容收缩期时间在收缩期开始阶段
- 主动脉射血时间在两期之间（图6.15）

心功能指数（MPI）定义为（a-b）/b，a 为二尖瓣关闭至下一个心动周期二尖瓣开放的时间（跨二尖瓣血流的多普勒超声探查的 A 波结束到第二个 E 波开始），b 为主动脉射血时间，于左室流出道处的多普勒超声（时间-流速积分）可探查（见图6.15）。正常值为0.30到0.38之间。这个指数会由于收缩功能障碍（+dP/dt，等容收缩时间）和舒张功能障碍（-dP/dt，等容舒张时间）改变，因此是一个反映左室做功的常用参数。

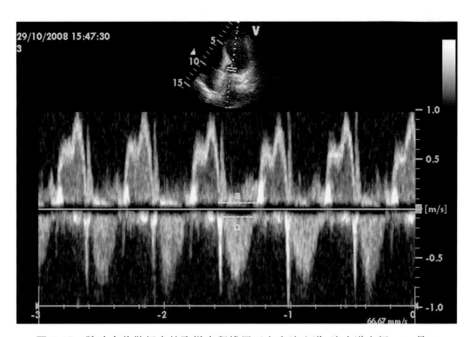

图6.15 脉冲多普勒超声的取样容积线置于左室流入道、流出道之间。**a.** 是二尖瓣开放至二尖瓣关闭的时间；**b.** 主动脉射血时间。心尖四腔切面（TTE）（见文章）（经 Sarti 授权）

（蔡国龙、童洪杰 译，孔令秋 校）

扩展阅读

Bloechlinger S, Grander W, Bryner J et al (2010) Left ventricular rotation: a neglected aspect of the cardiac cycle. Intensive Care Med 37:156–163

Bouhemad B, Nicolas-Robin A, Arbelot C et al (2008) Isolated and reversible impairment of ventricular relaxation in patients with septic shock. Crit Care Med 36:766–774

Brian DH (2007) Left ventricular diastolic function. Crit Care Med 35(Suppl):S340–S347

Combes A, Arnoult F, Trouillet JL (2004) Tissue Doppler imaging estimation of pulmonary artery occlusion pressure in ICU patients. Intensive Care Med 30:75–81

Lang RM, Bierig M, Devereux RB, Flachskampf FA et al (2005) Recommendations for chamber quantification: a report from the American Society of Echocardiography's Guidelines and Standards Committee and the Chamber Quantification Writing Group, developed in conjunction with the European Association of Echocardiography, a branch of the European Society of Cardiology. J Am Soc Echocardiogr 18:1440–1463

Matyal R, Skubas NJ, Shernan SK et al (2011) Perioperative assessment of diastolic dysfunction. Anesth Analg 113:449–472

Poelaert J, Osipowska E, Verborgh C (2008) Diastolic dysfunction and cardiac failure in the intensive care unit. In: Vincent JL (ed) 2008 yearbook of intensive and emergency medicine. Springer, Berlin, pp 76–87

Sarti A (2009) Ecocardiografia per l'intensivista. Springer, Milan

Slama M, Maizel J (2006) Echocardiographic measurement of ventricular function. Curr Opin Crit Care 12:241–248

Sturgess DJ, Marwick TH, Joyce CJ et al (2007) Tissue Doppler in critical illness: a retrospective cohort study. Crit Care 11:R97

第 7 章　右心室与肺动脉

Luigi Tritapepe，Vincenzo De Santis，and Massimo Pacilli

7.1　右心室的解剖

　　右心室位于左心室前方，胸骨正后方。它的解剖结构比较复杂，前面观呈三角形，横断面呈半月形，室间隔对其形态起到关键作用。在血容量正常的情况下，室间隔在收缩期和舒张期都向右室腔运动。由于其复杂的几何结构限制了在二维切面上对其进行容量和功能的评估。右心室从房室交界处左下行至心尖再向头侧延伸至心室动脉交界。右心室位于三尖瓣环与肺动脉瓣环之间，并通过它们分别与右房及肺动脉干连接。右心室腔常分为两部分：窦部（流入道）和漏斗部（流出道）。右心室的收缩类似于从窦部发出的蠕动波斜传向漏斗部，在窦部时该波的半径较大，平均约4cm，而传到漏斗部其半径仅为0.8cm。右室的结构比较复杂，前面观呈三角形，从心尖看呈新月形，因此应按照不同的解剖标识来获得不同的影像图像。右室的游离壁一般厚约3~5mm，右室的重量只有左室的四分之一。由于肺动脉床的低阻高弹性，右室能够以同样的节律泵出与左室同样份量的血液。两心室能维持正常心输出量以维持重要器官灌注有三个重要因素：心肌组织的收缩状态，前负荷（心肌组织收缩前的原始拉伸长度），后负荷（心脏收缩射血时遇到的阻力）。另外由于两心室间的相互作用，右室的性能很大程度上受到左室功能的影响。在心动周期中，室间隔、心包及两心室间的共同肌纤维在将左心室的力传递到右心室的过程中起了很大作用。右心室的压力大约三分之一来源于左心室的收缩。右心室受到肺动脉压增高的影响更大，它可以引起右心室的急性扩张而导致三尖瓣反流。右心室压力的增高及右心室的扩张可使室间隔移向左室造成左室顺应性下降和左室舒张末期压力增高。换句话说，右心室更能耐受容量增加而无法耐受后负荷的增加。

7.2　肺动脉解剖

　　肺动脉是起源于右心室上方的大动脉，将无氧血液从心脏带到肺，这与别的动脉不一样，一般动脉都是将携氧血液从心脏输送到全身各个器官。肺动脉干（主肺动脉）长约5cm，直径约3cm。它分为左右肺动脉输送无氧血液到左右肺。右肺动脉起始于主动脉弓下方，向右下方行走到右肺门。其行走于主动脉弓和上腔静脉后方，食道和右支气管的前方。左肺动脉向左后方穿过降主动脉及左支气管前方到达左肺门。

7.3　右心室超声心动图

　　相对左心室而言，对右心室的病理生理和超声心动图的研究比较少。然而，在ICU病房中，急慢性呼吸道疾病都会累及到右心室。它的功能决定了病情不稳定患者对负荷及容量的反应，当低血压患者对大量补液无反应时，应考虑右心室功能受损。超声心动图因其应用广泛而成为评估右心室大小和功能的首选影像学手段。由于右心室的解剖形态非常复杂，精确评估右心室的大小和功能比较困难，经胸超声心动图（TTE）可以获得右心室较为精确的内径和功能。可以通过下列切面获得右室的形态而精确评估右心室的情况：胸骨旁短轴切面，胸骨旁长轴切面及其修正切面，心尖四腔心切面。由于右心室位于胸骨后方，超声束常受到胸骨旁声窗的限制。右心室内较粗的小梁可能会与血栓或肿瘤相混淆,也可能误诊为肥厚性心肌病。由于右心室为呈三角形,其心尖在四腔切面很难显示,因此当右室心尖可以很好显示或超过左室则表明右室增大或肥厚。超声心动图可以排除一系列累及右心室的疾病,这是迅速判断右室扩张及功能极为重要的一点。然而,我们仍需要其他方法去确诊右室扩张。在心尖四腔心切面,我们可以测量右室的横径和纵径来评估右室的大小。此切面中,超声可以测量两个横径:瓣环(基底)径,其舒张期约 3.5cm,收缩期约 2.9cm;在右室中间段内径,其舒张期约 3.0cm,收缩期约 2.4cm。最后我们测量从瓣环水平到心尖的右室纵径,其舒张期约 7.1cm,收缩期约 5.5cm。依然在此切面中,测量右室舒张末期面积(RVEDA)亦相当重要,该值一般为左室舒张末期面积(LVEDA)的三分之二,约 20cm²。RVEDA 与 LVEDA 的关系在诊断

原发或继发性右心室病变起重要作用。正常情况下 RVEDA/LVEDA 低于 0.6,当 RVEDA/LVEDA 在 0.6～1.0 之间为典型的右室扩张,当其大于 1.0 时为严重的右室扩张。

右室壁的厚度在心尖四腔心切面测量比剑突下四腔心切面测量更精确,通常小于 0.5cm。只要右室壁厚度大于 0.5cm 即表示右室肥厚。在胸骨旁左室长轴切面,可以用二维 M 型超声心动图测量右室流出道内径(RVOT1)。RVOT1 是在舒张期右室最大时测量。另外两个右室流出道内径 RVOT2 和 RVOT3 在胸骨旁心底短轴切面测量。RVOT2 是右室流出道最宽的部位,RVOT3 是在肺动脉瓣环测量。这些内径随负荷及收缩状态的改变而变化趋势比单独的测值更有价值。因而,不必进行复杂的计算,我们就可以看出实时的右室功能(图 7.1,图 7.2)。

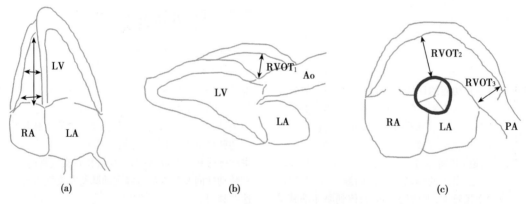

图 7.1 测量右室直径的超声切面。**a.** 心尖四腔心切面;**b.** 胸骨旁左室长轴切面;**c.** 胸骨旁心底短轴切面。Ao,主动脉;LA,左房;LV,左室;PA,肺动脉;RV,右室

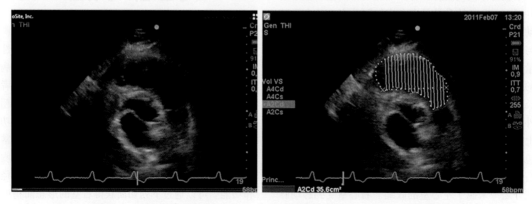

图 7.2 经胸超声心动图(TTE),右室胸骨旁短轴切面及右室容量测量

在胸骨旁乳头肌短轴切面我们可以观察左右室短轴切面,尤其是室间隔的形态。室间隔的运动对诊断右室过负荷或右室内压力过高有重要价值。事实上,室间隔变平坦意味着右室的容量或压力的增高,而左室横断面变为字母 D 的形态。这种情况下,左室负荷不足(低舒张压)而右室过负荷。在右室后负荷增加的患者,间隔在收缩期和舒张期都向左室侧运动,而在容量负荷过重的患者,室间隔只在舒张期朝向左室侧运动。特别在那些呼气末正压机械通气的患者中,这些表现应立即得到确诊,因为一旦出现此类血流动力学改变时,这些患者在血流动力学不稳定时对液体负荷没有反应。偏心指数是为右室高压力(即在肺动脉栓塞患者或急性呼吸窘迫综合征患者呼气末过度正压通气)分级的指数,该指数在胸骨旁心室短轴切面测量。该指数是左室舒张期前后径与左右径之比。正常情况下该指数为 1;当在舒张末期该指数大于 1 表明右室负荷过重;而当收缩末期和舒张末期都增高则表示右室压力增高。

在经食管超声中,心脏右侧结构位于食道的远侧,故而右室识别非常容易。在 TEE 断面中,图像和 TTE 成镜像关系,但同样可用来分析右室的形态、功能和容量。右室评估的最佳切面是食管中段四腔心切面,食管中段右室流入-流出道切面,经胃短轴切面及经胃右室流入道切面。经典的食管中

段四腔心切面右室在屏幕的左侧而心尖远离探头。理想的断面是食管中段右室流入-流出道切面,此时右室位于屏幕的左上方,我们可以获得理想的三尖瓣多普勒频谱。在经胃短轴切面,尤其在机械通气患者,通常探查窗不太理想,两室的比例在右室扩大和低收缩性患者中诊断右心衰有重要意义。在这水平,旋转多平面探头至 100 度并将探头略向右,我们可以得到经胃右室流入道切面,在那里我们可以研究三尖瓣瓣下结构,评估右室游离壁的运动和厚度。

7.4　肺动脉超声心动图

肺动脉在经 TTE 胸骨旁心底短轴切面和改良的胸骨旁短轴切面去探查。剑下短轴切面可以获得研究右室和肺动脉有用的图像。肺动脉和它的右支可以在胸骨上切面主动脉弓下的切面中看到。经食道超声心动图可以让我们完整地评估肺动脉和它的右支。左支由于在左支气管后方内的空气阻碍了超声束而难以看到。经食管中段右室流入-流出道切面是评估肺动脉内径,肺动脉瓣血流和三尖瓣反流的较佳切面,在该切面采用连续多普勒取样,当右房压已知时,我们就可以测量出肺动脉收缩压[肺动脉压 = 4×(三尖瓣反流峰速)^2 + 中心静脉压](图7.3)。

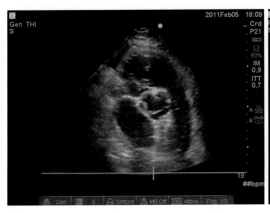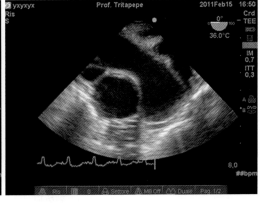

图 7.3　肺动脉干的 TTE 及经食道超声心动图

另外两个研究肺动脉的基本切面为食道中段降主动脉短轴切面和食道上段主动脉弓短轴切面。这些切面由于肺动脉主干与超声束的方向平行,用连续多普勒可以记录肺动脉血流-时间积分,它是评估右心输出量的基础,并且,可

以显示不同胸腔内压的流速-时间积分变化(图7.4)。

而且,我们可以追踪 Swan-Gans 导管的位置,探查肺动脉导管周围的血栓形成。在肺动脉栓塞的患者我们可以观测到血栓通过肺动脉。

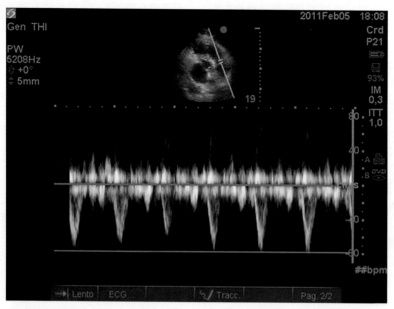

图7.4　肺动脉的脉冲多普勒成像及流速-时间积分(VTI)的呼吸周期变异

7.5　右心室收缩功能评估

由于右心室的特殊几何形态,我们不能像左心室那样的精确量化去评估右心室的功能。然而,由于MRI具有良好的稳定性,可作为一种替代方法。在胸骨旁心底短轴切面用M型超声心动图测量收缩期和舒张期右室流出道的内径可以得到右室流出道缩短率。两个内径差除以舒张期内径就是右室流出道缩短率。右室面积变化分数是描述右室收缩末期面积和舒张末期面积的变化百分比。取心尖四腔切面,先后测量右室收缩末期和舒张末期的面积,其差值除以右室舒张末期面积。它与MRI得到的射血分数有很好相关性,用来对心肌梗死后患者,肺动脉高压患者,心脏手术患者的分级。由于右室内存在较多肌小梁,其内膜的边界较难确认,可能存在某些误判。这也是右室射血分数不作常规测量的原因(表7.1)。

表7.1　右室收缩功能参数的正常值

参数	正常值
RVOT-SF(%)=(EDRVOTD-ESRVOTD)/EDRVOTD×100	61±13[a]
RVFAC(%)=RVEDA-RVESA/RVEDA×100	56±13[b]

EDRVOTD,舒张期右室流出道内径;ESRVOTD,收缩期右室流出道内径;RVEDA,右室舒张末面积;RVESA,右室收缩末面积;RVFAC,右室面积变化分数;RVOT-SF,右室流出道缩短率

7.6　三尖瓣环收缩期运动

三尖瓣环收缩期运动(TAPSE)作为评估右室收缩功能较为精确的方法得到很多文献的接受与肯定。换句话说由于右室收缩为起始于窦部到漏斗部的"蠕动"形式,有足够的距离去测量三尖瓣侧壁向心尖的运动来评估右室的收缩功能。TAPSE在心尖四腔切面采取M型超声心动图测量。将取样点置于三尖瓣瓣环侧壁,测量三尖瓣瓣环侧壁运动曲线的上下两点间的距离。正常情况下,TAPSE大于2cm。其值低于2cm提示右室功能减退。当此值非常低时(低于1.3),表示右室情况很差,有严重的收缩功能失常。Samad等人在首次急性心梗患者用TAPSE进行评估,显示TAPSE小于15mm的患者两年内死亡率(45%)明显高于TAPSE大于20mm者(4%)。对于所有心脏外科手术的患者有必要进行这项纵向运动参数的评估。

7.7　组织多普勒和Tei指数

组织多普勒(TDI)是通过测量心肌运动速度来精确评估右室收缩舒张功能。组织速度可以用脉冲波组织多普勒在右室游离壁不同部位测得,但因为右室心尖部难以显示以及生理学上的考虑,我们通

常只测定右室基底段的游离壁。在这水平测量得到的收缩峰速代表右室的收缩功能,是右室心肌梗死患者生存预后的较好指标。正常值为收缩峰速大于11cm/s,而对于心肌梗死患者,该值大于8cm/s的患者1年生存状态较该值低于8cm/s的患者明显好。多普勒心肌工作指数(Tei指数或心肌工作指数)是另一个用来评估右室性能的参数。它的计算公式为(等容收缩时间+等容舒张时间)/右室射血时间。已经证明它不受心率,负荷,三尖瓣的反流程度影响。计算Tei指数只需采用脉冲多普勒测量右室流入道和流出道。取样并同时连接心电图,重点在等容收缩时间和等容舒张时间,这样就可以用上述公式计算Tei指数。

7.8 右室舒张功能

右室充盈与左室充盈在两个方面不一样:时间短、流速慢。而由于三尖瓣面积较二尖瓣大,使得大量血液可以较慢的流速通过瓣膜。然而,我们依然可以像左室那样,在胸骨旁心底短轴切面或心尖四腔心切面用脉冲多普勒测量经三尖瓣的血流。可以测得E峰和A峰以及E/A比率用来表示右室舒张功能。舒张功能下降的特征就是E/A下降,但仍缺乏更进一步的分类及定义。经三尖瓣的血流受到负荷,心率,年龄,和呼吸的影响,右室舒张功能也可在三尖瓣环水平用TDI测量侧壁运动或测量下腔静脉。测量右室舒张功能E1和A1波受负荷影响较小。下腔静脉的内径和内径变异率有助于识别右室功能尤其是舒张功能,最后,肝静脉的多普勒血流形态的改变,当肝静脉总逆向血流积分与总正向血流积分之比增加时,提示右室舒张功能下降。

(杨继东 译,马晓春 校)

扩展阅读

Bleeker GB, Steendijk P, Holman ER et al (2006) Assessing right ventricular function: the role of echocardiography and complementary technologies. Heart 92(1):i19–i26

Ho SY, Nihoyannopoulos P (2006) Anatomy, echocardiography, and normal right ventricular dimensions. Heart 92(1):i2–i13

Jurcut R, Giusca S, La Gerche A et al (2010) The echocardiographic assessment of the right ventricle: what to do in 2010? Eur J Echocardiogr 11:81–96

Lindqvist P, Henein M, Kazzam E (2003) Right ventricular outflow-tract fractional shortening: an applicable measure of right ventricular systolic function. Eur J Echocardiogr 4:29–35

Lopez-Candales A, Rajagopalan N, Saxena N, Gulyasy B, Edelman K, Bazaz R (2006) Right ventricular systolic function is not the sole determinant of tricuspid annular motion. Am J Cardiol 98:973–977

Mathew JP, Ayoub CM (2005) Clinical manual and review of transesophageal echocardiography. McGraw-Hill, Columbus

Samad BA, Alam M, Jensen-Urstad K (2002) Prognostic impact of right ventricular involvement as assessed by tricuspid annular motion in patients with acute myocardial infarction. Am J Cardiol 90:778–781

Sheehan F, Redington A (2008) The right ventricle: anatomy, physiology and clinical imaging. Heart 94:1510–1515

Vieillard-Baron A (2009) Assessment of right ventricular function. Curr Opin Crit Care 15:254–260

第8章 左心房和右心房

Luigi Tritapepe, Francesca Pompei, and Claudio Di Giovanni

8.1 解剖

与右心房相比,左心房具有容量小且心房壁厚的特点。在横切面上,左心房组成了心底的大部分,而且向右延伸并覆盖部分右心房。在心脏解剖位置正常时,左心房具有以下几个壁:前上壁对应于心的胸肋面,与升主动脉和肺动脉干相毗邻;后上壁间隔着心包与食管相毗邻,左心房后上壁两侧有左、右各一对肺静脉开口,四个肺静脉开口处均无静脉瓣;后下壁大且平坦,对应着膈肌面;前下壁,即为二尖瓣附着处;间壁即房间隔,在房间隔上有一个小卵圆形浅窝,即卵圆窝。卵圆窝的前部被卵圆孔瓣半月形的残余皱褶所覆盖,侧壁通过此皱褶可与左心房(LA)或左心耳(LAA)相通。左心房腔面光滑,仅在左心耳与网状结构的交汇处能看到梳状肌组织。左心房前下部借左房室孔通向心室腔,此处有一瓣膜结构即为二尖瓣。

右心房位于左心房的右前部。在心脏解剖位置正常时,右心房大致呈一个由六个壁组成的立方体形:前上壁,即胸肋面;后上壁,构成心底部,且为腔静脉开口处;后下壁,对应膈肌面,冠状窦口位于此处;前下壁,为三尖瓣口;间壁是由房间隔组成的;外侧壁与右心耳相通。

右心房的内侧面被覆心内膜。右心房可分为前、后两部,后部为腔静脉窦,其内壁光滑;前部内面有许多大致平行排列的肌束,称为梳状肌。两部分之间有一个嵴来分界,称为界嵴。

上下腔静脉的流出道在右心房的后上面。上腔静脉口的前外侧由界嵴构成,下腔静脉(IVC)的血流流经一个退化的瓣膜,即下腔静脉瓣(Eustachian valve)。下腔静脉瓣从下腔静脉的前下缘延伸到卵圆孔的前缘。冠状静脉窦口位于下腔静脉口的左前方与右房室孔之间,其收集心肌的大部分血流,冠状静脉窦止于 Thebesius 瓣,该瓣能于心房收缩期防止血液回流入冠状静脉窦。

间壁(房间隔)内面光滑,在长轴方向有一个长条形凹陷,即为卵圆窝。卵圆窝的前上缘为继发隔下缘所形成的新月形隔膜。外侧壁延续为右心耳,心耳为附属心腔,内壁肌束交错成网。右房前下壁经由右房室孔通向心室腔。此处由一组瓣膜结构构成,称为三尖瓣。

8.2 超声心动图

心房会因瓣膜狭窄或功能不全而扩大。正常情况下心房收缩期泵入心室的血量占每搏输出量的20%,当因舒张功能障碍导致心房内压力升高时该比例升高。但发生房颤时心房不能进行有效的收缩射血,若合并严重的舒张功能障碍可以引起低心排量综合征。心房容量增加是一些心血管不良事件的一个独立的预测指标,包括卒中和充血性心力衰竭。超声心动图被认为是能够心房容积量化评估的最好方法,故在大量的临床研究中用于测量心房大小。面积-长度测量法因其简单、相对快速以及测量标准化的特点成为了目前常用的量化心房容积的方法。患者左侧卧位时,超声心动图的心尖两腔、四腔心切面可以用来观察左心室尖部及二尖瓣的结构。

8.3 左心房

左心房具有三个重要作用:左房收缩期泵入左

室的血液占心输出量的 20%～30%，心室收缩时作为一具备储备功能的解剖腔室，在心脏舒张早期提供一个血流流入通道。这些功能都可以用超声心动图来评估。在经胸超声心动图的很多切面中都可以探查到左心房，例如心尖四腔心切面、心尖两腔心切面、心尖三腔心切面、胸骨旁短轴切面、胸骨旁左室长轴切面和剑突下切面(图 8.1)。

　　左心房的前后径平均值为 4.1cm，横径平均值约 3.8cm。内径的测量应选择收缩末期心房充盈时。最佳的测量切面是胸骨旁左室长轴切面，采用M 型超声测量左心房的直径将会非常容易。在心尖四腔心切面和心尖两腔心切面中可以测量左心房面积，其面积通常小于 20cm^2。在很多病理情况下，左心房的容量和内径都会增加，其中二尖瓣疾病和左心室功能不全是左心房扩大和功能不全的主要原因。在心尖四腔心切面中我们可以观察到肺静脉的血流进入左心房，并且能够通过脉冲多普勒成像来测量血流速度，有助于评估左室舒张功能障碍的程度、二尖瓣的反流以及左心房内压力。在经食管超声心动图中，我们能够在大部分的二维切面中观察到左心房。经食管超声心动图不仅能显示左心房，

而且能清楚地显示左心耳。食管中段四腔心切面、食管中段两腔心切面、食管中段长轴切面、经胃两腔心切面、食管中段二尖瓣结合切面、食管中段主动脉瓣短轴切面、食管中段主动脉瓣长轴切面、经胃深部长轴切面、食管中段双房腔静脉切面和食管中段右心室流入-流出道切面都是横断面切面，能够帮助我们了解左心房的容积和功能以及左心房和左心室之间的关系。食道中段四腔心切面和食管中段两腔心切面是观察左心房的切面，而且经胸超声心动图的心尖四腔心切面能够使我们更好地观察左心房的近心底部分。左心耳是能在 60°～90°的食管中段两腔心切面或 90°的经胃两腔心切面能很好地探查到重要结构。左心耳是被 Coumadin 嵴从左上肺静脉分隔出来的一个三角形结构，该嵴经常容易与血栓或者肿块混淆。应用组织多普勒成像能够区分开Coumadin 嵴和血栓。运用脉冲多普勒成像分别测量肺静脉和左心耳中不同的血流速度，有助于两者的鉴别。当患者存在心房颤动时，我们能通过使用经食道超声心动图来观察左心耳处有无血栓形成。在心房颤动复律之前，左心房内的慢速血流(自发显影)或者左心耳内的血栓通常能被检查出来。若

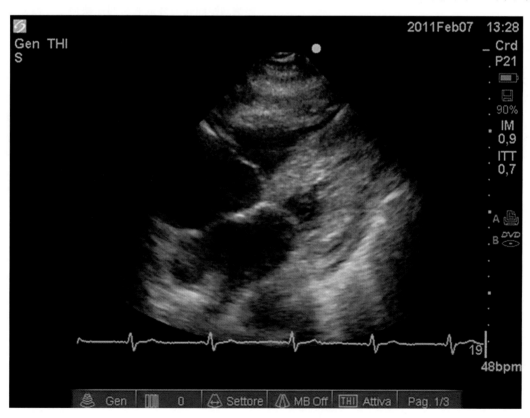

图 8.1　收缩末期时左心房和右心房的经胸超声心动图成像

存在二尖瓣反流,可以用连续频谱多普勒成像采集反流束的血流速度来检测左心房内的压力。左心房压力=动脉收缩压-[4×(二尖瓣反流的峰速度)^2]。

特别是在ICU病房,血流动力学不稳定患者通常伴有不同程度的二尖瓣功能不全。因心房内径的测量可以协助区分急性、亚急性或是慢性二尖瓣功能不全,具有非常重要的意义。并且,它对于评估导致血流动力学不稳定的原因和其他导致低血压的病因也是极为重要的。有些左心房附近区域的病变,例如主动脉夹层、主动脉瘤、心脏手术后或经皮心脏介入手术后的心包内血肿、肺或纵隔肿瘤能够直接导致或者压迫肺静脉间接导致左心房受压。慢性左心房压塞能够导致与充血性心力衰竭相似的症状。与左心房压塞不同,充血性心力衰竭通常导致左房容积增大。急性左心房压塞能够导致急性低血压以及低心排量综合征。当经胸超声心动图应用具有一定的局限时,可以结合经食管超声来获取更多关于左心房结构变化的信息。

8.4   右心房

采用经胸超声心动图时,心尖四腔心切面、胸骨旁短轴切面和剑突下切面中均能观察到右心房(图8.1)。在剑突下,将探头慢慢地移到患者的右侧,能够看到血流从下腔静脉汇入右心房。此切面对于评估患者右心房前负荷以及对于容量符合的反应性是非常重要的。通常用心尖四腔心切面来测右心房的内径,一般都小于4.5cm。很难用经胸超声图来准确评估右房的容量状态。

在经食管超声心动图的食管中段四腔心切面、食管中段主动脉短轴切面、食管中段双房-腔静脉切面、食管中段右心室流入-流出道切面以及经胃右心室流入道切面中都能探查到右心房。可以通过食管中段四腔心切面来观察右心房,但是食管中段双房腔静脉切面是评估右心房容量、上腔静脉(在屏幕右侧)和下腔静脉(在屏幕左侧)开口的最好的切面。取双房腔静脉切面采用M型超声能够测量双腔静脉的内径,并且能够观察其内径在呼吸周期中的变化,这对于判断血流动力学不稳定患者的容量反应性是非常重要的。同样,食管中段双房腔静脉切面是进行体外膜肺氧合(ECMO)或者其他体外生命支持手段时引导静脉置管的重要切面。进行心房或者心室置管(Swan-Ganz导管或者起搏器导线)的患者中,经食管中段双房腔静脉切面上可以清晰分辨在留置装置上或附近是否存在血栓。在这个切面上能够清楚地分辨房间隔,且能分辨是否存在连续性的病理上(如房间隔缺损)或者病理生理上的缺失(如卵圆孔未闭,PFO)。特别是进行呼气末正压通气的急性肺损伤/急性呼吸窘迫综合征患者中,卵圆孔未闭水平的右房和左房压力梯度倒置,导致右向左分流而引起低氧血症,并且能使气泡或者聚集在卵圆孔周围的纤维蛋白通过未闭的卵圆孔,从而造成栓塞。房间隔的位置如果向右下、向下甚至严重地向左上移位,可以表明右心房的当前压力水平,同时结合增大的右心房可以作为评估右心室衰竭的标志。

8.5   房间隔

一直以来,房间隔都是一个值得被研究的结构,特别是对于ICU的患者来说。机械通气患者的胸腔内高压力所导致的左、右心房间不同的压力能影响到卵圆孔的开放和房间隔缺损的分流方向。通过经胸超声心动图取剑突下四腔心切面可清楚探查,当声束垂直于房间隔时,可采用脉冲多普勒成像来观察心房间的血流。在心尖四腔心切面中,我们能够看到心房顶部的房间隔以及瓣膜水平附近的部分房间隔,但是卵圆孔附近的房间隔的回声并不连续(回声失落现象)。在这种情况下,应该注意与房间隔缺损的区分。轻度局限性增厚的房间隔和心房内真性肿瘤有时难以区分。左心房和右心房之间的间隔可因左心房内压力的不同而趋向左或者趋向右移动,而心房内的肿瘤在心脏收缩和舒张的过程中通常较为固定。这种情况可能与房间隔有一定的通透性相关,而且可能是导致一过性缺血发作的原因。经食管超声心动图能够很好地观察房间隔,特别是在食管中段双房-腔静脉切面(图8.2),在食管中段主动脉瓣短轴切面中同样也可清楚探查。

房间隔的脂肪瘤是由于房间隔脂肪组织积聚而形成的罕见良性肿瘤。房间隔脂肪瘤增厚能够覆盖卵圆孔。脂肪瘤可能导致室上性心律失常而且有时候会导致血流动力学不稳定。因此,在心脏肿瘤的鉴别诊断中经常需要考虑到脂肪瘤。

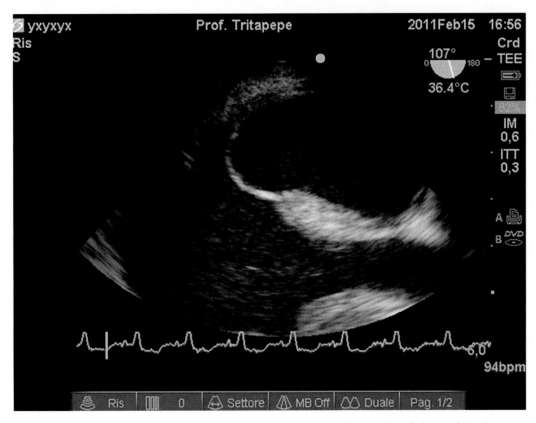

图 8.2　双房腔静脉切面下右心房的经食道超声心动图成像,可见卵圆窝水平的房间隔

8.6　希阿里网

通过超声心动图探查右心房时还可探查到希阿里网。希阿里网(Chiari network)是胚胎时期静脉窦瓣的残余结构。它并不具有病理学意义,但由于它是一个漂浮的网状结构,在心脏运动时会产生回声,因此其易被当成血栓、赘生物或者团块。在心尖四腔心切面中可以较好地鉴别希阿里网。

8.7　下腔静脉瓣

下腔静脉瓣是一种从下腔静脉前下缘延伸到卵圆孔前缘的心内膜皱褶。正常来说,腔静脉瓣在出生后即发生完全的退化。在大约百分之三十的成人中,有不同大小以及形态的腔静脉瓣存在。运用经胸超声心动图的剑突下切面观察下腔静脉,腔静脉瓣能看得比较清楚。腔静脉瓣可能与血栓或者赘生物混淆,而且能够使血栓或者其他栓子向卵圆孔移位。如果仍不能确定,推荐使用经食管超声心动图进行检查。

（王洪亮　译,夏焙　校）

扩展阅读

Kenneth KE (2008) Anatomy of the left atrial appendage. Echocardiography 25:669–673

Oh JK, Steward JB, Tajik AJ (2007) The echo manual. Lippincott Williams & Wilkins, Philadelphia

Whitlock M, Garg A, Gelow J, Jacobson T, Broberg C (2010) Comparison of left and right atrial volume by echocardiography versus cardiac magnetic resonance imaging using the area-length method. Am J Cardiol 106:1345–1350

第 9 章　心包和心包疾病

9.1　概述

正常心包为一层较薄的膜样结构,心脏超声检查时表现为心脏周围高回声轮廓。心包由外侧的纤维膜层和内侧的浆膜层构成,生理情况下二者之间可有大约 10~50ml 液体。这些液体通常仅在心脏收缩期被探查到,表现为心脏周围的无回声暗区。

经胸超声心动图对于诊断常见的心包疾病,如心包积液(pericardial effusion,PE)、心包压塞、缩窄性心包炎、心包囊肿和肿瘤,以及心包部分或完全缺如等,具有里程碑式的意义,是诊断此类疾病的首选检查方法。经胸超声心动图的局限性较少,主要包括成像声窗质量差和无法精确定位心包解剖结构,此时尚需进一步行 CT 或 MRI 检查。尽管经胸超声心动图是诊断心包疾病较理想的技术,但某些情况下,如心脏术后等一些因素的影响,仍然需要行经食管超声心动图协助诊断。

9.2　心包积液

引起心包积液的病因很多,如炎症性心包积液(继发于细菌或病毒感染,心肌梗死,外伤或肿瘤)和血性心包积液(大多数见于心脏术后)。患者的临床症状和体征与引起心包积液的病因以及积液本身导致的血流动力学特点相关。如果心包积液继发于心包炎,则先有发热、全身不适和肌痛等一系列前驱症状,之后出现胸骨后或左侧心前区胸痛以及呼吸困难等主要症状。查体可发现心动过速和心律齐,可闻及一过性的心包摩擦音。如果心包积液发展缓慢,可无症状,但若快速积聚成大量心包积液可表现为心包压塞的症状(见下一节)。超声心动图已成为检测心包积液量及其血流动力学影响的首选方法,同时对于非包裹性心包积液的定量评估更优于 CT,但也要时刻谨记该检查的局限性。心包积液的血流动力学特点将在下一节讲述,本节主要描述心包积液的分类和特点。

欧洲心脏病学会将心包积液分为少量、中量、大量和极大量(表 9.1)。病理性心包积液在整个心动周期中均可见到,而不只在收缩期出现。随着心包液的增加,液体从左心室后基底部移向心尖、前壁,然后通过侧壁和后壁扩展至左心房(图 9.1)。需特别注意的是,即使是大量心包积液,也不一定引起血流动力学改变。由于心包积液的聚集速度和心包的顺应性都会影响心包腔内压力,因此单纯心包积液量的多少并不能决定血流动力学的变化。因此对于心包积液的超声评估,需结合患者临床特征、其他心脏充盈参数以及跨瓣膜血流等综合考虑(见下节)。

表 9.1　欧洲心脏病学会心包积液分级

心包积液分级	舒张期直径(mm)	部　　位
少量	<10	房室沟后
中量	10~20	
大量	>20	常常扩展至左心房后,可能引起心脏压缩
极大量	>20	扩展至左心房后,引起心脏压缩

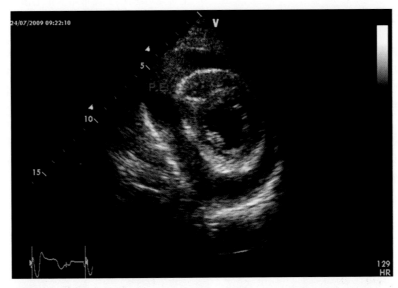

图 9.1 经食管超声心动图,经胃左室短轴切面,显示环绕左室的大量心包积液

通常心包积液为包绕在心脏周围的无回声区,但有时可见一些高回声物质,如纤维素性和脓性包裹性心包积液。这些高回声心包积液是心包并发症的主要危险因素,如缩窄性心包炎和复发性心包积液。脓性包裹性和纤维素性心包积液的进展导致心血管事件发生的风险增加,因此超声心动图不仅用于诊断,同时也可用于评估预后。

心包积液为心脏术后的并发症之一,研究报道发生率为 50% ~ 64%。在 0.8% ~ 7% 的病例中发现 PE 可累及患者心功能,其高峰在术后第 10 天。晚期心包积液是导致患者死亡的重要原因,因此心脏术后患者在术后 20 天至 1 个月之内均应常规进行超声心动图检测。冠状动脉搭桥手术后较瓣膜置换术后更容易发生反复的心包积液。相反,瓣膜置换术后患者晚期心包压塞的发生率更高。因此经胸超声心动图除用于心脏术后患者的随访外,还用于术后心包积液的分类,有利于预测晚期心包压塞的发生。研究证实经胸超声心动图所示的局限包裹性积液大于 15mm 或弥散性积液大于 10mm 的患者,术后 20 天时心包压塞的发生率显著升高。

心包积液的发生不仅限于成年人群,先天性心脏病患儿术后也会发生。高危人群,包括心包切开术后综合征和应用华法林的患者,均是术后超声心动图持续监测至 28 天的指征。有趣的是 Fontan 手术后晚期更容易发生中至大量心包积液。

尽管经胸超声心动图是探查心包积液并分级的理想技术,但由于心脏术后患者的一些因素的影响,需要使用经食管超声心动图来检测,如手术部位妨碍最佳经胸超声窗的应用,胸腔引流管影响患者的检查体位,以及经胸超声心动图无法探测到包裹性积液或心包内血凝块。

超声所示无回声区的鉴别诊断包括心包积液,胸腔积液和心包脂肪。通常心包内液体多位于心脏后方的房室沟,而心包积液则多位于左心房下方,即降主动脉的后方。心包脂肪为位于心外膜脂肪前方的低回声区,通常在心脏前方更明显,但有时可能会弥漫性包绕心脏,类似心包渗出液。心包脂肪通常为低回声,且随心脏搏动而移动;相反,心包渗出液通常无回声且很少移动。

心脏超声不仅用于诊断,同时还可指导经皮细针心包穿刺术,该方法简单、安全和有效。心脏超声能够识别经肋间隙进入心包的最短距离,清楚定位穿刺针的方向,快速去除大量的心包积液,迅速缓解症状。穿刺部位主要取决于心脏超声上心包积液的分布范围。如果在剑突下切面见到心尖部和右心室前方大量心包积液,心尖部和剑突下部位穿刺均可尝试。然而,如果积液分布明显不对称,应从积液量最多的部位穿刺。据文献报道,心包穿刺主要并发症的发生率为 1.3% ~ 1.6%。

9.3   心包压塞

当心包内液体大量聚集,导致心包内压力升高超过心脏内压力,这一正性跨壁压力梯度在心脏周期中不同程度的压迫心腔,从而影响心脏充盈。根据心包压塞的类型和严重程度不同,可出现各种临床表现:放射至颈部和下颌的胸痛,端坐呼吸,咳嗽和咽下困难。颈静脉压力升高,患者吸气相可出现收缩压下降至少 10mmHg 以上(奇脉)或消失,同时伴有吸气相颈静脉压力升高(Kussmaul 征)。胸片

上可见边缘锐利、球形增大的心脏(烧瓶样心)。患者心电图可表现为 QRS 波和 T 波低电压,PR 段压低,ST-T 改变,束支传导阻滞和电交替。心脏术后患者的心包积液可较局限,同时因存在原发的心脏疾病以及应用正压通气等,所有这些因素均可能影响患者的临床表现,从而使诊断更加困难。

心脏超声是一个强大的工具,能够快速识别心包积液和心包压塞的血流动力学特征。具体要点如下:

- 右心腔的低压力使得它们对于跨壁压的增加更加敏感。心室收缩期右心房矛盾运动为心包压

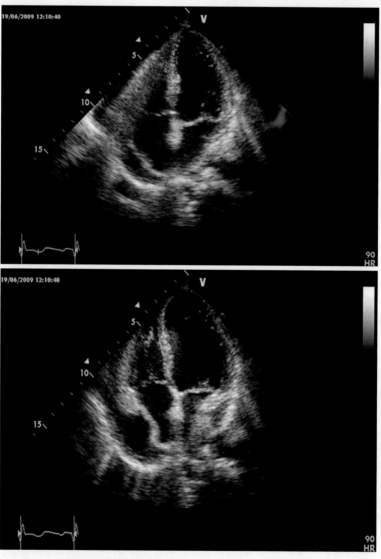

图 9.2 经胸超声心动图,心尖四腔心切面,显示心室收缩期右心房壁塌陷(底部)

塞的首要征象,随后出现右室流出道的舒张期受压(M 型和二维超声)(图 9.2)。心脏周期中右心房的矛盾运动时间越长,血流动力学改变的可能性越大;如果右心房塌陷时间超过 1/3 心脏周期,诊断心包压塞的特异性增加而敏感性不变。右心腔塌陷可能由于肺动脉高压而延迟,在这类患者左心房塌陷可能在右心房塌陷之前。

- "心脏摆动":当大量心包积液集聚时,心脏在心包腔内随着心脏搏动而摆动。
- 心室互相影响:吸气时由于体循环静脉血回流入右心室血量增多,室间隔向左心室内膨出,同时右心室游离壁扩张受限。
- 多普勒超声检测三尖瓣和肺动脉血流的呼吸变异度。吸气时患者可出现三尖瓣血流速增加,二尖瓣血流速减少;如二尖瓣血流速呼吸变异度超过 35%,三尖瓣血流速呼吸变异度超过 40%,则提示心包压塞。有创机械通气患者无法获得这些呼吸变异度。
- 下腔静脉扩张:吸气时下腔静脉内径无变化(内径减少低于 50%)。
- 脉冲多普勒超声提示舒张期肝静脉塌陷:呼气期,体循环静脉回流减少,肝静脉舒张期血流减少。

9.4　缩窄性心包炎

心包的慢性炎症将导致心包纤维性增厚及两层

心包的融合。缩窄性心包炎是慢性炎症进展的终末期,会导致心脏舒张期充盈受限及舒张功能障碍,而全心的收缩功能相对保留。患者最常见的症状包括液体过负荷(外周水肿,中心静脉压升高,肝大,胸腔积液,腹水,全身水肿)或心输出量减少(呼吸困难、乏力、心悸、虚弱和运动耐力下降)。早期应用心脏超声可协助诊断,并排除引起右心衰竭的常见原因,如左室或右室收缩功能障碍,重度肺动脉高压或未发现的左室瓣膜病。经胸心脏超声可用来检测心包的厚度,但更精确的测量需通过经食管超声心动图,心包厚度明显增加的截点为 3mm(图 9.3)。

缩窄性心包炎的超声检查特点与心脏舒张期充盈受限和心室充盈压升高相关:

- 多普勒超声检查发现心室舒张压迅速升高,形成如平方根符号的波形,伴早期舒张充盈速度加快(E 波形)和减速时间加快,而 A 波明显减小或缺乏。
- 多普勒超声显示左右心室流入道血流速度的呼吸变异度明显。呼气相二尖瓣血流速度在舒张早期增加 25% 以上。而完全切除心包后可恢复正常,几乎无呼吸变异度。
- 二尖瓣瓣环组织多普勒成像可见舒张早期运动速度明显加快(Ea)。组织多普勒成像显示舒张早期二尖瓣瓣环侧壁部和间隔部的运动速度大于 8cm/s 以上是诊断限制性心包炎的截点值。对于无明显二尖瓣血流速呼吸变异度时,二尖瓣环运动速度的诊断价值更高。
- 随着呼吸周期的变化,心室间相互依赖的作用增

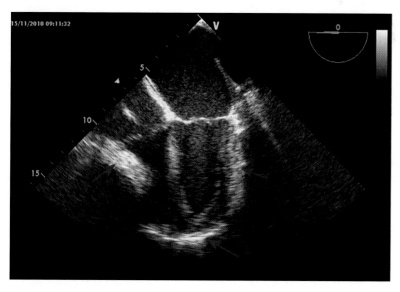

图 9.3　经食管超声心动图,经食管中段水平四腔心切面,显示缩窄性心包炎出现心包增厚和钙化

强,如吸气相室间隔向左室内偏移("室间隔弹跳")。

- M 型彩色多普勒超声显示血流向左心室的传导速度大于 45cm/s。
- 呼气相肝静脉舒张期血流回流明显增加。
- 舒张早期左心室后壁快速变平,同时伴左心室呈线型。

以上标准不只用于诊断缩窄性心包炎,同时可与限制型心肌病相鉴别。多普勒超声技术能够有效地鉴别这两种疾病:缩窄性心包炎可见二尖瓣血流和肺静脉血流有明显的呼吸变异度,而限制型心肌病无呼吸变异度。作为多普勒超声的补充,新的心脏超声技术,如组织多普勒成像和彩色 M 型多普勒超声检测血流传导速度,也可用于鉴别这些疾病。这些新技术还能够协助诊断那些不存在呼吸变异度或呼吸变异度较小的缩窄性心包炎患者。这两项新技术中,二尖瓣环组织多普勒成像较彩色 M 型血流传导速度检测特异性和敏感性更高,且更方便应用。由于心室流入道血流传导速度和二尖瓣环运动速度是心肌松弛功能的标记,因此单纯的缩窄性心包炎时这些值可以正常或升高,提示心肌松弛功能正常或增强。相反,限制型心肌病时心肌松弛功能受损,这些值将会减小。

慢性阻塞性肺疾病或重度右心功能障碍的患者,由于胸内压随呼吸有较大的变化,在吸气相也可见到舒张早期二尖瓣血流速度减慢,类似缩窄性心包炎。与缩窄性心包炎不同的是,慢性阻塞性肺疾病患者吸气相胸内压下降更明显,胸腔内产生更大的负压,导致上腔静脉回流至右心房的血流量更多。

9.5　渗出性-缩窄性心包炎

心包压塞和缩窄性心包炎同时出现,即引起渗出性-缩窄性心包炎。发病率较低,不能单纯依靠心脏超声来评估,需同时考虑到祛除心包内过多液体前后血流动力学的改变。临床诊断依据包括:有心包积液和心包压塞的临床表现和血流动力学特点,同时存在心包缩窄,去除过多的心包内液体后心包内压降至正常水平。

9.6　心包肿瘤

原发心包肿瘤极少见,而继发性肿瘤更常见。心包肿瘤多在常规心脏超声检查时偶然发现。尽管心脏超声对于识别这些肿瘤很重要,但仍应行 CT 或心脏 MRI 检查进一步评估肿瘤。

9.7　心包囊肿

心包囊肿极少见,通常为良性先天性或炎症反应形成;心胸手术后也可产生。通常是在进行常规 X 线或心脏超声检查时发现,表现为无回声充满液体的局限性肿块,大多位于右侧肋膈角,极少情况下位于左侧肋膈角或前上纵隔。彩色血流和脉冲多普勒在低速条件下发现包块内无血流信号,可用于与冠状动脉瘤,左室室壁瘤,左心耳,主动脉瘤或实体肿瘤相鉴别。经胸超声无法明确诊断时可行经食管超声,有助于识别心尖部的心包囊肿,并与其他后壁局限性病变鉴别。

9.8　先天性心包缺如

先天性心包缺如是一种少见的解剖异常,据报道发病率仅为 0.002% ~ 0.004%。心包缺如可以是部分或完全性的,大多数位于心脏左侧,多不对称,并且偶然发现。心包部分缺如的孔型缺如是最危险的亚型,当部分心脏嵌顿形成疝时通常是致命的。心包缺如导致心脏运动增强,尤其左室前壁。心脏超声可见右侧心腔突出,室间隔运动异常。如果右心室移向左心室,右室腔会假性扩大。最终,典型的心尖成像窗取代轴向窗,可见心房压缩。心脏超声还可识别相关心脏缺损,如房间隔缺损和二叶式主动脉瓣等。

(段军　译,程芸　校)

扩展阅读

Ashikhmina EA et al (2010) Pericardial effusion after cardiac surgery: risk factors, patient profiles, and contemporary management. Ann Thorac Surg 89:112–118

Dal-Bianco JP et al (2009) Role of echocardiography in the diagnosis of constrictive pericarditis. J Am Soc Echocardiogr 22:24–33

The Task Force on the Diagnosis and Management of Pericardial Diseases of the European Society of Cardiology (2004) Guidelines on the diagnosis and management of pericardial diseases. Eur Heart J 25:587–610

Wann Samuel, Passen Edward (2008) Echocardiography in pericardial disease. J Am Soc Echocardiogr 21:7–13

Yared K et al (2010) Multimodality imaging of pericardial diseases. JACC Cardiovasc Imaging 3:650–660

第 10 章　主动脉

Luigi Tritapepe，Domenico Vitale，and Roberto Arzilla

10.1　解剖

主动脉是体内最大的动脉。它起自左心室，在胸腔内短距离上行一段，形成主动脉弓，最后穿过胸腔和腹腔下行，并最终在腹腔分叉为两根髂总动脉。从解剖上，主动脉分为升主动脉、主动脉弓和降主动脉。在主动脉的起始部，分为升主动脉段、主动脉弓段和降主动脉段，而形成伞柄形状。降主动脉依次分为胸腔内的胸主动脉和腹腔内的腹主动脉。胸主动脉和腹主动脉的划分以膈肌为界。胸主动脉的特点是包括结束于头臂干的升段，到达左锁骨下动脉的动脉弓段以及到达膈肌的降段。主动脉壁分为三层，包括血管外膜、血管中层和血管内膜。内膜组成包括基底膜及其上面排列的一薄层内皮细胞。一般来讲内膜是不产生回声的，但是在病理情况下会有所改变。血管中层占了血管壁厚度的80%，由平滑肌纤维螺旋形排列在由弹性蛋白和胶原组成的基质上。这一层提供了主动脉最主要的结构支撑和血管弹性。最外一层的外膜通过淋巴管和滋养血管为主动脉提供了营养。主动脉发出分支到达心脏、头颅和颈部、上臂、胸腹部的主要器官以及下肢，向它们供应含氧血液。许多主动脉疾病可迅速损害其所供血的器官。主动脉在前纵隔从心脏发出，在主支气管和左主支气管前左转，进入后纵隔，并在食管后椎体前下行。

升主动脉长约5cm，分为不同的两部分。升主动脉从左心室发出，主动脉瓣远端部分称为主动脉根部，此处有主动脉窦及冠状动脉两个分支。主动脉根部开始于主动脉孔，伸展至窦管连接部，连接部以一个称为主动脉脊的圆周作为标记。主动脉弓从其上部向上后方发出三个分支。无名动脉和左颈总动脉从前面看和主支气管相距很近。降主动脉开始

于左锁骨下以远动脉导管韧带的位置，动脉导管韧带是胎儿的动脉导管的残留部分。这个区域称为主动脉峡部，对于观察主动脉狭窄以及动脉导管未闭十分重要。这个区域同样可作为一个解剖标志，所有的降主动脉疾病的位置描述都以此处为标记。腹主动脉分为肾脏上、肾脏以及肾脏下三段。成年人主动脉的起始部直径大约3cm，胸降主动脉直径2.5cm，腹降主动脉直径1.8~2cm。

10.2　超声心动图

超声心动图在主动脉疾病的诊断和随访中有着重要作用。在超声心动图检查中，对主动脉的评估是必要的。超声心动图在每个涉及胸主动脉大小、形状、动脉粥样硬化、退行性变的疾病都可以发挥作用。使用经食管超声心动图（TEE），我们很容易探查到主动脉根部和升主动脉近段并进行分析，TEE能够解决经胸超声心动图（TTE）在检查胸主动脉时的技术局限。TEE是作为诊断主动脉夹层的技术选择之一，但在急诊病房下，TTE可被用作初始的筛查手段。TTE可以发现升主动脉的内膜瓣、心包积液或心包填塞和急性主动脉关闭不全。但TTE阴性的检查结果不能排除主动脉的解剖异常，还需要考虑其他的影像学检查技术。TEE在发现破口位置、主动脉反流程度以及真腔受压程度上更加准确。TEE被推荐用于外科手术及血管内治疗的筛选及监测，尤其用于发现任何可能的并发症。CT和MRI有更大的视野，并且可提供更完善的信息，但是超声心动图在诊断主动脉疾病时具有可携带、快速、准确、性价比高等优点。主动脉的超声心动图成像可以是垂直切面形成的圆形，或与最大轴平行而形成管状。超声心动图的

成像显示主动脉壁有超声波反射,而血管腔无超声波反射。

10.3　主动脉的经胸超声心动图检查

经胸超声心动图(TTE)是临床实践中最常用来测量近段主动脉的技术。近段升主动脉的成像可以选取胸骨旁长轴切面,或改良的右胸骨旁长轴切面,也可以选取较为少用的胸骨旁心底短轴切面。胸骨旁长轴切面可正确测量主动脉根部直径(图10.1)。取胸骨旁长轴切面,采用在二维或M型超声心动图可在舒张末期主动脉瓣关闭时研究主动脉根部以及近段升主动脉。我们还可以测量主动脉瓣附着的主动脉环的大小,主动脉窦的最大直径以及位于主动脉窦末端和管腔起始部的窦管连接部。成人主动脉根部及近端平均直径小于3.7cm。同样从胸骨旁长轴切面,我们可以观察到在左心室下方后部降主动脉呈环状。对患有可疑主动脉疾病的所有患者,右侧胸骨旁长轴切面都被推荐来评估升主动脉的真实大小,尽管该切面并不常用。观察升主动脉还可以采用心尖三腔切面以及改良的心尖五腔切面;然而,在这些切面中,主动脉壁是采用次优横向分辨率来观察的,因此可能出现误诊或漏诊。剑突下切面在某些情况下也有帮助,可以用于观察肾水平以上主动脉。所有的这些切面都可很好地探查主动脉瓣,主动脉瓣疾病通常可累及升主动脉病变(如二叶主动脉瓣、升主动脉扩张引起的主动脉瓣反流或主动脉夹层等其他疾病)。胸骨上窝切面是一个十分重要的切面,可以观察右肺动脉、主动脉弓以及主动脉上三个主干(无名动脉、左颈动脉以及左锁骨下动脉),以及位于降主动脉和升主动脉上的其他不同分支。然而,如果经过TTE探查后无法得到结论性信息或发现异常情况,则需要另一种成像方法(如TEE)来完善信息或给出诊断性信息。

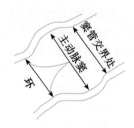

图10.1　标有测量点的升主动脉

10.4　主动脉的经食管超声检查

经食管超声检查(TEE)在不同主动脉疾病的描述和管理中都是一项极其敏感的诊断工具。它是诊断主动脉综合征的基本检查方法,并在胸痛时可与其他疾病作鉴别诊断。TEE是心内科医师、内科医师和有意愿从事心脏麻醉的麻醉医师的一项诊断工具。主动脉在解剖上与食管毗邻,使得能够从食管得到几乎全方位的主动脉成像。由于右主支气管内气体影响,升主动脉远端是唯一在TEE中不能显像的部分,而且在TEE上,主动脉弓近段显像也不清楚,是由于近段主支气管的遮挡在此区域形成盲点区(图10.2)。

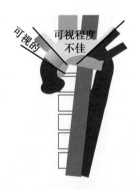

图10.2　经食管超声心动图(TEE)评估主动脉

在常规的临床实践中,可以从六个切面(表10.1)使用TEE来评估主动脉:食管中段升主动脉短轴切面,食管中段升主动脉长轴切面,食管上段主动脉弓切面,食管上段主动脉弓长轴切面,降主动脉短轴切面,降主动脉长轴切面。在0°的食管中段四腔心切面,探头应后撤2cm,升主动脉就可在短轴上显像。左、右心房之间将显示环形的主动脉根部图像。将成像平面旋转到90°则显示升主动脉长轴。然而,在这个投射面上,由于主支气管内气体的色散作用,升主动脉远段不能成像。升主动脉长轴是测量主动脉壁厚度、管腔直径以及湍流的较佳切面。如果要观察降主动脉,我们必须采取食管中段四腔心切面,然后通过180°旋转探头,可以探查到主动脉位于食管后。主动脉在屏幕上方呈环形,通过变换深度和频率,我们可以最合适视角观察主动脉。如果探头向下移动到达膈肌时,将无法探查主动脉。探头轻微的后移,可以获得在不同水平胸主动脉的短轴切面,必须轻微地旋转探头以确保主动脉在图像的中央,因为它可能会移动到食管的侧面或后面。这样,我们就能充分显像降主动脉,这将会很有用处,比如定位血管内的支架。

旋转成像平面到 90°能够观察到降主动脉的长轴切面。

表 10.1 用于测量升主动脉、主动脉弓和降主动脉的不同断层切面

TTE	TEE
胸骨旁长轴,胸骨旁短轴(升、降主动脉)	食管中段升主动脉长轴,食管中段升主动脉短轴(升主动脉)
心尖四腔,心尖两腔,心尖长轴(降主动脉)	食管上段主动脉弓,食管上段主动脉弓长轴(主动脉弓和升主动脉)
胸骨上(主动脉弓,升、降主动脉)	降主动脉长轴,降主动脉短轴(降主动脉)
剑突下(腹主动脉和升主动脉)	

为了观察主动脉弓,我们需要采取 0°的食管中段四腔心切面并且缓慢向后撤探头直到探到主动脉弓。这可在食管上段长轴切面距离口腔 20cm 的位置观察到。因为主支气管内气体的干扰,主动脉弓的近段不易探察;然而,如果将探头贴近主动脉后壁,我们就得到探查主动脉弓的良好视图,主动脉后壁位于屏幕上方,前壁位于屏幕下方,近段主动脉弓在屏幕左侧,远段主动脉弓在屏幕右侧。为了得到

主动脉弓的短轴切面图像,我们需要将探头顺时针旋转 90°。将探头向后撤可以更清楚地观察方左锁骨下动脉和左颈总动脉(图 10.3)。

在接近主动脉弓的位置我们可以看到肺动脉干以及部分左侧分支。因为主支气管内气体阻碍了超声波的穿透,因此无法探查头臂干脉。对胸主动脉的研究应当包括动脉壁厚度,组织特征,直径以及通过多普勒估测的血流类型。

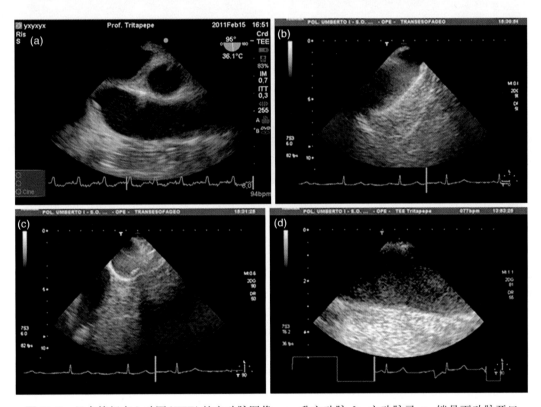

图 10.3 经食管超声心动图(TEE)的主动脉图像。**a.** 升主动脉;**b.** 主动脉弓;**c.** 锁骨下动脉开口水平;**d.** 降主动脉

10.5　主动脉粥样硬化

主动脉粥样硬化表现为主动脉壁局限性或广泛的增厚,可以是圆周状的或者不规则的。近年来,主动脉弓上突出的主动脉粥样硬化斑块被认为是老年人脑或外周动脉栓塞的原因。动脉粥样硬化斑块的复杂程度(管腔表面存在溃疡或活动性成分)被认为是加重

中风风险的潜在危险因素。多个对比尸检结果及 TEE 的病例对照研究已证实在大于 60 岁的老年患者中,大的动脉粥样硬化斑块(比如厚度大于 5mm)是缺血性脑卒中的最强有力的独立危险因子之一。主动脉粥样硬化斑块的复杂程度与老年人缺血性脑卒中有显著相关性,但其大小却与老年人缺血性脑卒中无显著相关性。对于主动脉疾病,TEE 为评价斑块形态、溃疡及活动度提供了实时图像(图 10.4,表 10.2)。

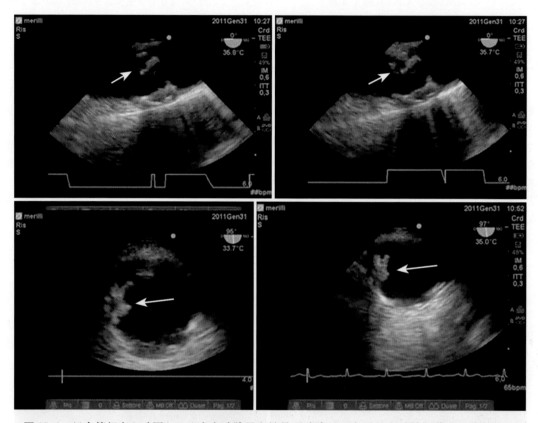

图 10.4　经食管超声心动图(TEE)在主动脉弓和锁骨下动脉开口水平的主动脉图像。注意箭头所指处为一个巨大的活动性的主动脉粥样斑块

表 10.2　由 Katz 及同事提出的一种主动脉粥样硬化斑块分类方法

Grade	表现
Ⅰ	没有病变或内膜微小的增厚
Ⅱ	广泛的内膜增厚但没有独立的可测量斑块
Ⅲ	小于 5mm 的突出斑块
Ⅳ	大于 5mm 的突出斑块
Ⅴ	任何可移动的粥样硬化斑块

TEE 或心外膜超声心动图可用于在心脏手术中探查主动脉动脉粥样硬化斑块。实际上,许多外科医生在做主动脉切开或放置支架前会触诊筛选粥样硬化斑块,但是这种方法只能探查到病变最严重的粥样硬化,而且在某些情况下触诊会使斑块移位而导致栓塞的发生。在放置主动脉内装置(主动脉内球囊反搏导管、插管、血管内支架)前必须探查主动脉粥样硬化斑块。

10.6　主动脉瘤

主动脉瘤是指主动脉扩张,且直径至少比相应年龄、身高和性别预期的正常值增加50%以上。主动脉瘤生成时,动脉壁的三层膜仍然存在,但是管腔直径增加。主动脉瘤根据形态可分为囊状或纺锤状,且可发生于主动脉的任何位置。大多数主动脉瘤(大约65%)发生于腹主动脉。它们的发生常与体循环血压身高及动脉粥样硬化有关,但也有一些是由于马方综合征和其他胶原组织疾病、二叶主动脉瓣和其他主动脉瓣病变引起。

降主动脉瘤可能是因动脉粥样硬化引起,也可能是由于以往的胸部创伤而引起的不完全动脉壁破裂或者主动脉峡部的牵拉损伤。升主动脉瘤在经胸超声心动图的胸骨旁长轴切面可容易探到,不仅能探查主动脉直径及收缩时主动脉瘤的扩张程度,而且可发现主动脉瓣的重构以及后续的关闭不全。超声心动图在评估主动脉瘤的增大,探查壁内血栓,以及当主动脉直径逐渐超过5cm时向外科医生反映以防止动脉瘤的破裂等方面展现出了它的重要性。在分析主动脉弓及降主动脉时,TEE更精确。这种方法已经用于所有主动脉内支架植入术,并最近用于监测和指导经皮主动脉瓣植入术。经血管腔放置的血管移植物及放置支架已逐渐替代外科手术,特别是在胸腹主动脉瘤的治疗中。在整个手术过程中TEE探查支架的确切位置以及寻找内漏点以排除主动脉损伤十分重要。

10.7　主动脉夹层

主动脉夹层指从主动脉斑块附近开始的内膜撕裂或者从一个溃疡斑块开始的主动脉穿透撕裂,并且形成一个影响中膜的壁内血肿,血肿可蔓延到整个主动脉壁。收缩压和心肌收缩的冲击力导致内膜从主动脉壁分离。这种机制促进主动脉形成两个腔:假腔和真腔。当夹层累及主动脉根部时,正确地矫正主动脉瓣功能显得尤为重要,因为主动脉瓣关闭不全会加重其血流动力学异常。另外,夹层可以向冠状动脉口进展,引起急性心肌缺血或梗死,在给予抗血小板治疗、经皮冠状动脉成形术或者主动脉内球囊反搏等治疗前有必要进行超声心动图检查。如果缺乏诊断或出现误诊,我们可能会面临灾难性

的大出血或者急诊手术时出现器官灌注不良。TEE是诊断主动脉夹层的一个手段,但是在紧急情况下,TTE可以用作初始筛查手段。虽然CT血管造影以及磁共振成像更加特异和敏感,但不适用于不稳定患者,而在临床中这类患者往往更常见。对于可以患者或TTE无法提供明显的特征标记时,TEE常用来鉴别夹层和其他引起胸痛的疾病。根据夹层的位置,我们将病变累及升主动脉和动脉弓的称为Stanford A型(DeBakey分型的Ⅰ型和Ⅱ型),如果病变累及降主动脉,在锁骨下动脉开口以下,是Stanford B型(DeBakey分型的Ⅲ型)。A型是真正的外科手术急症,发病后随着时间推移,病死率上升,存在心包积液或填塞并出现休克是绝对急诊的标准。在B型主动脉夹层,如果不存在内脏器官的缺血,我们可以给予积极的降压措施,比如使用β受体阻滞剂,而且只有在稳定病变后才能使用血管内支架来治疗夹层。对于A型主动脉夹层,超声心动图的诊断是帮助外科医生解决疑惑的基础,对于B型主动脉夹层,超声心动图诊断对放射科医生同样重要。超声心动图检查需要探查腔内的摆动物,假腔的存在以及血流从真腔向假腔流动的一个或多个撕裂口。多普勒及彩色多普勒成像有助于假腔和真腔的区分,并且证实主动脉撕裂的存在。假腔的血流在多普勒成像中不能呈现典型的主动脉波形,可能因为腔内血栓的存在而呈现平顶波。真腔和假腔的区别可归纳如下:假腔比真腔大;收缩期真腔扩张而假腔压缩;在真腔里血流是顺行的,而在假腔里血流减少或缺失。

10.8　血管壁内血肿

血管壁内血肿是主动脉壁内出血。它可以自行分解或经治疗后分解,或者发展为主动脉瘤或主动脉夹层。在典型病例中,壁内血肿可以直接诊断,也可能与主动脉夹层假腔内血栓或栓塞相混淆。TEE有助于诊断壁内血栓,而TTE探查主动脉壁的精确性较差。在超声心动图上,壁内血栓表现为主动脉壁上出现向心性增厚或局部增厚(超过5mm),且内部无血流。国际主动脉夹层数据登记显示急性主动脉综合征患者的壁内血肿发生率为5.7%。和经典的主动脉夹层一样,当壁内血肿累及升主动脉时具有高度致死性,但当仅累及主动脉弓和降主动脉时,危险程度大大下降。

10.9 主动脉窦瘤

主动脉根部三个膨起空腔表面与其相应瓣叶之间的空隙被称之为主动脉窦。主动脉窦瘤是一种通常由单个主动脉窦的主动脉中层与环状纤维分离导致扩张所引起的先天性疾病。其他疾病进展而累及主动脉根部时(如动脉粥样硬化瘤,心内膜炎,囊性中层坏死,胸部创伤)也可引起主动脉窦瘤,这种通常会累及多个主动脉窦。扩张的主动脉窦破裂后会导致心脏内部分流,主动脉血流可进入右心房或直接进入右心室(60%~90%)。如果主动脉窦瘤破裂累及心包时将会发生心包压塞。取胸骨旁长轴切面、食管中段主动脉瓣长轴和短轴切面时,TTE 和 TEE 都较能精确地诊断主动脉窦瘤。

10.10 主动脉缩窄

主动脉缩窄是指主动脉上部与下部之间的狭窄。一般发生于主动脉弓后相当于主动脉峡部水平的一个独立区域。它可能与其他诸如二叶主动脉瓣等先天性疾病相关。狭窄的主动脉管腔会导致上半部分血压升高,而下半部分的血压降低。其在成年患者中较为少见,但偶见于特发性高血压的筛查中。在探查主动脉缩窄方面中,TEE 比起 TTE 更敏感。并且多普勒成像对评估主动脉缩窄严重程度具有精确性,但除了探查主动脉管腔脊部。实际上,多普勒超声探查出现高速湍流的血流及压力梯度时就能诊断主动脉缩窄,且如果压力梯度超过 25mmHg 即为严重缩窄。

10.11 动脉导管未闭

动脉导管未闭是一种发生在一些刚出生不久的婴儿的心脏缺陷。在胚胎期,主动脉和肺动脉以动脉导管相连。该血管是胎儿血循环的必要部分。在出生后几分钟或几天内,动脉导管闭合。然而,一些婴儿在出生后动脉导管仍然保持开放。这种开放使得已氧合的血液从主动脉流入肺动脉,这可能会引起心力衰竭并增加肺动脉压力。通过 TTE 取胸骨旁短轴切面可以探查动脉导管,采用彩色多普勒成像可以探查到主动脉向肺动脉的血流。

(孙仁华 译,严静 校)

扩展阅读

Evangelista A, Mukherjee D, Mehta RH et al (2005) Acute intramural hematoma of the aorta a mystery in evolution. Circulation 111:1063–1070

Evangelista A, Flachskampf FA, Erbel R et al (2010) Echocardiography in aortic diseases: EAE recommendations for clinical practice. Eur J Echocardiogr 11:645–658

Harloff A, Simon J, Brendecke S et al (2010) Complex plaques in the proximal descending aorta an underestimated embolic source of stroke. Stroke 41: 1145–1150

Ho SY (2009) Structure and anatomy of the aortic root. Eur J Echocardiogr 10:i3–i10

Kabirdas D, Scridon C, Brenes J-C et al (2010) Accuracy of transthoracic echocardiography for the measurement of the ascending aorta: comparison with transesophageal echocardiography. Clin Cardiol 33:502–507

Shiga T, Wajima Z, Apfel CC, Inoue T, Ohe Y (2006) Diagnostic accuracy of transesophageal echocardiography, helical computed tomography, and magnetic resonance imaging for suspected thoracic aortic dissection. Arch Intern Med 166:1350–1356

Vasaiwala S, Vidovich MI, Connolly J, Frazin L (2010) Transesophageal echocardiography of the descending thoracic aorta: establishing an accurate anatomic marker using the celiac artery. Echocardiography 27:1093–1097

Willoteaux S, Nedelcu C, Bouvier A et al (2011) Syndrome aortique: quelle imagerie réaliser? Presse Med 40:43–53

第 11 章　上下腔静脉

Massimo Milli

11.1　下腔静脉

11.1.1　超声显像

下腔静脉(inferior vena cava,IVC)由肝静脉供血并在剑突下水平汇入右心房(图11.1)。

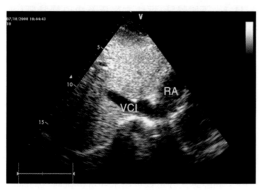

图 11.1　剑突下(切面图):下腔静脉。RA,右房;IVC,下腔静脉(来自 Sarti[1])

指南建议探测 IVC 的方法如下:
- 患者左侧卧位,距离心房流出道 1~2cm 处(有时在患者仰卧位时也可能获得更好的图像)
- 在 M-型超声下使用缩放功能

影响血管直径的因素包括患者的体位、患者的年龄、患者呼吸系统的变化(图11.2,图11.3,图11.4)以及机械通气。

在老年患者中 IVC 直径的正常值对检测容量的变化可能是有帮助的。正因为如此,需要考虑到正常值与年龄的关系,特别是我们可以看到随着年龄的增长,IVC 直径的最大值下降以及 IVC 直径的呼吸相变异率增加。因此,在 IVC 直径最大值下降以及呼吸相 IVC 变异率增加的老年患者中应该监控脱水治疗的风险。

11.1.2　容量不足

自主呼吸时 IVC 直径降至 1.2cm 以下尤其在吸气末降至 1cm 时是和血容量不足以及低中心静脉压有关。在机械通气中,评价血容量不足状态的 IVC 直径升至 1.5cm。

11.1.3　在自主呼吸及机械通气患者中评价右心房压力以及预测液体反应性

健康受试者在吸气过程中,我们观察到 IVC 直径的生理性下降。自然呼吸情况下,正常 IVC 直径在 1.7cm 以下以及通常我们可以观察到在呼吸周期中吸气相 IVC 会塌陷 50% 甚至更多,这表明右房压通常在 0~5mmHg。IVC 直径扩张(大于 1.7cm)正常下腔静脉塌陷大于 50%,右房压通常在 6~10mmHg,如果我们检测到 IVC 扩张,但下腔经脉塌陷小于 50%,那么右房压升至 10~15mmHg。最后,IVC 扩张且不伴有吸气相塌陷表明右房压大于 15mmHg(表 11.1)。

机械通气中,胸腔内压力大于胸腔外压力,所以,在机械通气过程中静脉压力梯度降低以及静脉系统回流血量减少,因此机械通气增加胸腔外静脉血容量,从而导致下腔静脉扩张。因为这些原因,正压机械通气患者,应该谨慎使用 IVC 的扩张来评价右房压力。不管怎样,在机械通气中,如果 IVC 直径小于 1.2cm,这个值对评价右房压低于 10mmHg 的特异性非常高。

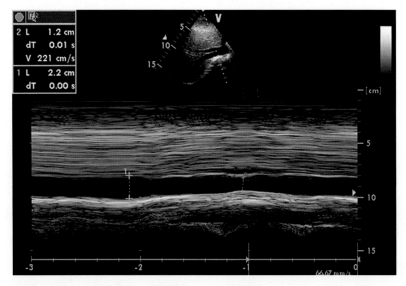

图 11.2　剑突下 M 型超声：下腔静脉。下腔静脉直径的呼吸变异（来自 Sarti[1]）

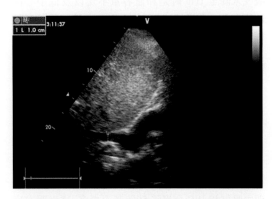

图 11.3　剑突下（切面图）：吸气相（自主呼吸）下腔静脉直径（来自 Sarti[1]）

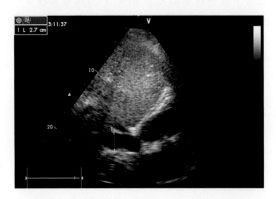

图 11.4　剑突下（切面图）：呼气相（自主呼吸）下腔静脉直径（来自 Sarti[1]）

表 11.1　下腔静脉：评估右房压及中心静脉压（来自 Sarti[1]）

直径（cm）	吸气相	右房压（mmHg）
<1.5	>50%	0 ~ 5
>1.5	>50%	6 ~ 10
>1.7	<50%	10 ~ 15
>1.7	没有塌陷	>15

下腔静脉变异指数可用来评价机械通气的脓毒症患者的液体反应性。使用剑突下超声心动图方法测量（echocardiography using a subcostal approach）呼气末下腔静脉直径（D_{min}）以及吸气末下腔静脉直径（D_{max}），下腔静脉变异指数计算公式为（D_{max}-D_{min}）/ D_{min}，该指数可用于评估机械通气的危重症患者。在循环衰竭的严重脓毒症患者下腔静脉变异指数大于 18% 以上表明可以使用容量复苏治疗策略。

11.1.4　肝内血管

肝内血管的直径与中心静脉压有关。肝内静脉血管呈分支辐射状提示腔静脉压增高。使用经胸超声心动图的方法，因为定位比较困难我们很难利用多普勒正确评价下腔静脉血流。只有在定位良好的情况下将脉冲多普勒超声束置于肝内静脉血管腔内

（大约在距下腔静脉流出道 1cm 处），才可能正确评价收缩期、舒张期血流（图 11.5）。

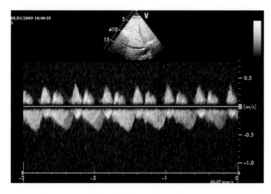

图 11.5　剑突下（切面图）：肝内静脉的多普勒脉冲成像（来自 Sarti[1]）

11.2　上腔静脉

11.2.1　超声显像

位于胸腔上部的上腔静脉（superior vena cava, SVC）是收集来自头部和上臂的血流并回流至右心房的一条大血管。经食道超声心动图在食管近端横向平面（0°）可观察到 SVC，流入右心房。在垂直平面（90°）中，纵向轴线可以研究（图 11.6）。重症监护病房中，评价 SVC 能用于检测静脉压迫的存在（上腔静脉综合征），这种现象通常与癌症肿块压迫有关，较少发生于血栓或感染性阻塞。

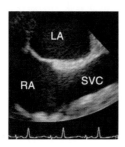

图 11.6　经食道超声心动图食管中段下 90°观。LA，左房；RA，右房；SVC，上腔静脉

相比下腔静脉，上腔静脉变异指数是评价机械通气脓毒血症患者容量复苏的良好指标。

（章仲恒、陈琳　译，王小亭　校）

参考文献

1. Sarti A (2009) Ecocardiografia per l'intensivista. Springer, Milan

扩展阅读

Barbier C (2004) Respiratory changes in inferior vena cava diameter are helpful in predicting fluid responsiveness in ventilated septic patients. Intensive Care Med 30:1740–1746

Feissel M (2004) the respiratory variation in inferior vena cava diameter as a guide to fluid therapy. Intensive Care Med 30:1834–1837

Jue J, Chung W, Schiller NB (1992) Does inferior vena cava size predict right atrial pressures in patients receiving mechanical ventilation? J Am Soc Echocardiogr 5:613

Lang RM, Bierig M, Devereux RB et al (2008) Recommendations for chamber quantification: a report from the American Society of Echocardiography's Guidelines and Standard Committee and the Chamber Quantification Writing Group, developed in conjunction with the European Society of Cardiology. J Am Soc Echocardiogr 18:1440–1463

Masugata H et al (2010) Age related decrease in inferior vena cava diameter measured with echocardiography. Tohoku J Exp Med 222:141–147

Vieillard-Baron A et al (2004) Superior vena caval collapsibility as a gauge of volume status in ventilated septic patients. Intensive Care Med 30:1734–1739

Wallace DJ, Allison M, Stone MB (2010) Inferior vena cava percentage collapse during respiration is affected by the sampling location: an ultrasound study in healthy volunteers. Acad Emerg Med 17(1):96–99

第 12 章　缺血和心肌梗死

F. Luca Lorini, Marialuigia Dello Russo, and
Elena Pagani

12.1　引言

超声心动图是急性心肌梗死患者诊疗过程中的重要检查工具,以下将对超声心动图在心肌梗死的诊断、定位、梗死程度、机械性并发症以及为危险分层提供重要预后信息等方面进行回顾。

2003 年美国心脏病学院、美国心脏协会、美国超声心动图学会专题协作组通过了标准流程,提出超声心动图为诊断急性可疑心肌缺血或不明显的心肌梗死的一级推荐依据,但不建议用于已经明确诊断为心肌梗死的患者。并且提出,反对超声心动图作为心电图已明确心肌缺血或心肌梗死的胸痛患者的常规检查方法。

12.2　急性心肌梗死的诊断

典型的急性心肌梗死的基本诊断依据:

- 病史
- 心电图
- 心肌酶谱,尤其是血清肌钙蛋白与肌酸激酶

尽管不作为常规诊断手段,但超声心动图对发现明显心肌缺血或心肌坏死是一项准确、无创的检查。

超声心动图可以直观地显示严重的心肌缺血所产生的节段性室壁运动异常(RWMAs),RWMAs 是坏死心肌的运动幅度、心肌伸拉程度降低以及心肌收缩的增厚率的下降的表现。

因为心肌缺血的 RWMAs 发生早于临床症状,不应将缺乏 RWMAs 的胸痛也归因于急性心肌梗死。反之,出现 RWMAs 不等于一定是心肌缺血,其他导致 RWMAs 的原因,包括陈旧性梗死、局灶性心肌炎、既往手术史、左束支传导阻滞、心室预激旁道和心肌病等。

12.3　超声心动图在缺血性心脏病中的作用

超声心动图在缺血性心脏病中的作用是基于心肌血液供应中断后,局部室壁运动速度的迅速改变。这种现象发生在心肌梗死的数秒内(两组血管成形术时显示短暂的冠状动脉闭塞患者,心肌运动改变的时间分别为(12±5)秒和(18±8)秒),并且仅仅在舒张功能异常后、心电图和心绞痛发生前的数秒钟内。

经实验及临床研究证实,室壁运动对预测心肌梗死敏感性较高。在其他急诊室所开展的评估患者心肌缺血的研究,也获得了相似结果。此外,心肌坏死不是引起室壁运动异常的必需条件,所以超声心动图也可以用于识别没有梗死发生的心肌缺血病变。

与心电图相比,超声心动图对心肌缺血有较高的敏感性,并可以与核素心肌灌注显像相媲美。

目前,经胸超声心动图(TTE)尚未被充分利用。TTE 拥有便携、无创、快速等优点,它可能对误诊或初始临床评估未发现的疾病提供重要线索。一项包括 124 名患者的研究中,TTE 对识别显著异常患者的敏感性、特异性、阳性预测率、阴性预测率和总体准确性分别为 84%、88%、89%、83% 和 86%。

尽管 TTE 已经普遍用于评估节段性室壁运动变化,但更具侵入性的经食管超声心动图(TEE)技术,用于术中或经胸图像不佳时尤其重要。例如,在手术中经 TEE 获得连续高质量左室成像,非常适合

于发现早期心肌缺血病变。这些室壁运动的变化与心电图变化或者用 Swan-Ganz 漂浮导管测量记录的血流动力学异常和肺毛细血管楔压（PCWP）增加等方法相比，能更敏感地预测术后心肌缺血或心肌梗死。一项包括 98 例患者，对冠状动脉旁路移植术麻醉诱导前后的对比研究显示，由 TEE 诊断的心肌缺血与 PCWP（3.5mmHg）轻度增加有一定相关性。但是，PCWP 本身的升高对心肌缺血的预测价值仅有较低的敏感性。

超声心动图对心肌缺血极具诊断价值，可以诊断心脏收缩功能和心脏瓣膜异常，提示胸痛可能的病因，例如主动脉夹层动脉瘤、主动脉瓣狭窄、心脏包填塞、心包炎和肥厚性心肌病等。

12.4 局部室壁运动的评价

与缺血相关的室壁运动异常有以下特点：

- 向心性的心内膜运动减弱或消失
- 心肌收缩期增厚率减低（正常大于 30%）

基于 TEE 对急性心肌缺血敏感性，TEE 已广泛用于节段性室壁运动和左心室（LV）整体功能的实时监测。

常规超声心动图可以显示心室的前壁、下壁、后壁及其各节段，包括从基底段二尖瓣水平到心尖段。

心肌缺血/梗死的超声心动图表现：

- 室壁运动异常（运动减弱或运动消失）
- 射血分数降低
- 梗死的机械并发症（缺血性二尖瓣反流、室间隔缺损、心肌破裂等）

室壁运动异常的节段位置与受累的冠状动脉有很好的定位关系（图 12.1）。

1. 下壁运动异常是右冠状动脉的后降支或左回旋支末梢梗塞的表现，心底短轴图和胸骨旁长轴为最佳观察视图。

2. 室间隔、心尖区和前壁运动异常是左冠状动脉前降支梗塞的表现，以左室短轴图和心尖四腔图为最佳观察视图。

3. 侧壁和后壁运动异常是回旋支受累的表现，左室短轴图为最佳观察视图。

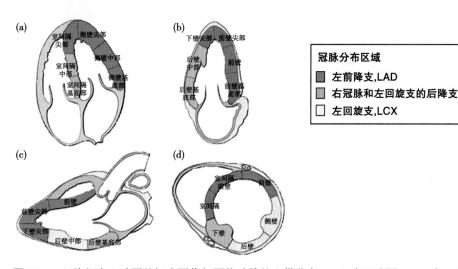

图 12.1 经胸超声心动图的标准图像与冠状动脉的血供分布：**a.** 心尖四腔图；**b.** 心尖二腔图；**c.** 胸骨旁长轴图；**d.** 胸骨旁短轴图

12.4.1 经胸超声心动图

TTE 用以评价 AMI 及 RWMA 的主要内容如下：

1. 心尖四腔图：室间隔和侧壁（图 12.2a）
2. 心尖二腔图：下壁（图像左侧），前壁（图像的右侧）（图 12.2b）
3. 胸骨旁短轴图：乳头肌水平的所有室壁节段

（图 12.2c）
4. 胸骨旁长轴图：室间隔和后壁（图 12.2d）

12.4.2 经食管超声心动图

TEE 最常用于评价 AMI 以及 RWMA 的图像如下（图 12.3）：

1. 经食道中段的四腔图

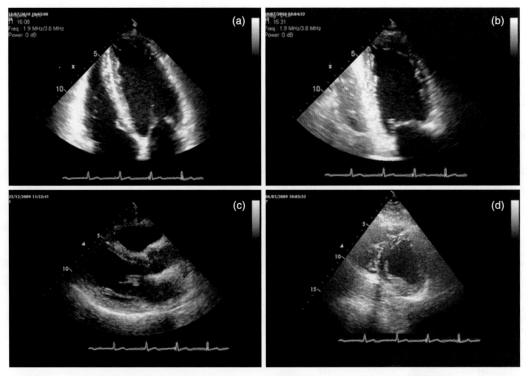

图 12.2 评估急性心肌梗死的经胸超声心动图的主要图像:**a.** 心尖四腔图;**b.** 心尖二腔图;**c.** 胸骨旁短轴图;**d.** 胸骨旁长轴图

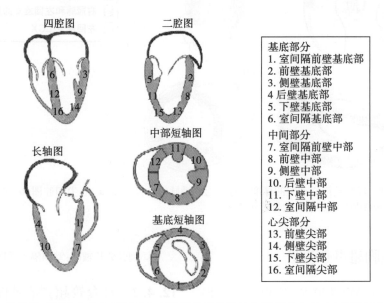

图 12.3 最常用于评估急性心肌梗死和室壁运动异常的经食道超声心动,16 节段划分示意图

2. 经食道中段的二腔图

3. 经食道中段的心室长轴图

4. 经胃的心脏短轴图

标准的食道左室短轴图(水平面)是经胃在左室乳头肌顶部水平所获得的图像。在这个水平上，心肌接受三支主要冠脉血管供血，可以划分为 4 个或 6 个节段：前壁、前侧壁、后侧壁、后壁、后间隔和前间隔(见图 12.3)。

12.5　超声心动图与心肌梗死的并发症

乳头肌断裂是心肌梗死中罕见但非常致命的机械性并发症(图 12.4)。尽管罕见，但它是导致严重二尖瓣反流的重要原因，若不及时纠正，可引起心源性休克，最终导致死亡。超声心动图能识别出急性心肌梗死的机械性并发，如急性二尖瓣关闭不全，可对乳头肌断裂和瓣叶受累做出准确定位，并可以评估二尖瓣反流的方向、程度以及相关血流动力学并发症。TTE 对急性心肌梗死的急性机械性并发症的诊断，突然发生异常血流动力学的治疗决策有着重要作用。超声心动图是检查急性心肌梗死并发症，包括心肌游离壁破裂、急性室间隔缺损、二尖瓣关闭不全和继发于乳头肌断裂或缺血的首选成像方法。TTE 诊断乳头肌断裂的敏感性约 65% ~ 85%，而 TEE 则敏感性更高。TTE 在显示乳头肌破裂的并发症，二尖瓣脱垂和乳头肌断裂脱入左心房尤其有用。

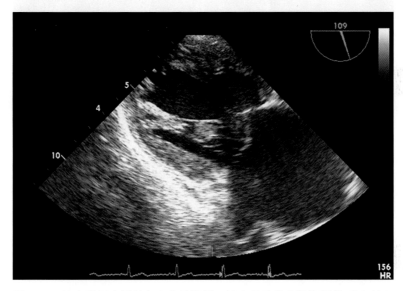

图 12.4　经食道超声胃的左心室长轴图。箭头所示乳头肌的断裂，为急性心肌梗死的急性并发症

12.6　心肌缺血的评估与组织多普勒和形变成像的实用性

准确评价 LV 局部收缩功能是超声心动图临床应用的重要目标。正如前面所述，传统的 LV 局部功能的评价使用的二维超声心动图，是基于对心内膜运动及心肌增厚率的主观评价。然而，一些难以解释的临床表现，主观评价的差异性，均与低质量图像有关。近期超声技术的进步已经使我们可以通过组织多普勒(TDI)成像技术获得局部心肌运动速度、应变和应变率。TDI 已经可以提供新的和独特的超声参数来描述区域心肌组织的变形信息，为评价心肌的结构及功能提供新的诊断依据。

传统的收缩功能评价是基于室壁厚度的变化，不能提供跨壁分布的心肌收缩功能信息。TDI 和应变成像可评估心肌功能，该方法已证实可能克服传统超声的局限性，用于评估缺血性心脏病的局部心肌功能的复杂变化。实时心内膜与心外膜速度的 TDI 分析，测量心肌速度梯度是心肌变形指标。应变或应变率成像是定量局部心肌变形的敏感技术。应变和应变率是测量形状的改变，因此反映了心肌形状的变化。

应变,用 ε 表示,是一个无量纲指数,指组织变形后与其原来的形状相比变化的大小。用数学公式表示为:

$$\varepsilon = (L - L_0)/L_0$$

L 代表变形后的心肌长度,L_0 代表原来的心肌长度。按照惯例,当两测量点之间的测量距离增加时应变为正性(例如:延长),当缩短时为负性应变。当在心室纵轴方向上,左室心尖获得应变时,正常的 LV 心肌在收缩期时应变为负值,舒张期时应变为正值。应变与应变率成像近期也被用于评估左心房功能。当在 LV 心尖获取心房的长轴应变时,收缩期左心房的应变呈正值,舒张期则为负值。

应变率是应变的一阶导数,或称为变形的速度,也可被认为是两点之间心肌运动的速度梯度。在 LV 心尖获取心室肌应变率时,正常的心室肌在收缩期时负值应变率,舒张期时正值应变率(图 12.5)。左心房在收缩期为正值应变率,舒张期为负值应变率。常用的测量参数是舒张期峰值应变、收缩期峰值应变和应变率。峰值应变是在 LV 射血过程中(定义为主动脉瓣的开启和关闭之间的时间间隔)的最大应变。TDI 是对心肌组织速度量化的多普勒检查技术。

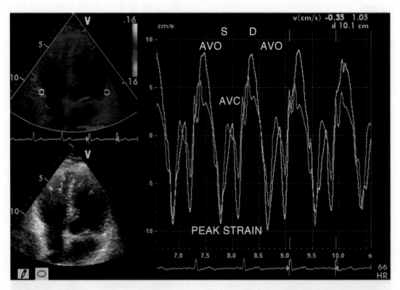

图 12.5   经组织多普勒获得的应变及应变率成像。左室基底段(绿色)、右室基底段(黄色)的应变率。收缩期为负值应变,舒张期为正值应变。此例中,收缩期峰值应变约为 10%,发生在左心室射血时即主动脉瓣开放和关闭之间

应变和应变率成像已经被证实能区分透壁和非透壁心肌梗死。与心内膜下心肌梗死相比,透壁性心肌梗死横向和纵向的应变和应变率显著减低,但径向应变无显著性的变化。

在心肌梗死中,通过径向的跨壁速度梯度或应变率的测量,发现梗死区域心肌瘢痕分布延伸,与收缩功能降低的程度相关。在静息状态和不同剂量的多巴酚丁胺负荷下,对比测量收缩与收缩后的形变,可能有助于区分透壁与非透壁性心肌梗死。

尽管 TDI 测量收缩期心肌运动速度评价心肌节段功能较容易、可重复和实用,显示在缺血时局部心肌功能的降低,但多项实验研究证实,TDI 对区分不同级别的缺血性异常,以及评价缺血心肌功能异常仍有局限性。TDI 技术的缺陷在于,心肌节段的运动速度也取决于相邻心肌节段的功能、心肌节段之间的连接和心脏的横向运动等。

总之,应变成像对评价局部心肌功能是有一定临床价值的。应变率尚不能替代传统的二维法评估 LV 局部功能,如果将这项技术列入常规临床实践指南,尚需要更多大规模的研究论证。

(张晓玲、陈琳 译,何伟 校)

扩展阅读

Chen X, Nakatani S (2011) Transmural myocardial strain gradient: a new and robust quantitative index of left ventricular wall motion based on myocardial strain imaging. Echocardiography 28(2):181–187

Cheitlin MD, Armstrong WF, Aurigemma GP et al (2006) ACC/AHA/ASE 2003 guideline update for the clinical application ofechocardiography: summary article. A report of the American College of Cardiology/AmericanHeart Association Task Force on Practice Guidelines (ACC/AHA/ASE committee to update the1997 guidelines for the clinical application of echocardiography). J Am Soc Echocardiogr 16(10):1091–1110

Greaves SC (2010) Role of echocardiography in acute coronary syndromes. Heart 88(4):419–425

Leung DY, Arnold CT (2010) Emerging clinical role of strain imaging in echocardiography. Heart Lung Circ 19:161–174

Muttreja MR, Mohler ER 3rd (1999) Clinical use of ischemic markers and echocardiography in the emergency department. Echocardiography 16(2):187–192

第 13 章　心肌病

F Luca Lorini, Alessandra Rizza, and Francesco Ferri

13.1　引言

心肌病是一组异质性的心肌疾病。1996 年世界卫生组织及国际心脏病分类联盟将心肌病定义为病因不明的原发性心肌病，而已知病因和全身疾病导致的心肌疾病，分类为继发性心肌病变。随着心肌病的病因不断发现，这种心肌疾病的分类不再适用。

近来，美国心脏协会建议将心肌病定义为"心肌病是心肌的机械和(或)电生理功能障碍性疾病，常表现(或无)心室肥厚或心室扩张，病因多样，以基因遗传性常见"。美国心脏协会小组还建议将离子通道病和传导紊乱也归为心肌病，由于通道的异常改变了细胞的生物属性及蛋白结构，从而导致离子通道的异构。

欧洲心脏协会(The European Society of Cardiology,ESC)则认为，基于临床诊断和管理的要求，划分心肌病最有用的方法是按照心室的形态和功能进行心肌疾病分类。欧洲心脏协会定义心肌病"心肌疾病是指心肌结构和功能上的异常，并且除了冠状动脉疾病、高血压、瓣膜疾病和先天性心脏病等病因导致的心肌病变"。ESC 对心肌病的分类如下：

- 肥厚性心肌病(HCM)
- 扩张性心肌病(DCM)
- 限制性心肌病(RCM)
- 致心律失常性右室心肌病(ARVC)
- 未分类的，例如左室致密化不全

每类心肌病又可划分为原发性与继发性心肌病、家族性(遗传性)和非家族性的(非遗传性)心肌病。非家族心肌病又分为特发性和获得性心肌病，获得性心肌病则包括各种原因导致的左室功能障碍，例如心肌炎、药物、妊娠、内分泌紊乱及心动过速

性心肌病等。

尚无完全理想的心肌病分类方法。仅从超声心动图的角度来看，基于结构和功能分类最为适用。本章将对 ESC 的分类方法：肥厚性心肌病(HCM)、扩张性心肌病(DCM)、限制性心肌病(RCM)、致心律失常性右室心肌病(ARVC)和左室致密化不良进行评述。

13.2　肥厚性心肌病

肥厚性心肌病(hypertrophic cardiomyopathy,HCM)在临床上定义为左室肥厚并除外了高血压及瓣膜疾病导致的心肌病。左室壁肥厚型心肌病在普通人群的发病率为 1/500，包括各种类型的心肌肥厚。HCM 是一种家族性常染色体显性遗传疾病，由编码肌小节蛋白的基因突变引起，通常导致左室壁不对称性肥厚。

HCM 的超声心动图诊断标准包括：

1. 非对称的室间隔肥厚。左室壁厚径(室间隔和左室游离壁)大于 15mm(图 13.1)为异常，非对称的室间隔肥厚是指室间隔及游离壁的厚度之比为 1.3～1.5。左室壁厚径大于 30mm 是心脏猝死的危险因素。

左室肥厚可以分布在前间隔、前壁与后间隔、后壁基底段或心尖部(例如日本人)。

2. 二尖瓣收缩期前向运动(systolic anterior motion,SAM)。SAM 是以收缩期二尖瓣前叶突然出现向前运动为特征(图 13.2)，发生在左室后壁达到最大运动幅度之前，以此特征可以与假 SAM 征鉴别。假性 SAM 征是由于夸张的二尖瓣前向运动，在左室后壁的整个收缩期后达到高峰。二尖瓣前叶因文丘里效应被吸入左室流出道(LVOT)(译者注：以意大

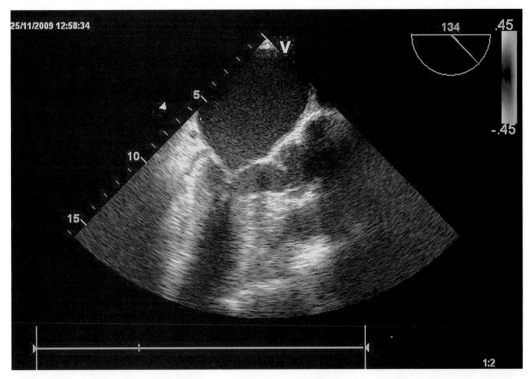

图 13.1　肥厚型心肌病的非对称性肥厚

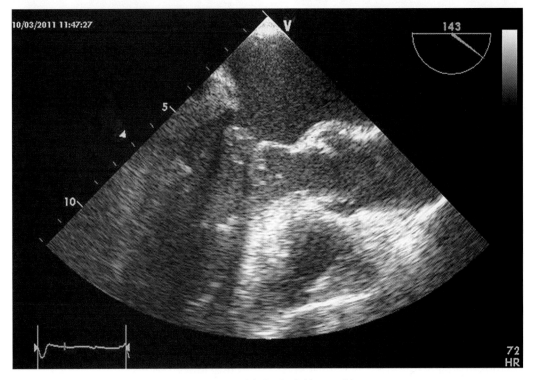

图 13.2　肥厚型心肌病的 SAM 征

利物理学家文丘里 Giovanni Battista Venturi 命名。这种效应是指在高速流动的流体附近会产生低压，从而产生吸附作用）。SAM 征的程度与左室流出道（LVOT）梗阻的严重程度相关。

3. 左室流出道（LVOT）的压力梯度。由于梗阻的动态变化，左室流出道的压力梯度也是可变的。压力梯度≥30mmHg 除受生理影响，也与 NYHA 分级Ⅲ-Ⅳ级心脏功能的进展、死于心衰或中风相关，特别是年龄大于 40 岁的病人。

4. 二尖瓣反流。二尖瓣反流是 SAM 征导致的瓣叶闭合异常的结果。超声心动图彩色多普勒用于评估二尖瓣反流的存在和程度。反流束通常是指向后壁，当存在瓣环、乳头肌或瓣叶固有的病变时，反流束常指向前壁或中央（图 13.3）。

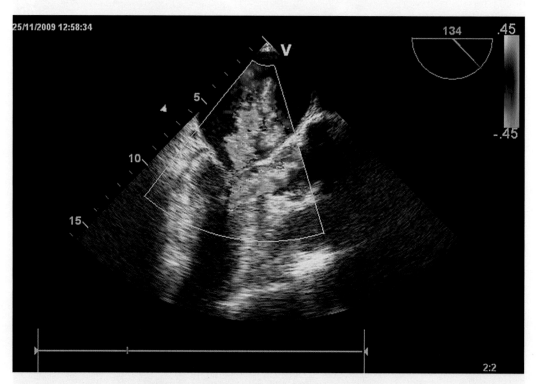

图 13.3 肥厚型心肌病的二尖瓣反流和 SAM 征

5. 左室腔变小。血流的梗阻可发生在左室腔狭小的部位，尤其是左室中段心肌肥厚和乳头肌附着的部位。

6. 舒张功能障碍。几乎所有的 HCM 患者存在一定程度的左室舒张功能障碍。舒张功能障碍的机制是复杂的，包括心肌小节蛋白收缩及松弛的改变，钙的敏感性改变，细胞外间质的排列混乱和数量增加，室壁厚度增加，以及心肌缺血等。

舒张功能障碍的评估可通过多普勒测量二尖瓣口舒张期流速（E）和二尖瓣环运动速度（E'）完成。

二尖瓣口的血流速度经超声心动图脉冲多普勒显示为早期 E 波和晚期 A 波。舒张功能降低表现为等容舒张期缓慢，快速充盈率降低，心房参与心室充盈的作用增加，左室硬度增加。但在 HCM 病人中，E 波的变化受心脏前负荷影响，与左室肥厚的程度没有很好的关联性。

组织多普勒超声成像技术（TDI）提供了更准确评估舒张功能障碍的方法。HCM 表现为舒张早期二尖瓣环运动速度显著减低，舒张期二尖瓣 E/E'升高，并且似乎与纽约心脏协会功能分级相对应。早期二尖瓣口流速（E）与二尖瓣环侧壁舒张早期组织多普勒速率（e'）的比值能准确地评估左室压力，特别是在心房收缩前。E/e'>10 对预测左室充盈压大于 15mmHg 具有较好的敏感性及特异性。然而，尽管这个参数能够识别心脏功能降低的病人，这个 E/e'仅与左房平均压呈中等相关。

TDI 已经用于 HCM 的临床前诊断的初步筛查，但仍需要更多数据来辅助 TDI 的诊断。

HCM 的鉴别诊断包括：

• 高血压导致的左室肥厚。肥厚性心肌病的心室

肥厚是非对称的,反之,高血压导致的左心肥厚是向心性肥厚

- 运动员的左室肥厚。以下的标准可以用于 HCM 的病理诊断:左室流出道梗阻,舒张功能受损,左心房扩大,家族史,左束支阻滞以及 ST 段下移

　　HCM 的治疗,除了 β-受体阻滞剂,还包括室间隔部分切除术(如果 LVOT 压力梯度大于 50mmHg)或经皮室间隔酒精消融术。乳头肌异常附着可以加剧二尖瓣反流,需要更广泛的室间隔心肌切除术或二尖瓣置换术。术中超声心动图是用来检查下列情况:①左室流出道残余压力梯度;②医源性室间隔缺损;③二尖瓣 SAM 征;④残余的二尖瓣反流。

　　超声心动图可以为 HCM 的正确诊断提供重要信息。但超声心动图尚不能区分左室的质量和室壁厚度增加,与代谢产物在间质的浸润或细胞内积累。心脏磁共振成像可能有助于诊断,即使如此,在一些特定条件下的最终诊断只能通过心肌活检获得。

13.3 扩张性心肌病

　　扩张性心肌病(dilated cardiomyopathy,DCM)是一种伴有左室扩张和左室功能障碍的原发于心肌的疾病,并且除外慢性后负荷增加(例如主动脉瓣狭窄或高血压)或者容量超负荷增加(例如二尖瓣反流)。

　　尽管 DCM 有多种不同的病因,但是以特发性多见。DCM 可以是多种疾病的最终结果,例如高血压、心肌缺血、严重的瓣膜病、心肌炎、内分泌或先天性心脏病、毒素、化疗和左室心肌致密化不全等。如果无明确上述病因,DCM 可能是基因突变的结果。

　　超声心动图不仅有利于详细的诊断,而且还为我们提供心脏解剖、病理生理学评估,以及血流动力学的综合评价。

　　以下是 DCM 的超声心动图表现:

- 心室扩张　左室舒张末期容量超过经年龄和体表面积校正的预测平均值的117%,被认为左室扩张(图 13.4)。
- 严重心功能不全　通常左室短轴缩短率(FS)<20% 或者左室射血分数<35%。
- 伴有中心方向的功能性二尖瓣反流。
- 二尖瓣环扩张、二尖瓣环内径增大。
- 乳头肌相对位置变化导致的二尖瓣叶牵拉　牵拉的程度取决于瓣叶与瓣环面之间的角度、瓣叶闭合点与瓣环平面之间的距离以及瓣环平面上两个瓣叶接触的区域。
- 功能性三尖瓣反流。

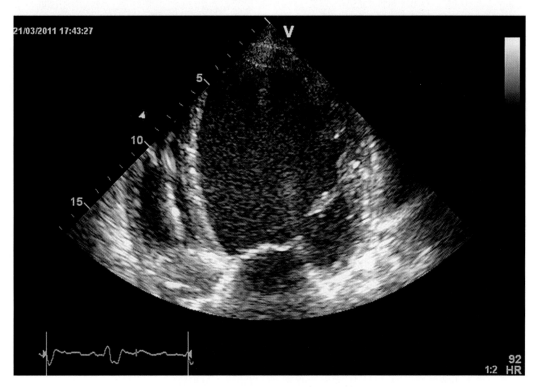

图 13.4　扩张型心肌病扩张的左室

鉴别诊断包括缺血性心脏病和原发的二尖瓣疾病:在这两种情况下都表现有 EF 减低,但 DCM 的患者的二尖瓣环扩张、乳头肌形态异常,瓣叶牵拉,不存在严重的瓣叶疾病(例如风湿病、连枷性瓣叶或脱垂)。

13.4 限制性心肌病

限制性心肌病(restrictive cardiomyopathy,RCM)的特征是心肌僵硬度增加、心室舒张末容积正常或减低、室壁厚度正常或轻度增加,以及代偿的收缩功能。与其他心肌病依据形态学分类不同,RCM 是一种功能分类。典型的超声心动图表现包括:

- 一个小的左室(既不扩张也无肥厚)
- 两个心房明显扩张(图 13.5)
- 在没有心包疾病的情况下收缩功能正常
- 轻度至中度的二尖瓣和三尖瓣反流
- 肺动脉压增加

- 肺静脉血流速度曲线显示迟钝的 S 波和明显的舒张和心房波(窦性心律)
- 充盈受限,超声心动图脉冲多普勒显示二尖瓣口流速的特征是快速而不持续的早期充盈波(E 波),晚期心室充盈(A 波)减小或消失,E/A 比值大于 2,以及 E 波减速时间缩短小于 150 毫秒

与 HCM 的情况一样,RCM 早期二尖瓣口流速是减低的;当心脏顺应性减低时,左房压力增加,导致呈假正常化的舒张期血流速度曲线,而后逐渐发展到限制性血流曲线。当严重疾病 E/E' 比值增加时,用组织多普勒二尖瓣环舒张早期速度指导评价左室充盈压可能更可靠。与缩窄性心包炎不同,RCM 的 E' 波变钝与速度下降的一致性,证实了RCM 是心肌疾病。

系统性淀粉样变性是一种蛋白代谢紊乱疾病,蛋白物质沉积在组织与器官的细胞外。90% 的原发性淀粉样变性累及心脏,而且心脏淀粉样变性是RCM 最常见的原因:心房与心室的间质浸润导致了心肌质地坚实。继发的淀粉样变性很少累及心脏。

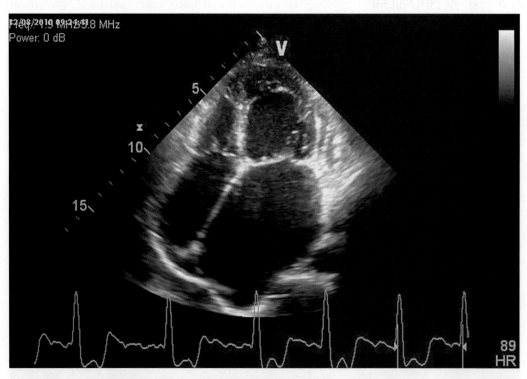

图 13.5   限制性心肌病

心肌淀粉样变性的超声心动图表现包括:增厚的左、右心室壁,心肌回声呈颗粒状及"闪光"样表现,左室正常大小或者变小,左房扩大,左室的收缩及舒张功能降低,二尖瓣轻度反流,呈限制 E/A 曲线,增高的 E/e' 比值提示充盈压增高,疾病晚期可以出现心包积液。

超声心动图组织多普勒技术有助于对心脏淀粉样浸润的早期诊断。与收缩期与舒张早期心肌应变率一样，不论是否合并二尖瓣口限制性 E/A，二尖瓣环的收缩峰值速度和早期舒张运动速度均降低。

13.5　致心律失常性右室心肌病

致心律失常性右室心肌病（arrhythmogenic right ventricular cardiomyopathy，ARVC）是一种主要累及右心室以右室相关的室性心动过速、晕厥、猝死为特征心肌病综合征。尸检可见右室心肌内异常分布的脂肪和纤维组织，首先累及心尖部、流入道和流出道。致心律失常性右室心肌病是一种遗传心脏病，涉及特殊细胞间黏附连接称为桥粒的基因编码，从而完全不同于 HCM 或 DCM。

ARVC 最初的病变主要表现为右心室的脂肪替代。脂肪组织阻断了心肌的正常发育，心肌组织被纤维瘢痕和脂肪变性代替而发育不良。组织学证据显示约 30% ～75% ARVC 病例中，纤维脂肪组织变性累及左室。

心电图可能对诊断有所帮助，但仅在一定的临床环境下。主要诊断依据为右胸前导联出现 ε 波和局限的 QRS 间期延长（>110ms）。次要诊断标准是在大于 12 岁的患者，若没有右束支阻滞而在右胸导联出现 T 波倒置。

因为右室呈不规则形状，正常的右心室内有肌小梁，超声早期诊断 ARVC 比较困难。部分心脏超声表现提示 ARVC，包括：

- 右室和右室流出道扩张（直径 30mm）
- 室壁心肌的小梁错乱

- 整个右室功能紊乱合并左室短轴缩短率低于 32%
- 右心室的节段性室壁运动异常，特别是心尖和右室前壁
- 右心室局灶性室壁瘤

超声评估 ARVC 需要相当的专业知识。针对右室的复杂几何结构，以及右室功能的负荷依赖性，目前尚缺乏可供参考的诊断标准。

13.6　左室致密化不全

左室致密化不全（left ventricular noncompaction）是一种肌节心肌病。散发和家族成人病例的遗传学有别于伴 X 性染色体遗传的幼儿患者，多为常染色体显性遗传。文献报告的发病率约 0.014% ～0.05%。左室功能降低患者的临床表现包括：心力衰竭，心律失常（房颤、室性心律失常、猝死以及儿童的 WPW 综合征）和全身栓塞事件。诊断常常被延误（3.5～5.7 年）。超声心动图被认为是诊断此病的参考标准，表现包括：

- 无并存的心脏畸形
- 典型的心肌两层结构，一层是致密的心外膜，一层是由粗大而丰富的肌小梁结构与深陷的内膜组成的非致密的心内膜层（非致密层/致密层 >2:1）
- 大量的心室壁肌小梁，主要分布在心尖及心室中段（图 13.6）
- 异常节段（非致密化心肌大于 80%）主要分布于下壁与侧壁的心尖与左室中段
- 彩色多普勒显示小梁间隙隐窝内可见血液充盈（不与冠状循环相通，也不像心肌血窦）

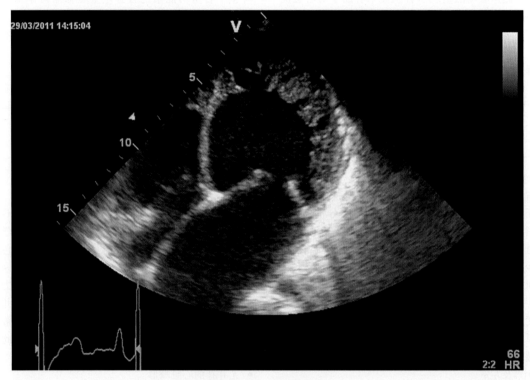

图 13.6　左室致密化不全

（张军伟　译，林洲　校）

扩展阅读

Elliott P, Andersson R, Arbustini E (2008) Classification of the cardiomyopathies: a position statement from the ESC working group on myocardial and pericardial disease. Eur Heart J 29:270–276

Kaski JP, Elliott P (2007) The classification concept of the ESC working group on myocardial and pericardial diseases for dilated cardiomyopathy. Herz 32:446–451

Losi A, Nistri S, Galderisi M (2010) Echocardiography in patients with hypetrophic cardiomyopathy: usefulness of old and new techniques in the diagnosis and pathophysiological assessment. Cardiovasc Ultrasound 8(7):1–19

Maron BJ, Towbin JA (2006) Contemporary definitions and classifications of the cardiomyopathies: an AHA scientific statement from the Council on Clinical Cardiology, Heart Failure and Transplantation Committee. Circulation 113:1807–1816

Malla R, Sharma R et al (2009) J Nepal Med Assoc 48(174):180–184

McKenna WJ, Thiene G, Nava A (1994) Diagnosis of arrhythmogenic right ventricular aysplasia cardiomyopathy. Br Heart J 71:215–218

Nihoyannopoulos P, Dawson D (2009) Restrictive cardiomyopathies. Eur J Echocardiogr 10:23–33

Patrick T, Calum A et al (2010) Arrhythmogenic right ventricular cardiomyopathy. Heart Failure Clin 6:161–177

Thomas DE, Wheeler R, Zaheer R et al (2009) The role of echocardiography in guiding management in dilated cardiomyopathy Eur J Echocardiogr 10: iii15–iii21

第 14 章　肺心病和肺动脉高压

Lorenzo Grazioli, F. Luca Lorini, and Angelo Vavassori

14.1　引言

　　肺心病是指由肺部疾病引起肺动脉高压,继而右心室增大的疾病,最终导致右心室(Right ventricular,RV)衰竭。肺心病可分为急性和慢性。

　　肺部疾病引起肺动脉高压的机制包括:

- 毛细血管床的减少
- 血管收缩(缺氧、高碳酸血症)
- 肺血管树小动脉的肥厚

　　超声心动图是评价肺心病患者 RV 功能和肺动脉高压的有效方法。

　　病变初期表现为肺动脉高压,但随着疾病的进展,则发生右心衰竭,PO_2 进一步降低、PCO_2 进一步升高和全身水肿。然而,已证实在疾病的亚临床阶段,慢性阻塞性肺病(chronic obstructive pulmonary diseases,COPD)患者可在出现肺动脉高压之前就表现出 RV 衰竭的早期症状。

　　慢性呼吸道疾病,尤其 COPD 患者的平均肺动脉压(pulmonary artery pressure,PAP)大于 20mmHg 定义为肺动脉高压,而与特发性肺动脉高压的定义略有不同(平均 PAP>25mmHg)。

　　超声心动图是肺动脉高压诊断和程度评价的重要工具。

14.2　常见的右心室测量

　　右心室形态不规则,正面观呈三角形,横断面呈新月形环绕着左心室,室间隔在正常情况下无论收缩期还是舒张期均呈弓形突向右心室,所以评估 RV 功能没有像评估左室那样有很好的规范。

　　右心室分为三个部分:流入道(始于三尖瓣)、心尖部和漏斗部(终于肺动脉瓣)。首先测量右室内径(RV diameter,RVD),在四腔图舒张期测量右室中段游离壁与室间隔之间的距离,正常直径范围 2.7~3.3cm。

　　COPD 患者右室增大,在四腔图测量右室横径,仅有肺动脉高压患者右室横径进一步增大提示右心功能衰竭(图 14.1)。

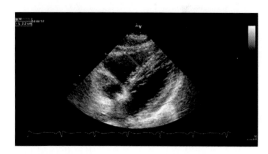

图 14.1　右室内径(来自 Sarti[1])

　　正常舒张期右室壁厚小于 5mm,右室肥大右室壁增厚提示压力负荷增加。

　　指南建议在剑突下四腔图测量右室壁厚度,不包含心外膜脂肪层(图 14.2)。

　　RV 面积变化分数是指 RV 舒张末期面积与收缩末期面积的变化率,RV 面积变化分数与采用 MRI 计算右室射血分数存在良好的相关性。RV 面积变化分数小于 35% 提示右心室心肌功能不全。该方法的局限性是界定心内膜的边界比较困难。

　　三尖瓣环收缩期位移(tricuspid annular plane systolic excursion,TAPSE)是 RV 长轴功能的指标,是指收缩期三尖瓣环位移的距离。应用 M 型心动图在心尖四腔图的三尖瓣环右室侧测量 TAPSE,TAPSE 大于 15mm 说明收缩功能正常,小于 8mm 提示明显的 RV 功能不全;TAPSE 与 RV 射血分数之间相关性较好(表 14.1)。

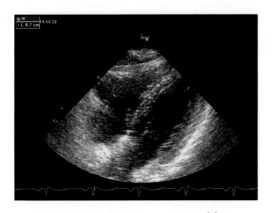

图 14.2 右室壁厚度(来自 Sarti[1])

表 14.1 三尖瓣环收缩期位移(tricuspid annular plane systolic excursion,TAPSE)和右心室射血分数(ejection fraction,EF)的关系(来自 Sarti[1])

TAPSE(mm)	EF(%)
5	20
10	30
15	40
20	50

在 COPD 患者中,TAPSE 是一个死亡率相关的独立危险因素,其截点为 14mm,TAPSE 值加倍表明死亡率降低 26%(图 14.3)。

诊断肺动脉高压的重点是应用简化伯努利方

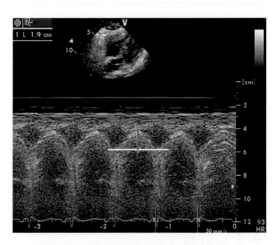

图 14.3 三尖瓣环收缩期位移的计算(红色)(来自 Sarti[1])

程:$PAP = 4V^2 +$右房压力,通过三尖瓣反流评估肺动脉收缩压(pulmonary artery pressure,PAPs),$V(m/s)$为三尖瓣反流的峰值流速(图 14.4)。三尖瓣反流的连续多普勒流速曲线在心尖四腔图上获得。

欧洲关于肺动脉高压的诊断和治疗的指南建议:当三尖瓣反流速度大于 3.4m/s(或收缩期 PAP 大于 50mmHg)时,提示"很可能"肺动脉高压;当三尖瓣反流速度介于 2.9~3.4m/s(或收缩期 PAP 介于 37~50mmHg)伴或不伴有肺动脉高压的其他超声心动图表现,或三尖瓣反流速度小于 2.8m/s(或收缩期 PAP 小于 36mmHg)伴有肺动脉高血压的其

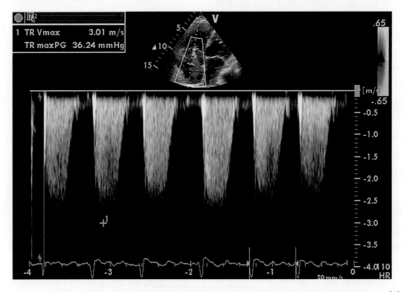

图 14.4 应用三尖瓣口压力梯度和心房压力计算肺动脉压力的图像(来自 Sarti[1])

他超声心动图表现,如右心室肥大或扩张时,提示"可能"肺动脉高压。

由于压力的评估具有角度依赖性,为了降低测量误差,必须通过多个视图获得反流速度的最大测量值。

舒张期肺动脉压力可以通过舒张末期肺动脉瓣反流速度应用伯努利方程进行评估:[肺动脉舒张压=4×(舒张末期肺动脉瓣反流速度)² +右房压力]。

通过肺动脉瓣反流或经验性公式评估平均 PAP 有多种方法。最近报道一种与导管测量值相关性较好的简单方法:通过描记三尖瓣反流的速度时间积分,计算右房与右室间平均收缩压差,平均 PAP=右房压力+平均收缩压差。

14.3　右心室测量进展

应用新技术如组织多普勒成像(tissue Doppler imaging,TDI)、应变和应变率来重点评估右室的心肌功能。

14.3.1　组织多普勒成像

TDI 反映的是感兴趣区的心肌速度,在本章中为右心室。与传统方法相比,TDI 是一种前负荷依赖性小的研究右心室的方法。

常规的方法是四腔图。

有两种类型的 TDI:脉冲 TDI 和彩色 TDI。

脉冲 TDI 操作简单,但由于心脏运动,空间分辨率差,但可以记录最大瞬时速度。

彩色 TDI 有更好的空间分辨率,能够离线分析波型,同时获取测值。

彩色 TDI 时间分辨率劣于脉冲 TDI,但通过增加帧频率(大于 120 ～ 150 帧/秒),则可以接受。其他局限性包括受超声波入射角度和心肌横向运动的影响。

我们采样的彩色 TDI 数值是平均值,且比脉冲 TDI 数值平均低 25%。

TDI 有 5 个波:

1. 等容收缩期速度:收缩早期;高于或低于基线。

2. 收缩期峰值速度(S'):RV 机械收缩期,肺动脉瓣开放;总是在基线上方。

3. 等容舒张期速度:舒张早期(T 波终点);在基线上方或以下。

4. 舒张早期速度(E'):RV 舒张期;通常在基线以下。

5. 舒张晚期速度(A'):代表心房收缩(对应 ECG 的 P 波后);总位于基线以下(图 14.5)。

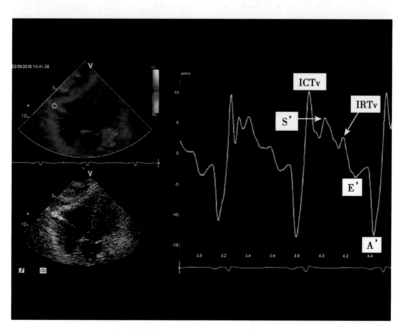

图 14.5　组织多普勒成像(TDI)波型。A',舒张晚期波;E',舒张早期波;ICTv,等容收缩期速度;IRTv,等容舒张期速度;S',收缩期峰值(来自 Sarti[1])

由于右室游离壁信号的高变异性,所以临床上在三尖瓣环上测量。

因为室间隔不仅与 RV 功能相关,所以不能单独用于评估右心室。

收缩期峰值是简单的可重复的指标,临界值为 10cm/s,低于该临界值提示 RV 衰竭。

通常在三尖瓣环右室游离壁侧经脉冲多普勒 TDI,测量收缩期峰值,右室中段和心尖段速度较低,并且随着年龄的增长速度也逐渐减低。

彩色 TDI 测得的速度较低,但需要更多的研究后才能将其列入指南。

一项关于 COPD 患者的研究中显示,RV 衰竭时,收缩峰值速度的临界值为 9.2cm/s,敏感性为 80%,特异性为 62%。与 RV 内径和收缩期 PAP 等常规参数也有良好的相关性。

其缺点是具有负荷依赖性。

另一个参数是等容加速度(isovolumic accelera-tion,IVA),为等容期速度或等容收缩期速度除以加速时间(从基线到等容期峰值速度)。

IVA 必须在三尖瓣环处测量。IVA 在 COPD 患者中是异常的,与 1 秒用力呼气量和疾病的严重程度具有良好相关性。

文献报道的 IVA 临界值是多样的,取决于对照组人群、伴右心衰竭的 COPD 患者和不伴右心衰竭的 COPD 患者。

应用脉冲多普勒 TDI,IVA 小于 $1.9m/s^2$ 预示 COPD 患者存在右心衰的敏感性为 82%、特异性为 77%;研究表明,此参数随着年龄变化,故没有统一的下限范围,只能作为同质人群的参考值。

彩色 TDI 的 IVA 参考值比脉冲多普勒 TDI 参考值约低 20%。

IVA 反映了 RV 收缩性,不受负荷影响,但依赖于年龄和心率的变化(图 14.6)。

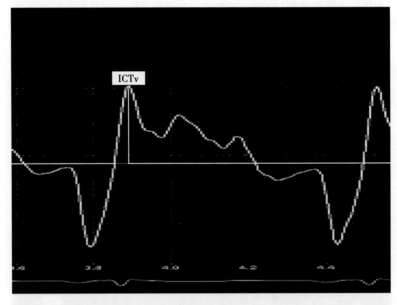

图 14.6   计算等容收缩期加速度(通过彩色 TDI)。红色为加速时间,白色为基线(来自 Sarti[1])

14.3.2 应变和应变率

应变的定义是心肌长度的变化值除以心肌初始长度的百分数:$(L-L_0)/L_0$。心肌缩短或变薄为负值,心肌延长或增厚为正值。

应变率是应变的一阶导数,为两点之间速度的变化值除以两点之间的距离,单位是秒$^{-1}$。这些参数在 TDI 高帧率(超过 150 帧/秒)模式下经心尖四腔图获得。应变受肺动脉高压影响,收缩期应变与每搏量和收缩力密切相关。

应变数值可在三尖瓣环处、游离壁或心尖等节段间区测量,心尖段的应变和应变率的数值最小,基底段的应变和应变率数值最大。

组织多普勒应变和应变率的检测受角度依赖,与声束夹角应控制在 30° 以内。为了减小这种偏差,一种新技术—二维斑点追踪,是相对角度非依赖的,受帧频率和图像质量的影响较小。

在正常对照者中收缩期峰值应变(心电图中 T 波结束)最大,在肺动脉高压患者会减小,右心室失代偿时则进一步减小。收缩峰值与节段射血分数相关性较好。

COPD 患者较早出现右心功能不全,应变和应变率可以反映右心功能不全。

右心室基底段的正常应变值约为-27%,游离壁的应变值约为-29%(±9.9%)。

COPD 和肺动脉高压患者收缩期室壁应变峰值,尤其是游离壁收缩应变峰值将降低(正值增大)(图 14.7)。

应变率也与右心室的收缩性具有较好地相关性,优点和应变一样具有非负荷依赖性。

收缩期室壁的应变率[参考值为(-1.5±0.41)~(-2.23±0.91)],在 COPD 患者中减低,在肺心病患者中则更低(图 14.8)。

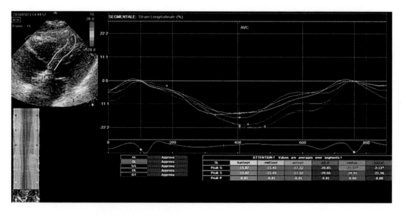

图 14.7　收缩期应变峰值(通过分析二维应变获得)(来自 Sarti[1])

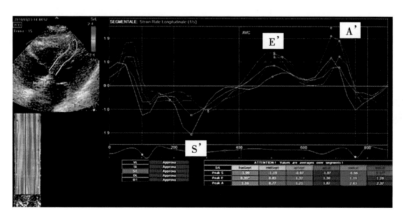

图 14.8　通过分析二维应变获得应变率图像 E′、A′和 S′(收缩期应变率峰值)(来自 Sarti[1])

14.3.3　心肌做功指数或 Tei 指数

心肌做功指数(myocardial performance index,MPI)是一种评估右心室的收缩和舒张功能的指标。可应用脉冲多普勒血流图,或 TDI 获取时间参数计算 MPI:
MPI=(等容舒张时间+等容收缩时间)/射血时间。

应用脉冲多普勒超声心动图,射血时间是在右室流出道测得,从流速曲线开始到结束的时间。等容舒张时间与等容收缩时间之和,为三尖瓣流速曲线的 E 波开始与上一个心动周期 A 波结束之间的时间间期,减去射血时间。推荐采用胸骨旁短轴图显示三尖瓣和肺动脉瓣。

通过 TDI 计算 MPI 的操作更为方便,因为不需要获得三尖瓣和肺动脉瓣的图像。

采用脉冲波多普勒血流图计算的 MPI 参考值上限为 0.40,TDI 为 0.55。肺动脉高压和右心失代偿者该值高于上限。

这种方法的缺点是负荷依赖性，并不适于心律失常如房颤和右心房压力过高的患者。建议将该方法作为评估右心室功能的补充方法。

（蔡洪流 译，严静 校）

扩展阅读

Horton KD, Meece RW, Hill JC (2009) J Am Soc Echocardiogr 22:776–792

Lòpez-Candales A, Rajagopalan N, Dohi K, Gulyasy B, Edelman K, Bazaz R (2007) Echocardiography 24:615–622

Milan A, Magnino C, Veglio F (2010) J Am Soc Echocardiogr 23:225–239

Turhan S, Dinçer I, Ozdol C, Rahimov U, Kiliçkap M, Altin T, Tulunay C, Akgun G, Erol C (2007) Echocardiography 24:126–133

Vitarelli, Conde Y, Cimino E, Stellato S, D'Orazio S, D'Angeli I, Nguyen BL, Padella V, Caranci F, Petroianni A, D'Antoni L, Terzano C (2006) Eur Respir J 27:268–275

第 15 章 二尖瓣膜

Ilaria Nicoletti，Carla Avallato，and Alessandro Locatelli

15.1 引言

二尖瓣（mitral valve，MV）装置包括瓣环、2 个厚约 1mm 的瓣叶（前叶和后叶）、腱索和乳头肌。前叶（anterior mitral leaflet，AML）和后叶（posterior mitral leaflet，PML）分别约覆盖二尖瓣口的 1/3 和 2/3（图 15.1）。AML 比 PML 更长，根部至瓣缘距离分别为：AML 约 1.5~2.5cm，PML 约 1.0cm。

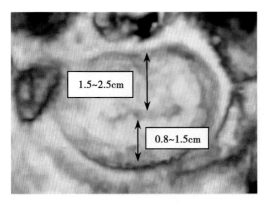

图 15.1 二尖瓣前叶和后叶（来自 Sarti）

PML 分成三段（区）：P1、P2 和 P3（图 15.2）。P1 位于瓣叶外侧，靠近前外侧联合和心耳；P2 位于瓣叶中央，是最大的部分；P3 位于瓣叶内侧，靠近后内侧联合和三尖瓣。

AML 呈半圆形，与主动脉瓣无冠瓣纤维延续。虽然 AML 在解剖学上没有分区，但为了便于分类识别，对应于 PML 分为 A1、A2 和 A3 区。

收缩期二尖瓣的两个瓣叶重合的区域称为接合区（图 15.3），长度约 7~10mm。

腱索起源于乳头肌或直接起源于室壁，连接于二尖瓣叶，根据部位的不同，分为三类：

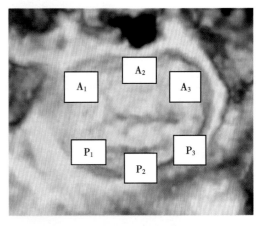

图 15.2 二尖瓣前叶和后叶分区（来自 Sarti）

1. 一级腱索或边缘腱索：与瓣尖相连，这类腱索断裂会导致瓣叶功能不全，因附着在瓣叶接合处，又称接合腱索。

2. 二级腱索：附着于二尖瓣叶的心室面，减轻瓣叶的张力。"支柱腱索"属于这一类，这些强大的腱索维持着左室的形状和功能。

3. 三级腱索：起源于室壁，连接于二尖瓣后叶根部。

左室乳头肌分别为起源于左室近心尖 1/3 的前外侧壁的前外侧乳头肌、后内侧壁的后内侧乳头肌。它们为瓣叶提供支持，对抗心室收缩所致压力上升。前外侧乳头肌有双重冠状动脉血供，来源于左前降支动脉的旋支和对角支，而后内侧乳头肌的血供常常来源于右冠状动脉，因而对于缺血性损伤较为敏感。

二尖瓣瓣环、瓣叶、腱索、乳头肌和左室之间相互协调作用，对于维持正常的二尖瓣的功能至关重要。

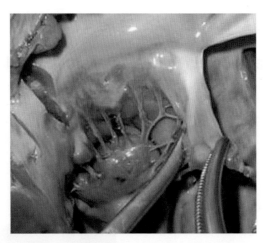

图 15.3　二尖瓣瓣叶接合区(来自 Sarti)

15.2　二尖瓣与经胸/经食道超声心动图

经胸超声心动图(TTE)显示二尖瓣的结构和功能的声像图如下:
- 经胸骨旁长轴图和短轴图(图 15.4、图 15.5)

- 经心尖四腔图和两腔图(图 15.6、图 15.7)
- 经食道超声心动图(TEE)声像图如下:
- 经食道中段的心脏四腔图、联合部图、两腔图、长轴图(图 15.8、图 15.9、图 15.10、图 15.11)
- 经胃底部的短轴图和两腔图(图 15.12、图 15.13)

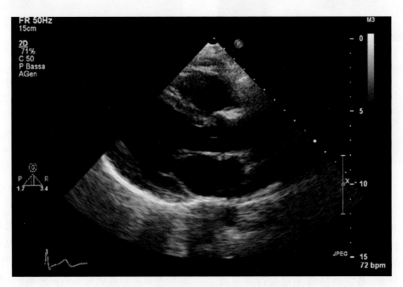

图 15.4　经胸骨旁长轴图(来自 Sarti)

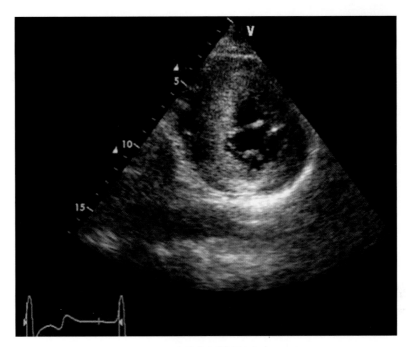

图 15.5 经胸骨旁短轴图（来自 Sarti）

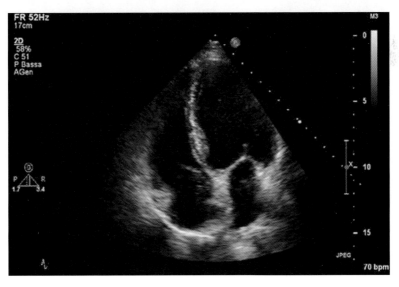

图 15.6 经心尖四腔图（来自 Sarti）

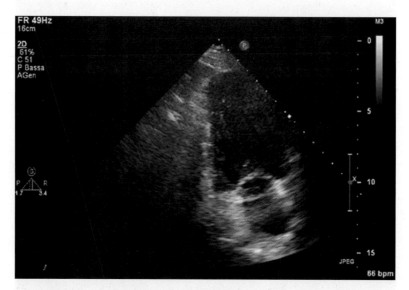

图 15.7 经心尖两腔图(来自 Sarti)

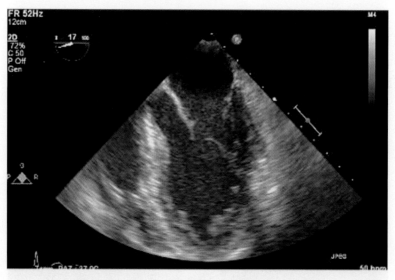

图 15.8 经食道中段的心脏四腔图(来自 Sarti)

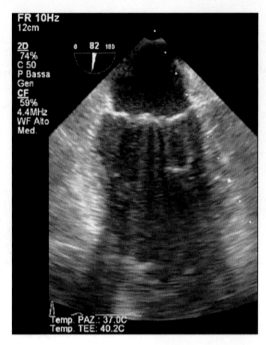

图 15.9　经食道中段联合部图（来自 Sarti）

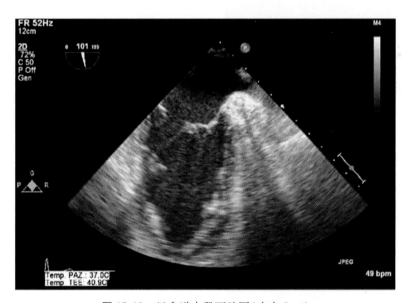

图 15.10　经食道中段两腔图（来自 Sarti）

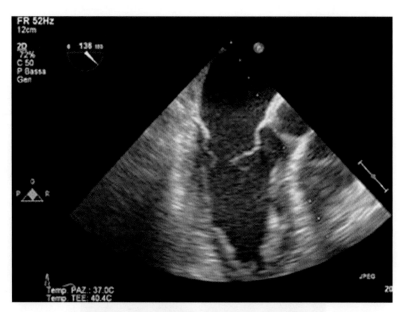

图 15. 11　经食道中段长轴图（来自 Sarti）

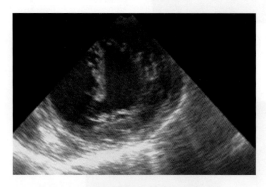

图 15. 12　经胃底部短轴图（来自 Sarti）

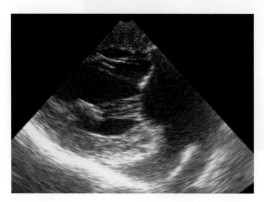

图 15. 13　经胃底部两腔图（来自 Sarti）

15. 3　二尖瓣瓣膜病

有多种疾病可导致二尖瓣狭窄、关闭不全或二者并存。

15. 4　二尖瓣反流（Mitral Regurgitation，MR）

二尖瓣反流分为两类：器质性和功能性。前者常由瓣膜固有畸形导致，后者常由于左室的局灶性或广泛性重构导致。

器质性二尖瓣反流见于退行性疾病（Barlow 病、弹力纤维组织变性、马凡综合征、Ehlers-Danlos 综合征）、风湿性心脏病、心内膜炎、缺血性乳头肌断裂等。

功能性二尖瓣反流常见于缺血性心脏病和扩张型心肌病。由于二尖瓣环的扩大和乳头肌位置改变，导致左室几何结构的改变（扩张或球状增大）。虽然二尖瓣形态正常，但由于左室和乳头肌的收缩力减弱和运动不同步，导致收缩期瓣叶接合区受损。同时二尖瓣环也可出现收缩运动异常。

15. 4. 1　二尖瓣反流的机制

目前普遍应用 Carpentier 分型法，基于瓣叶运动的不同将二尖瓣反流分为三型：

Ⅰ型：瓣叶运动正常但是接合区受损。见于瓣环退行性变或缺血性扩张和心内膜炎导致的瓣叶穿孔。

Ⅱ型：瓣叶过度运动，见于腱索拉长或断裂、乳头肌断裂或退行性病变。

— 波浪式瓣叶。收缩期一个瓣叶呈巨浪样凸向左房侧，高于瓣环，但接合区仍位于瓣环连线水平以下。

— 松软的瓣叶。见于瓣叶黏液瘤样退行性变，瓣叶冗长、增厚，舒张期厚度大于 5mm，腱索也通常被拉长。

— 脱垂。二尖瓣接合区高于瓣环 2mm 或更多，但瓣尖仍指向左心室，可于收缩末期经食道中段长轴图进行评估（图 15.14，图 15.15）。

— 连枷。二尖瓣游离缘翻转入左房，瓣尖指向左房，常常由于退行性变、感染、缺血因素致腱索断裂而形成，最常受累的是二尖瓣后叶 P2 区，反流束呈偏心性、远离病变侧（图 15.16）。

Ⅲ型：瓣叶活动受限，常见于风湿性心脏病、扩张型心肌病、缺血性心肌病，进一步分为Ⅲa、Ⅲb。

—Ⅲa：由器质性病变导致瓣叶在收缩期和舒张期活动均受限，多见于风湿性心脏病。

—Ⅲb：由功能性病变导致瓣叶在收缩期受牵拉，乳头肌位置异常、左心室扩张，而舒张期瓣叶运动正常，多见于缺血性心肌病。

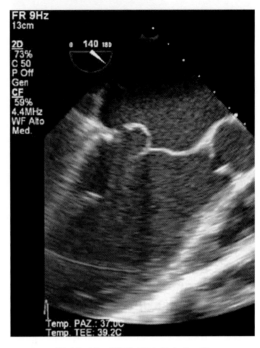

图 15.14　脱垂-2D（来自 Sarti）

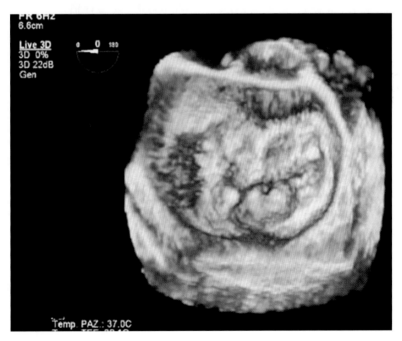

图 15.15　脱垂-3D（来自 Sarti）

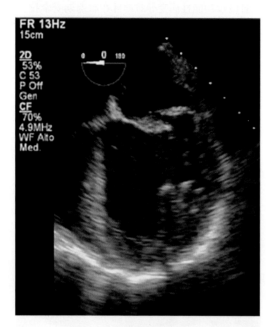

图 15.16　连枷（来自 Sarti）

15.4.2　超声心动图评估二尖瓣反流

评估二尖瓣反流的标准方法所应用的声像图与二尖瓣形态学检查是相同的。多普勒技术应用于定量分析,脉冲多普勒超声心动图进行定性、彩色多普勒超声心动图进行半定量和定量,包括反流容积、面积及反流分数。

15.4.2.1　定性评估

通过反流血流、肺静脉血流、跨二尖瓣血流的多普勒曲线获得定性参数,评估二尖瓣关闭不全的有无,以及严重程度。

应用连续多普勒技术分析反流束,流速曲线的亮度与反流程度相关:更宽更亮的曲线提示更严重的反流。

正常肺静脉血流速度曲线有三个波,正向的 S、D 波(分别是收缩期和舒张期峰值流速,S>D)和负向的 a 波(心房收缩波),二尖瓣反流导致心房压力升高,S 波下降,在严重的二尖瓣反流,S 波明显下降甚至反向。

正常跨二尖瓣口血流速度曲线有两个峰,E 峰和 A 峰(分别是舒张期快速充盈期和心房收缩期);在无二尖瓣狭窄的情况下,E 峰大于 1.4m/s 提示显著的二尖瓣反流,而 A 峰为主则可排除。

15.4.2.2　半定量评估

在左房侧显示源于二尖瓣口的反流束提示二尖瓣关闭不全。通过超声心动图彩色多普勒检查评估反流束的面积及其与左房面积的关系。

二尖瓣反流束面积是反流入左房血流量的空间表现。反流面积受左室与左房之间压力阶差的影响,如果左室压力减低(如低血容量或左室收缩功能降低),反流束也随之相应减少。彩色增益的最佳调节对于反流束面积的评估至关重要:事实上,过高或过低的彩色增益会使显示的反流束随之变大或变小。彩色增益调节至在无血流或低速血流区域无彩色信号显示为最适当,显示心腔血流的彩色血流速度标尺一般约 50 ~ 60cm/s。反流的时间也是评估反流束的重要因素,彩色 M 型超声心动图具有较高的时间分辨力,可以反映收缩期反流时间长短:大量的反流也可能因为仅限于收缩早期或收缩末期而在图像上变得不明显。

通过光标描记反流束的边界线来测量面积,小于 4cm^2 提示轻度反流,大于 8cm^2 提示重度反流。

同样方法还可以通过反流束面积与左房面积比值来评估反流程度,两者比值小于 20% 为轻度反流、25% ~ 30% 为中度反流、30% ~ 40% 为中重度反流、大于 40% 为重度反流。

15.4.2.3　定量评估

最常用的超声心动图彩色多普勒评估反流严重程度的定量方法有缩流束宽度法(vena contracta)和近端等速面积法(proximal isovelocity surface area, PISA)。

缩流束宽度法(图 15.17)是测量反流束最狭窄处的宽度,位于血流汇聚与远端湍流区域之间,略高于瓣口。因不受血流动力学变化影响,该方法对于偏心性反流和中心性反流均适用。测量时应选择与瓣叶对合线垂直的声像图,如 TEE 的经食道中段长轴图和 TTE 的经胸骨旁长轴图。通过提高时间分辨率,放大图像,减小彩色多普勒检查角度有助于测量。如果存在多个反流束,不予以累计。缩流宽度小于 3mm 提示轻度反流,大于 7mm 提示重度反流。

PISA 法(或称血流汇聚法)建立在血流汇聚和连续性方程的基础之上。当一束血流进入一个圆孔时,会逐渐汇聚和加速,形成多层同心的半球形血流信号,每个半球表面的血流速度相等(等速),也与通过反流口的血流速度相等。调节混叠速度(尼奎斯特极限,血流速度超过该极限时血流颜色反转,在

TEE 上反流束颜色由红转蓝），可以得到一个具有良好混叠界面的半球。这样可以通过半球面积与混叠速度（$V_{aliasing}$）的乘积来计算反流量，$Q=2\pi r^2 \times V$，r 为第一个半球形界面至反流口的距离（图 15.18）。

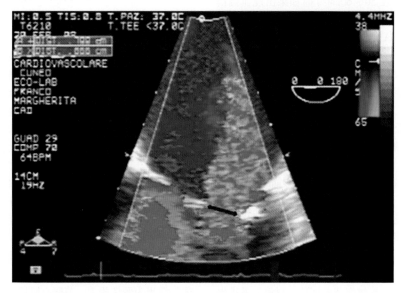

图 15.17　缩流宽度（来自 Sarti）

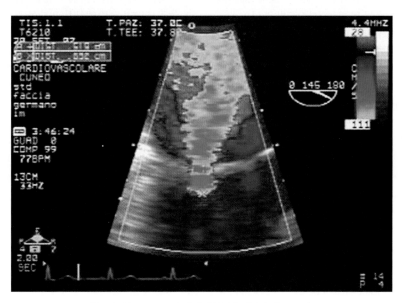

图 15.18　PISA 法或血流汇聚法（来自 Sarti）

根据质量守恒原则，通过半球表面的血流量等于通过反流口的血流量。因此，除以反流束的最大流速（通过连续多普勒在反流束取样），可以获得有效反流口面积（effective regurgitant orifice area，EROA），再乘以时间流速积分（time-velocity integral，TVI，通过连续多普勒在反流束取样），可以计算获得反流量（regurgitant volume，RV）。

$$Q=2\pi r^2 \times V_{aliasing}$$
$$EROA=Q/V_{max}$$
$$RV(ml)=EROA(cm^2) \times TVI(cm)$$

假如混叠速度是 40cm/s，二尖瓣反流最大流速是 500cm/s，那么有效反流口面积 = $6.28 \times r^2 \times 40/500 = r^2/2$。通过减少图像深度和降低尼奎斯特极限至 20～40cm/s,可以进一步改善 PISA 法评估效果。在收缩中期出现第一个混叠图像时测量半径。当尼奎斯特极限设置在 50～60cm/s 时如果出现血流信号反转,提示二尖瓣反流比较显著;而尼奎斯特极限在 40cm/s 时 PISA 半径大于 1cm 提示严重二尖瓣反流。

器质性和功能性二尖瓣反流严重程度的定量参数值是有差异的。

在器质性二尖瓣反流:

— 轻度:有效反流口面积<20mm², 反流量<30ml

— 轻中度:有效反流口面积 20～29mm², 反流量 30～44ml

— 中重度:有效反流口面积 30～39mm², 反流量 45～59ml

— 重度:有效反流口面积>40mm², 反流量>60ml

而功能性的二尖瓣重度反流指的是有效反流口面积大于 20mm², 反流量大于 30ml。

二尖瓣反流量和反流面积也可以通过超声心动图的脉冲多普勒和连续多普勒评估。反流量是进出左心室血流量的差值,在计算二尖瓣反流时,需得到通过二尖瓣的血流量和通过左室流出道(left ventricular outflow tract,LVOT)的血流量。二尖瓣直径在经食道中段的四腔图和两腔图的舒张早期测量,LVOT 直径在经食道中段长轴图的主动脉瓣下水平测量。通过二尖瓣的血流取样置于二尖瓣环水平,经过 LVOT 的血流取样于主动脉瓣下水平。当存在主动脉瓣反流时,可以测量经过肺动脉瓣的血流。

$$RV = SV_{反流瓣} - SV_{有效瓣}$$

$$SV_{MV} = area_{MV} \times TVI_{MV}$$

$$SV_{LVOT} = area_{LVOT} \times TVI_{LVOT}$$

$$Area = \pi r^2 = \pi (d/2)^2 = 0.785 \times d^2$$

SV 为每搏输出量,脉冲多普勒超声心动图获得 TVI

$$EROA = RV/TVI_{MV}$$

$$FR = (RV/SV_{MV}) \times 100$$

多普勒容量法测量比较耗时,故而不作为首选的评估瓣膜反流严重程度的测量方法。二尖瓣 TVI 与主动脉瓣 TVI 的比值可以快速提示二尖瓣反流严重程度,经二尖瓣血流量测定取样容积置于二尖瓣环水平,经主动脉瓣的血流测定取样容积置于主动脉瓣环水平。两者比值大于 1.4 提示严重反流;小于 1 提示轻度反流。

15.4.3   二尖瓣反流的病理生理学

15.4.3.1   功能性二尖瓣反流

常见病因为缺血性和扩张型心肌病。

这类反流是由于左室功能下降和几何结构改变导致的瓣叶对合不良,瓣膜和瓣膜下装置未受影响。左室几何结构扭曲导致牵拉力量与左室收缩功能受损导致关闭力量的失衡,伴有乳头肌非同步收缩和二尖瓣环扩张,导致功能性二尖瓣反流。左室重构使得心室几何形状由椭圆形变为球形,导致乳头肌、二尖瓣环和瓣膜下装置发生错位。乳头肌向心尖部和后方错位牵拉二尖瓣瓣叶,使得瓣叶接合区向心尖移位,而瓣叶排列常常是正常的,也就是说,在收缩期瓣尖仍处于同一平面。这些异常因素导致二尖瓣反流。相对于左室收缩功能受损程度,二尖瓣反流的有或无、程度与心室几何结构重塑的程度和功能失调更为密切相关。前壁心肌梗死较下壁心梗更易发生全心室的重构,而下壁心肌梗死时乳头肌附着的下后壁基底段的结构和功能受累,较前壁心梗更易发生二尖瓣反流。后壁乳头肌牵拉瓣叶向心尖部和后部移位,二尖瓣接合区域不再位于心腔中心,而是向后方移位。二尖瓣前叶被二级腱索牵拉,形成"曲棍球棒"状,在瓣膜关闭的时候,向后叶方向滑动,形成一束向后、偏心性的反流。在前壁、下壁心梗以及扩张型心肌病,乳头肌向后方和心尖部移位,对称性牵拉两个瓣叶,瓣尖接合区向后方和心尖移位。因为两个瓣叶受相似的牵拉、排列正常,因此反流束位于瓣口的正中。左心室的整体重构可通过测量左心室容积或计算球体指数来评估,后者是经食道中段的四腔图评估收缩末期短轴和长轴的关系。需要测量的参数有以下 2 项:

— 对合深度。指的是瓣叶接合区水平与二尖瓣环平面之间的距离,这是乳头肌错位和左室重构的指标,≥10mm 为病理状态(图 15.19)。

— 牵张面积。指的是收缩中期瓣叶和瓣环最远端连线之间的面积,>4cm² 提示中度二尖瓣反流(图 15.20)。

这两个参数均在收缩中期经食道中段的长轴图上测量。

15.4.3.2   退行性二尖瓣反流

常见病因是风湿性瓣膜病变和黏液样变性。黏液样变性同时累及瓣叶和腱索,表现为瓣叶冗长和

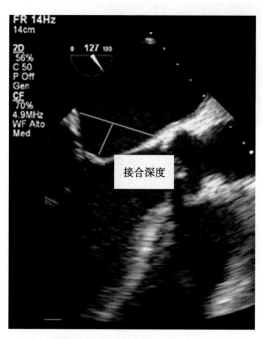

图 15.19 对合深度(来自 Sarti)

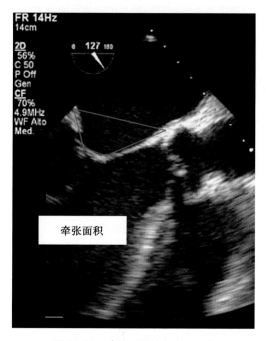

图 15.20 牵张面积(来自 Sarti)

增厚(>5mm),尤其在瓣叶远端,呈棒状,瓣叶连枷和脱垂最为常见。应该仔细评估瓣环钙化情况,因为钙化可能使外科修补手术变得复杂。

15.5 经食道超声心动图和二尖瓣手术

TEE 在二尖瓣外科修补手术过程的两个阶段均有帮助。第一阶段是心肺转流之前,有必要对反流进行评估,包括其发生机制和瓣膜修补的可能性。评估反流的位置和机制有助于外科医师制定手术方案。术前再对二尖瓣反流严重程度的评估较先前更为可靠,因为麻醉使患者的前后负荷均发生了改变。第二个阶段是完全脱离了心肺转流后。通过测量残余反流束评估二尖瓣修补的效果,以及检查可能的并发症包括瓣膜狭窄、收缩期前向运动(systolic anterior motion,SAM)、冠状动脉损伤、左室破裂和主动脉瓣损伤。在人工瓣膜置换术中,TEE 可以评估假体的功能以及可能的瓣周漏。常见的并发症有:

— 狭窄。跨二尖瓣血流峰值 E 峰大于 2m/s 提示狭窄,这一流速被证实平均压差大于 6mmHg 或峰压差大于 16mmHg。

— SAM(图 15.21)。这在黏液瘤样瓣膜修补术后很常见。瓣叶冗长、二尖瓣-主动脉瓣夹角减小、左心室变小、瓣叶接合区前向错位、瓣环变小均为这一并发症的基本特点。心肺转流术前 TEE(食道中段的五腔图和左室长轴图)显示二尖瓣前后叶比值<1,瓣叶接合区距离室间隔距离<2.5cm可以明确 SAM 风险增高,超声心动图提示左室流出道动态梗阻,以及后续的反流。这在情况下给予增加容量负荷,或使用可能的血管收缩药物,或 β 受体阻滞剂可能有帮助,但是,如果药物保守治疗无效,需要外科进行二尖瓣修复手术来解决 SAM。

— 冠状动脉损伤。冠状动脉回旋支走行在二尖瓣环后方的房室沟内,在二尖瓣置换术中,如果缝线进入二尖瓣环处的位置过深,将导致回旋支损伤破裂;TEE 可显示侧壁或下壁新的缺血性室壁运动异常。

— 左心室破裂。可以发生在房室沟水平或左心室游离壁,介于乳头肌起源处和房室沟之间。这一并发症后果非常严重。女性患者、高龄、瓣环钙化者均为高危因素。TEE 显示持续气泡进入左心室腔内,此时外科应用心室补片是唯一治疗方法。

— 主动脉瓣叶损伤。二尖瓣环前部缝线过深可损伤到主动脉瓣叶(通常是左冠瓣和无冠瓣),导致瓣叶破坏或活动不协调,出现大量主动脉瓣反流则需要进一步外科手术治疗处理。

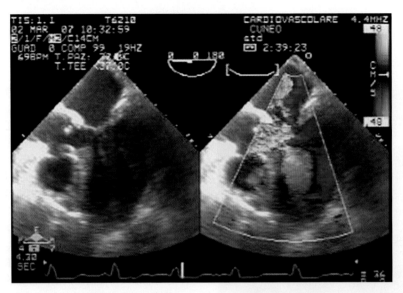

图 15. 21 收缩期前向运动(SAM)(来自 Sarti)

15.6 二尖瓣狭窄

正常二尖瓣瓣口面积为 $4 \sim 6cm^2$,瓣口变小时狭窄发生,瓣叶因纤维化和钙质沉积而增厚,瓣叶联合处常常存在粘连。瓣膜下结构表现为挛缩、腱索粘连融合。风湿性疾病为最常见病因,也有一些少见的非风湿性疾病因素如先天性狭窄、降落伞型二尖瓣。还有一些后天获得性因素如瓣环钙化退行性变、瓣环或瓣叶肿瘤等。

经 TEE 进行详细的二尖瓣形态学检查至关重要。基于超声发现,可以对保守治疗的方案进行调整。其次,可以通过超声瓣口面积求积法、压力阶差和瓣口面积计算来定量瓣膜狭窄的程度。

形态学分析包括以下评估内容:
- 瓣叶增厚,典型的风湿性疾病为瓣叶游离缘增厚
- 腱索的增厚、缩短和粘连的程度
- 瓣叶活动改变,尤其是二尖瓣前叶,趋于折叠,呈"曲棍球棒"状
- 联合处粘连融合

在经食道中段的心脏四腔图或长轴图上,应用连续多普勒测量二尖瓣口血流速度,通过 Bernoulli 方程计算平均和最大压力阶差。部分严重二尖瓣反流者,压力阶差可能被高估,这种情况多发生在心输出量增加和心室舒张受限时。

计算瓣口面积可以通过求积法、压差减半时间(pressure half time,PHT)、连续方程或 PISA 法完成。

求积法在经胃基底部的心脏短轴图测量舒张期瓣口面积。要注意的是保持扫描平面与瓣口平面平行,声束面的倾斜可能会高估瓣口面积。

PHT 是指舒张早期跨二尖瓣的血流速度由最大值降至一半的时间。PHT 的升高与二尖瓣狭窄严重程度呈正相关。取样容积放置于二尖瓣口,方向平行于血流方向,此时使用彩色多普勒有帮助。一旦血流速最大值和最小值确定,PHT 将由机器直接计算得出。采用 PHT 计算瓣口面积,公式为瓣口面积 =220/PHT。部分影响 PHT 的因素会导致瓣口面积的高估,例如左心室顺应性降低和严重的主动脉瓣反流,使得左心室压力短期内骤升,PHT 缩短,从而导致瓣口面积计算时被高估。此外,使用强心药物和(或)容量负荷使得心输出量快速增多,也会缩短 PHT。

连续方程基于质量守恒原理。在没有反流和分流的情况下,通过二尖瓣的血流量与心输出量相等。通过二尖瓣的血流可以通过瓣口面积(area$_{MV}$)× TVI$_{MV}$ 获得。心输出量测量主要在左室流出道(LVOT),如果存在主动脉瓣反流,则在肺动脉瓣测量。通过 LVOT 的血流等于横截面积(area$_{LVOT}$)×TVI$_{LVOT}$ 获得。

$$Area_{MV} \times TVI_{MV} = area_{LVOT} \times TVI_{LVOT}$$

$$Area_{MV} = area_{LVOT} \times (TVI_{LVOT}/TVI_{MV})$$

$$Area_{LVOT} = \pi \times r^2$$

连续方程不依赖于跨瓣压力阶差、左室顺应性

和血流动力学变化。超声心动图仔细扫查排除瓣膜反流的存在很重要,以保证使用连续方程的有效性。事实上,存在反流时前向血流是不满足质量守恒原理的。

PISA 法联合使用连续方程和彩色多普勒评估流经狭窄的二尖瓣口的血流,原则及不足之处如上所述。然而,在这种情况下血流汇聚和加速形成的等速半球出现在心房侧而不是心室侧。根据血流守恒原理,通过这些等速半球表面的血流与通过狭窄瓣口的血流是相等的。血流可以通过半球面积和混叠速度计算得到($Q = 2\pi r^2 \times V_{al}$)。选择最外层的半球因为它最容易获得,它的速度也对设定的混叠速度反应最显著。半径(r)的测量选择第一个出现的同心半球边缘至瓣叶最远端的距离。使用连续方程:$A_{MV} \times V_{max\ MV} = area_{PISA} \times V_{al}$,$A_{MV} = area_{PISA} \times V_{al} / V_{max\ MV}$。

（刘长文、朱英 译,蔡国龙 校）

扩展阅读

Baumgartner H (2009) Echocardiographic assessment of valve stenosis: EAE/ASE recommendations for clinical practice. J Am Soc Echocardiogr 22(1):1–23

Gary PF et al (1998) Accurate localization of mitral regurgitant defects using multiplane transesophageal echocardiography. Ann Thorac Surg 65:1025–1031

Grayburn PA (2008) How to measure severity of mitral regurgitation. Heart 94:376–383

Lambert AS (2007) Proximal isovelocity surface area should be routinely measured in evaluating mitral regurgitation: a core review. Anesth Analg 105:940–943

Levine RA et al (2005) Ischemic mitral regurgitation on the threshold of a solution: from paradoxes to unifying concepts. Circulation 112:745–758

Naqui TZ (2007) Perioperative clinical decision making in surgery for mitral valve repair. Minerva Cardioangiol 55:213–227

Roberts WC (1983) Morphologic features of the normal and abnormal mitral valve. Am J Cardiol 51:1005–1028

Shanewise J et al (1999) ASE/SCA guidelines for performing a comprehensive intraoperative multiplane transesophageal examination: recommendation of the America Society of Echocardiography and the Society of Cardiovascular Anesthesiologist task force for certification in perioperative transesophageal echocardiography. J Am Soc Echocardiogr 12:884–900

Yiu SF et al (2000) Determinants of the degree of functional mitral regurgitation in patients with systolic left ventricular dysfunction. A clinical study. Circulation 102:1400–1406

Zoghbi WA et al (2003) Recommendations for evaluation of the severity of native valvular regurgitation with two-dimensional and Doppler echocardiography. J Am Soc Echocardiogr 16:777–802

第 16 章　主动脉瓣膜

Irene Betti

16.1　形态学（二维和 M 型超声心动图）

广义的左室流出道（left ventricular outflow tract, LVOT）包括：

1. 主动脉瓣下左室流出道：自二尖瓣瓣叶游离缘至主动脉瓣环之间的左室

2. 主动脉瓣（aortic valve, AV）

3. 主动脉根部（主动脉瓣环和窦管交界之间的部分）和近段升主动脉

主动脉瓣分为三叶，每一叶后方分别有主动脉窦（乏氏窦），瓣叶和根据相应的冠状动脉开口所命名的窦。

二维超声心动图是检查主动脉瓣的重要方法，主要声像图包括：胸骨旁左室长轴图、胸骨旁主动脉短轴图、心尖五腔图，以及剑突下声像图。

在胸骨旁主动脉短轴图显示主动脉瓣呈星状开放（图 16.1）：

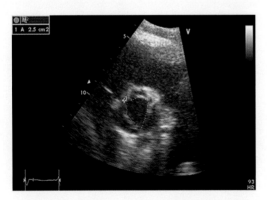

图 16.1　胸骨旁主动脉瓣短轴图：收缩期主动脉瓣呈星状

- 右冠瓣位于上方，邻右室流出道
- 无冠瓣位于图像的左下方
- 左冠瓣位于图像的右下方

胸骨旁左室长轴图显示主动脉瓣下左室流出道、主动脉瓣环、主动脉瓣（右冠瓣位于图像上方，无冠瓣位于下方）、主动脉根部、窦管交界部以及近段升主动脉，主动脉瓣环内径通常小于 2.5cm。

通常主动脉瓣叶较纤薄，厚度小于 2mm，活动度良好，在收缩中期瓣口开放幅度≥2cm。通过 M 型超声心动图可以评估主动脉瓣的形态和收缩期开放（主动脉盒）。

主动脉瓣形态正常，而开放受限，常见于血容量不足以及引起左心收缩力下降的因素。

16.2　多普勒成像

彩色多普勒血流和连续多普勒在心尖五腔图显示主动脉瓣口血流。

连续多普勒取样线通过主动脉瓣口，可以评估主动脉瓣口流速和跨瓣压差，正常主动脉瓣峰值流速≤2m/s。

16.3　主动脉瓣硬化

主动脉瓣硬化多见于老年人，典型表现为瓣叶增厚或钙化，一般无活动受限。因此，主动脉瓣硬化一般不会导致血流梗阻，峰值流速多小于 2m/s。

16.4　二叶主动脉瓣

二叶主动脉瓣是最常见的先天性心脏畸形之

一,主要的二维超声心动图诊断标准是收缩期胸骨旁短轴图显示两个瓣叶开放(通常两个瓣叶大小不一),而不是正常的三个瓣叶,所以呈椭圆形瓣口,而不是星形(图16.2)。在心脏舒张期,因闭合线的干扰,容易误认为三个瓣叶而漏诊,所以超声诊断二叶主动脉瓣在收缩期最为可靠。

其次通过胸骨旁左心室长轴图 M 型超声心动图显示主动脉瓣闭合线偏离管腔中线。

在成人中,因为主动脉瓣叶重度钙化,难于与三叶瓣鉴别,容易漏诊。如果发现了主动脉瓣叶异常,需要进一步除外,其他相关的畸形,如主动脉瓣下梗阻、主动脉缩窄、主动脉根部和(或)升主动脉扩张。先天性单叶主动脉瓣或四叶主动脉瓣畸形罕见。

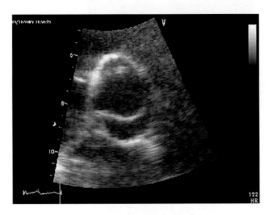

图 16.2　收缩期二叶主动脉瓣胸骨旁大动脉短轴图:显示两个瓣叶(通常两个瓣叶大小不一),而不是正常的三个瓣叶,所以呈椭圆形瓣口,而不是星形

16.5　主动脉瓣狭窄

主动脉瓣狭窄的病因包括:正常瓣膜退化性钙化(最常见的类型)、风湿性疾病和先天性瓣叶畸形(多为二叶)。在成人,因主动脉瓣通常严重钙化而难以明确具体病因。

钙化性的主动脉瓣狭窄多见于 70 岁以上的患者,主要特征是瓣体和瓣缘的纤维性钙化,超声表现瓣叶增厚、回声增强、收缩期瓣叶开放受限。如果没有瓣叶钙化,一般不会导致明显的狭窄,即使瓣叶钙化,也不会相应出现狭窄。

胸骨旁左室长轴 M 型超声心动图主动脉瓣水平显示,最大瓣口开放内径小于 6mm,提示存在重度主动脉瓣狭窄;最大瓣口开放内径大于 12mm,则无狭窄或仅为轻度狭窄(图 16.3)。

彩色多普勒血流图不能用于评价主动脉瓣狭窄的程度,但主动脉瓣上出现五彩镶嵌的高速血流,则提示存在狭窄。可以用连续多普勒超声评估主动脉瓣狭窄程度,但需注意多普勒声束平行于主动脉瓣口血流是关键。

应用改良伯努利方程可以测定主动脉跨瓣压差(通过连续多普勒探及主动脉瓣口收缩期高速射流流速曲线,仪器直接显示压差):$G = 4 \times v^2$(G 为跨瓣压差,v 为峰值血流速度)。如果峰值血流速度大于 4m/s,提示存在明显的主动脉瓣疾病,最可能是严重的主动脉瓣狭窄(图 16.4)。当左室收缩功能正常,如果血流速度在正常范围之内或只是轻度增加,可以排除严重的主动脉瓣狭窄。很显然,跨瓣压差依赖于瓣口面积和瓣口的血流:跨瓣血流增加(如

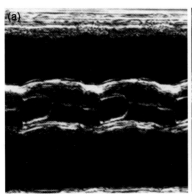
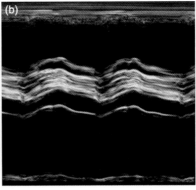

图 16.3　胸骨旁长轴峰主动脉根部 M 型超声心动图:**a**. 正常开放的瓣口;**b**. 瓣口开放内径小于 6mm,提示重度狭窄

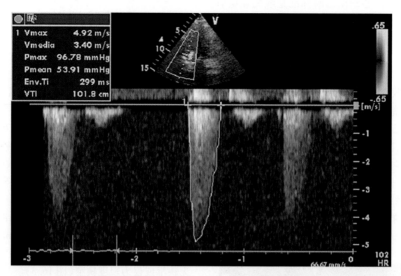

图 16.4   重度主动脉瓣狭窄的连续多普勒图:显示高速血流(峰流速大于 4m/s,平均跨瓣压差大于 40mmHg)

明显的主动脉瓣反流或心输出量增加)可以导致跨瓣压增高;在重度主动脉瓣狭窄的患者中,心输出量下降,跨瓣压差变小。因此,在这些情况下或者峰压差在 25~60mmHg 之间时,其他定量评估手段至关重要,如通过胸骨旁短轴图测量主动脉瓣口面积和(或)通过连续方程法计算瓣口面积。

通过连续方程法计算主动脉瓣口面积,需要以下测量数据:

1. 主动脉瓣瓣口的收缩期速度时间积分(VTI_{AV}),心尖五腔图上取样线通过主动脉瓣,描记连续多普勒流速曲线;

2. 左室流出道面积,通过胸骨旁左室长轴图测量主动脉环直径;

3. 左室流出道收缩期速度时间积分(VTI_{LVOT}),心尖声像图脉冲多普勒取样容积放置主动脉瓣下左室流出道水平。

依据连续方程原理,$AV_{AREA} = LVOT_{AREA} \times VTI_{LVOT}/VTI_{AV}$,峰值流速与收缩期速度时间积分有很好的一致性,所以上述公式可以简化为:$AV_{AREA} = LVOT_{AREA} \times V_{max,LVOT}/V_{max,AV}$。

通过测量左室流出道和主动脉瓣的峰值流速比率(多普勒流速指数),此方法不依赖于过瓣口的血流,亦可以用于评估主动脉瓣狭窄的严重程度。

重度主动脉瓣狭窄的超声心动图诊断标准:经瓣口的血流峰值流速大于 4m/s,平均跨瓣压差大于

40mmHg,主动脉瓣口面积小于 $1.0cm^2$,主动脉瓣口面积指数小于 $0.6cm^2/m^2$(体表面积)及多普勒流速指数小于 0.25。

另外,左心室肥厚是重度主动脉瓣狭窄的并发症。

16.6   主动脉瓣反流

主动脉瓣反流由主动脉瓣或主动脉根部异常导致,分为急性和慢性病变。急性主动脉瓣反流多是由主动脉夹层或者心内膜炎引起,在主动脉瓣心内膜炎患者中,瓣膜可出现穿孔或者扭曲变形,也有主动脉根部脓肿导致窦管交界病变。

慢性主动脉瓣反流原因有瓣叶钙化、风湿性疾病或者先天性畸形(如二叶主动脉瓣);黏液瘤导致的瓣叶脱垂一般见于二尖瓣,很少发生在主动脉瓣。另外,主动脉根部(包括主动脉环、乏氏窦、窦管交界区)或升主动脉扩张,导致舒张期瓣叶对合不良,也是慢性主动脉瓣反流常见的原因。

通过二维超声可以检出主动脉瓣和主动脉病变,如二叶主动脉瓣、瓣叶钙化、赘生物及脓肿等。有些严重的主动脉瓣反流在二维超声心动图像上缺少特异表现。左心室容量负荷增加是慢性主动脉瓣反流的典型征象之一。

彩色多普勒血流可用于评估反流束的起源:在胸骨旁主动脉短轴图舒张中期测量反流束的面积,同时在同一帧声像图上测量主动脉瓣下左室流出道面积,计算两者比值,小于 25% 为轻度反流,大于60% 为重度反流。在胸骨旁左心室长轴图,测量反流束的宽度,反流束宽度与左室流出道宽度比值≥65% 提示为重度主动脉瓣反流。

另一种评价主动脉瓣关闭不全严重程度的方法是测量最小喷流面积的宽度,即主动脉瓣口远端反流束的最窄处(图 16.5)。最小喷流面积宽度如果大于 0.6cm 提示重度反流,小于 0.3cm 为轻度反流,介于 0.3~0.6cm 为中度反流。测量反流束长度也是评价主动脉瓣反流程度的方法之一(图 16.6),如果反流束的信号达左室乳头肌水平提示存在重度反流,而反流束长度距离主动脉瓣小于 2cm,则提示为轻度反流。

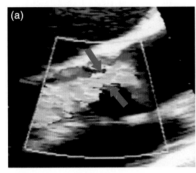
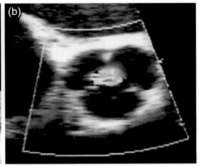

图 16.5　主动脉瓣反流的彩色多普勒图:**a**. 胸骨旁左心室长轴图:箭头为最小喷流面积评估(反流束最窄处宽度);**b**. 胸骨旁大动脉短轴图

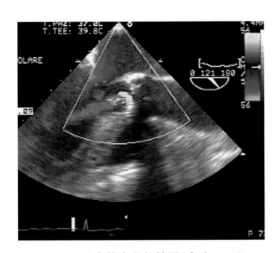

图 16.6　经食管中段长轴图(角度 120°)。主动脉瓣重度反流,瓣尖增厚,另一图显示跨瓣高速血流,提示合并重度狭窄

评价主动脉瓣反流程度非常有意义的指标是,在心尖五腔图上应用连续波多普勒检出反流束斜率和压差减半时间(PHT),压差减半时间是指跨主动脉瓣压力下降至最大值一半所需要的时间。压力减半时间和主动脉瓣反流程度有很好的相关性:PHT大于 500 毫秒提示为轻度反流,而 PHT 小于 200 毫秒则提示存在重度反流(图 16.7)。

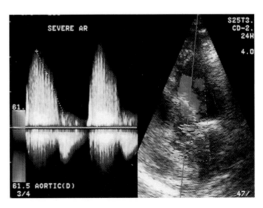

图 16.7　心尖五腔图经主动脉瓣连续多普勒血流图。压差减半时间(PHT)评价主动脉瓣反流:PHT 小于 200 毫秒提示重度反流

另外如果反流束近端会聚区面积较大(近端等速面半径大于 0.7cm),也提示存在重度反流。

经心尖五腔图应用多普勒测量反流束流速曲线,反映了反流信号的强度,与主动脉瓣舒张期反流程度是一致的(比较反向与正向血流信号,以消除超声多普勒噪音等混杂因素至关重要)。

主动脉瓣反流增加,会导致降主动脉内舒张期出现反向血流时间延长,舒张期降主动脉持续反向血流,对提示主动脉瓣存在重度反流有较高的敏感性。

主动脉瓣重度关闭不全的另一个超声表现是二尖瓣在收缩期前关闭(重度主动脉瓣反流导致左心室压力在舒张期快速增加,从而导致二尖瓣在收缩期前关闭)。

（李立斌 译,蔡国龙 校）

扩展阅读

Feigenbaum H (1994) Echocardiography. Lea & Febiger, Malvern

Sidebotham D, Merry A, Legget M (2003) Practical perioperative transoesophageal echocardiography. Butterworth-Heinemann, Edinburgh

The Task Force on the Management of Valvular Heart Disease of the European Society of Cardiology (2007) Guidelines on the management of valvular heart disease. Eur Heart J 28:230–268

第 17 章　三尖瓣和肺动脉瓣膜

Claudio Poli，Armando Sarti，and Vanni Orzalesi

17.1　三尖瓣的形态和功能

三尖瓣（tricuspid valve，TV）与肺动脉瓣（pulmonary valve，PV）一样有 3 个瓣叶。三尖瓣的形态与二尖瓣相近，位置低于二尖瓣，瓣的尖端指向心尖。三尖瓣下装置包括乳头肌和腱索，大部分附着在室间隔上，在超声图像上不易显示。

TTE 胸骨旁右心长轴图、胸骨旁大血管短轴图、剑突下和心尖四腔图均可显示三尖瓣。TEE 经食道中段的心脏四腔图、右室流入流出道-流出道图、主动脉瓣短轴图、经胃腔右室流入道图和长轴图易于显示三尖瓣。瓣膜厚度通常不超过 4mm。TTE 心尖四腔图和 TEE 四腔图均可良好显示三尖瓣环，内径范围 2.0～3.8cm。正常情况下彩色多普勒超声心动图可能显示轻度的三尖瓣反流，而中度和重度的反流是不正常的。

基于三尖瓣反流可以估算肺动脉收缩压（参见第 14 章）。

三尖瓣血流受呼吸影响显著，正常人群变化可达 40%，所以评估肺动脉收缩压需多个呼吸周期更为可靠。

下腔静脉血流是评估右心的重要指标，但经胸前超声心动图无法显示。而经肋下可清楚显示下腔静脉，超声脉冲多普勒测量可在肝静脉回流入下腔静脉前 1cm 处取样（参见第 14 章）。

肝静脉的血流可以良好地反映下腔静脉，正常流速曲线：
* 显著的收缩波
* 舒张期速度低于收缩期速度的 50%

如果存在明显的三尖瓣反流，肝静脉的收缩期的血流显著减低甚至呈反向，而舒张期变得明显。心尖四腔图或经食道中段的心脏四腔图的脉冲多普勒血流成像，正常的三尖瓣口流速较低，通常低于 1m/s。

17.2　肺动脉瓣的形态和功能

TTE 胸骨旁长轴图（声束向头端倾斜）、胸骨旁短轴图和经肋下主动脉瓣短轴图可显示肺动脉瓣。TEE 主要在经食道中段右心室流入道-流出道图、经食管中段主动脉瓣短轴图和经食管上段主动脉弓短轴图显示肺动脉瓣。瓣膜厚度通常不超过 2mm。通过胸骨旁短轴图脉冲多普勒或连续多普勒成像，可检测肺动脉瓣口血流速度，通常峰值流速不超过 0.9m/s。大多数健康人群存在轻度反流。肺动脉舒张压可以通过肺动脉反流来估算（见第 14 章）。

17.3　类癌综合征

类癌分泌的五羟色胺对右心瓣膜造成损害，瓣膜逐渐变厚并失去正常的活动度（图 17.1，图 17.2），导致瓣膜关闭不全，甚至瓣膜狭窄。如果没有类癌肺转移，左心系统则不受影响。

过去广泛应用的安非他命类药物以减轻饥饿感从而达到减肥的目的，有报道安非他命成瘾患者可发生三尖瓣和肺动脉瓣病变。

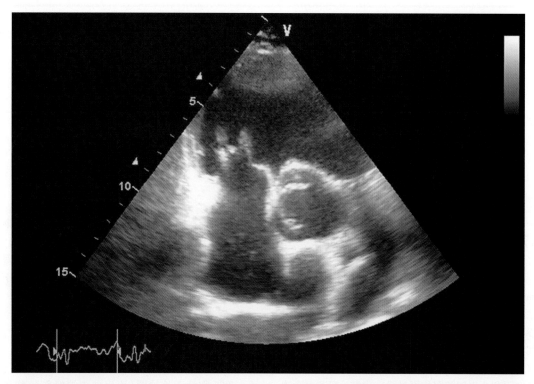

图 17.1　类癌综合征。经胸超声心动图(TTE)胸骨旁短轴图。增厚的三尖瓣引起严重的反流和狭窄

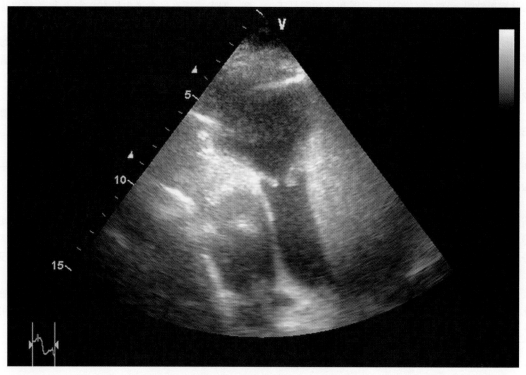

图 17.2　类癌综合征。经胸骨旁短轴图显示右室流出道和肺动脉瓣。增厚的肺动脉瓣引起严重的反流和狭窄

17.4　三尖瓣狭窄

三尖瓣狭窄罕见于类癌综合征(见图 17.1)、风湿性心脏病或 Löffler 心内膜心肌纤维化。三尖瓣狭窄的诊断原则与二尖瓣狭窄类似,瓣膜出现的形态学改变与潜在的疾病相关。连续多普勒检测三尖瓣跨瓣血流的平均压力差大于 5mmHg,提示三尖瓣严重受损。严重的三尖瓣狭窄患者可出现腔静脉充血。

17.5　肺动脉狭窄

除了先天性疾病之外,肺动脉狭窄多见于 Noonan 综合征,也可见于类癌综合征(见图 17.2)或风湿性疾病。在先天性疾病者中,最常见于法洛四联症右室流出道狭窄和右室壁增厚。

17.6　三尖瓣反流

最常见引起三尖瓣反流的病因是由于右心室增大(右心室收缩力减低、压力或容量负荷增大所致),引起的三尖瓣环扩张。在这种情况下,瓣膜的形态是正常的。引起三尖瓣反流的其他常见的原因包括心内膜炎,尤其是静脉注射毒品成瘾者、类癌综合征和风湿性疾病。先天性室间隔膜周部缺损可能伴发三尖瓣反流。Ebstein 畸形患者三尖瓣隔瓣向心尖下移、房化右心室及瓣叶发育不良,可导致三尖瓣反流。在成人期多以右心衰竭而发现 Ebstein 畸形。三尖瓣反流合并预激综合征(Wolff-Parkinson-White syndrome)并不少见。

在次超声心动图检查中都应使用彩色多普勒血流图对三尖瓣进行评估。首先要排除三尖瓣形态改变。尽管瓣膜反流受呼吸显著波动(图 17.3),但仅目测瓣膜反流程度是不足的。三瓣的反流量受右心室压力的影响,随着肺动脉高压右室压力升高,导致三尖瓣高速反流(图 17.4),所以不能仅通过彩色多普勒血流成像评估三尖瓣反流。最可靠和最简单的估算三尖瓣反流量的方法是测量反流束的最窄处(略低于瓣膜水平)宽度,宽度超过 0.7cm 提示严重反流。

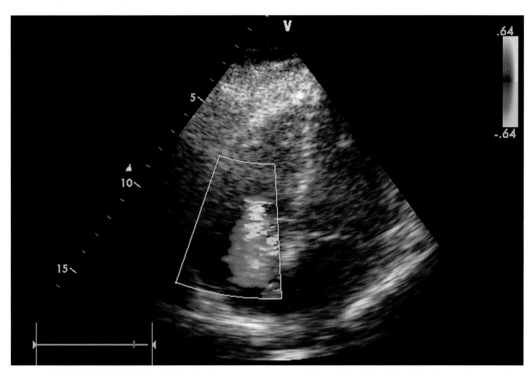

图 17.3　三尖瓣重度反流。TTE 肋下四腔图。(来自 Sarti[3])

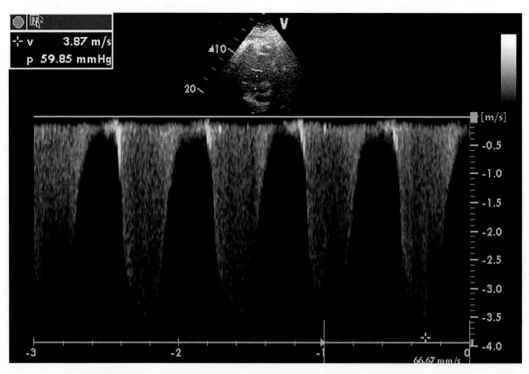

图 17.4   连续多普勒成像三尖瓣高速反流。TTE,心尖四腔图

17.7   肺动脉关闭不全

成人肺动脉反流多见于风湿性疾病、类癌综合征或心内膜炎。此外,肺动脉高压可引起瓣环扩大而导致瓣膜关闭不全。在胸骨旁短轴图(图17.5)或经食管中段主动脉瓣短轴图和右心室流入道-流出道图,观察肺动脉瓣口正向血流和反流。肺动脉瓣反流束长度≥20mm、面积≥1.5cm² 提示显著反流。应用连续多普勒成像测量肺动脉瓣关闭不全的压差减半时间(由峰值降至一半的时间),减半时间低于100m/s提示显著反流。严重的反流会导致右室增大进而右室壁肥厚。

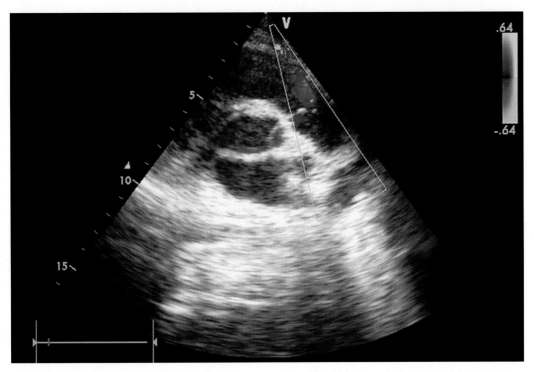

图 17.5　肺动脉瓣关闭不全。TTE 胸骨旁短轴图。（来自 Sarti[3]）

（江荣林　译，严静　校）

参考文献

1. Feigenbaum H, Armstrong WF, Ryan T (2005) Feigenbaum's echocardiography. Lippincott Williams & Wilkins, Philadelphia
2. Oh JK, Tajik AJ, Stewart JB (2007) The echo manual, 3rd edn. Lippincott Williams & Wilkins, Philadelphia
3. Sarti A (2009) Ecocardiografia per l'intensivista. Springer, Milan

第 18 章 心内膜炎

Roger L. Click

18.1 引言

心内膜炎是一种发生于心内膜的炎症,发生率较低,常发生于天然或人工的心脏瓣膜。赘生物形成是心内膜炎的诊断标志,可分为感染性或非感染性的。心内膜炎的诊断较为困难的,大多数病例的症状体征都不明显、无特异性。目前的诊断基于血培养阳性、临床症状和超声心动图特征。由于心内膜炎患者多病情危重且可致命,必须迅速诊断,立即启动适当的治疗。本章将陈述关于超声心动图在心内膜炎的诊断和治疗中所起的作用。

18.2 分类

感染性心内膜炎,通常是由细菌或真菌感染心脏瓣膜后所致。以菌血症为例,细菌可以通过清洗牙齿后播散至心脏瓣膜,繁殖形成栓子或脓肿,并且破坏瓣膜结构。非感染性心内膜炎,也被称为非细菌性栓塞性心内膜炎或消耗性心内膜炎,可见于正常瓣膜,常见于伴发其他全身性疾病,例如:癌症、血液高凝状态和狼疮(Libman-Sacks 非典型疣状心内膜炎)。非感染性心内膜炎的赘生物是无菌的,通常比感染性心内膜炎的赘生物小,且多不破坏瓣膜结构,最大的风险在于栓塞。

18.3 诊断标准

心内膜炎的诊断标准有 3 项:菌血症、活动的心内膜炎症和基础心脏疾病。具体而言,即 1994 年感染性心内膜炎的 Duke 诊断标准。包括主要和次要标准的诊断(表 18.1)。

表 18.1　心内膜炎诊断的 Duke 标准

主要标准	次要标准
血培养阳性	易感因素
心内膜受累	发热
超声心动图的阳性征象	血管证据
新发的瓣膜关闭不全	免疫学证据
	微生物学证据[a]
	超声心动图证据[a]

[a]仅次于主要标准

诊断感染性心内膜炎应符合 Duke 标准。包括满足 2 项主要指标;或符合 1 项主要标准和 3 项次要标准;或符合 5 项次要标准即可诊断。

Duke 标准定义超声心动图诊断证据为:在心脏瓣膜、反流束路径的室壁上或植入性材料上出现摆动的心内团块、心内脓肿、人工瓣膜新的裂缝或出现新的瓣膜关闭不全。超声心动图用于感染性心内膜炎的评估价值可以表现在两个方面:识别/鉴别疾病、判断并发症的发生。

18.3.1 识别和鉴别

心内膜炎的识别是指明确赘生物和异常的心脏瓣膜,并与其他非感染性瓣膜病变或异常相区别。经胸超声心动图(TTE)的敏感性(44%)不及经食管超声心动图(TEE)敏感性(94%)的一半;特异性也较低(TTE 98% 、TEE 100%)。因此,建议所有怀疑心内膜炎的患者接受 TEE 检查。图 18.1 所示为通过 TTE 和 TEE 分别观察二尖瓣,其中 TTE 更易漏诊赘生物的存在。

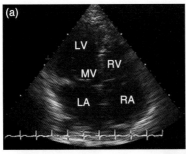
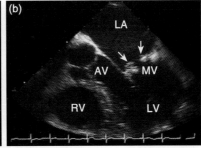

图18.1 **a**. 疑似心内膜炎患者的经胸超声心动图(TTE)四腔图,图像中并未发现明显的赘生物;**b**. 同一患者经食道超声心动图(TEE)长轴图,显示二尖瓣区(MV)明显的赘生物(箭头所指)。AV,主动脉瓣;LA,左心房;LF,左心室;RA,右心房;RV,右心室

想要识别赘生物的存在,首先必须了解其超声心动图特征。大多数赘生物发生于左心系统的瓣膜上,原因是由于左心系统的反流是具有较高的喷射压力,同时左心系统更易出现解剖的变异,例如:二叶式主动脉瓣(图18.2)、二尖瓣狭窄和二尖瓣脱垂等。

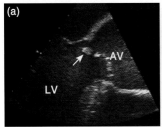
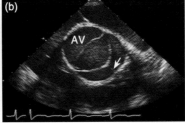
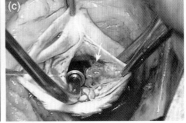

图18.2 **a**. TEE长轴图显示主动脉瓣(AV)赘生物(箭头所指);**b**. 短轴图显示伴有裂隙的二叶主动脉瓣(箭头所指);**c**. 瓣膜及赘生物的术中图片(箭头所指)。LV,左心室

右心系统的病变比较少见,可见于静脉注射毒品、右心导管或起搏器植入后。赘生物形状多不规则,较大,且为多发性,并可导致瓣膜损伤(图18.3,图18.4)。

赘生物的常见位置:房室瓣心房面、主动脉瓣和肺动脉瓣心室面、人工瓣膜的缝环、生物瓣的瓣尖、受血液湍流影响的位置、封堵物、起搏器导丝和心内导管等处。

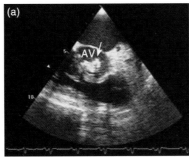
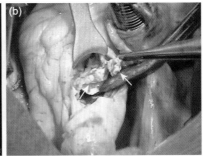

图18.3 **a**. TEE短轴图显示主动脉瓣赘生物(箭头所指);**b**. 主动脉瓣赘生物,术中显示严重受损的瓣膜

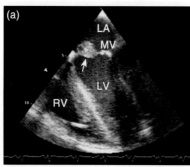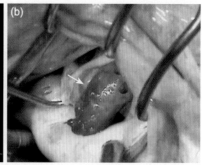

图 18.4　**a.** TEE 心脏四腔图显示三尖瓣赘生物（箭头所指）；**b.** 术中显示三尖瓣赘生物（箭头所指）。LA，左心房；LV，左心室；RV，右心室

　　超声心动图一旦发现瓣膜上存在异常团块，首先必须与其他类型的团块相鉴别。心内膜炎赘生物多存在于异常的瓣膜。而其他的病变，例如弹性纤维瘤，多见于正常的心脏瓣膜，这类病变多为不连续的、孤立的，并且不引起瓣膜的侵蚀或破坏。条索样病变，通常被称为退行性条索，常见于老年患者。

　　心内膜炎赘生物与其他瓣膜病变的主要区别在于其他的伴发依据，例如：发烧、血培养阳性以及临床表现。很少有患者表现为持续的活动性心内膜炎，但是不出现临床症状以及其他伴随体征。非心内膜炎患者出现的瓣膜病变通常不会伴随严重的疾病状态、发热或血培养阳性等特征。

　　其他可引起瓣膜病变的原因包括：血栓、黏液瘤、腱索断裂/连枷运动、弹性纤维瘤（乳头状瘤）、非细菌性血栓性心内膜炎、瓣膜开窗术（尤其是撕裂）、治愈的赘生物患者、破损的组织修补物、索条状或瘤样物。

18.3.2　并发症

　　心内膜炎患者若诊治及时可以避免很多感染相关的并发症。但多数患者由于症状不典型常被延误数周甚至数月后才被确诊，患者出现并发症的风险显著增加，如栓塞、脓肿、真菌性动脉瘤、瓣膜受损（反流）和瓣膜狭窄（增厚、阻塞）。

　　赘生物体积大于 $1.0cm^2$ 的心内膜炎患者以下并发症的发生风险更高，包括心脏衰竭、栓子形成，以及需要接受手术治疗等。赘生物附着于瓣膜，可能导致瓣膜结构破坏，出现穿孔，从而出现严重的反流（图 18.5）。超声心动图常难以显示穿孔的直接征象，但可以显示异常的彩色血流信号。瓣膜穿孔可采用一个小的心包补片进行手术修复。

　　真菌赘生物，多为较大而厚并且可以造成梗阻。真菌性心内膜炎患者可见于接受静脉注射毒品者、免疫功能低下或接受广谱抗生素治疗者。该类疾病由于血培养假阴性从而更难被确诊，其治疗也极具挑战。图 18.6 所示为累及右心系统的真菌性心内膜炎患者的典型超声心动图和术中照片。

　　如果不及时治疗，赘生物可以从瓣膜蔓延到其他结构。二尖瓣和主动脉瓣区的赘生物会延伸至瓣间区域（解剖位置为主动脉根部和二尖瓣环之间）。

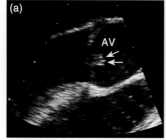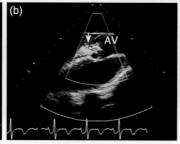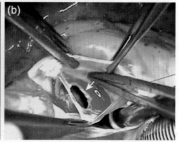

图 18.5　**a.** TEE 长轴图显示主动脉瓣赘生物（箭头）；**b.** 同一患者主动脉瓣彩色多普勒血流成像，显示严重的主动脉瓣关闭不全（箭头）；**c.** 术中见心内膜炎合并主动脉瓣叶的穿孔（箭头）

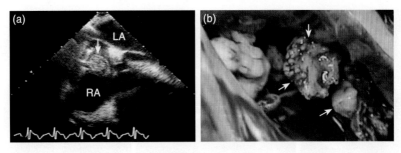

图 18.6 **a**. TEE 显示右心房内巨大团块（箭头所指）；**b**. 真菌感染后，术中见右心房的多发团块。LA，左心房

一旦赘生物附着，脓肿即可能形成（图 18.7）。赘生物从瓣叶向周边延伸还可能导致瓣周脓肿，从而形成包裹，或破裂到相邻的腔室，导致瓣周瘘（图 18.8）。

瓣膜假体尤其容易受感染。超声心动图对假体瓣膜的感染缺乏直接征象。缝合环是最常见的感染位置，在超声心动图中唯一的影像学线索是"毛糙"，出现梗阻或者人工瓣叶的嵌顿者少见（图 18.9）。

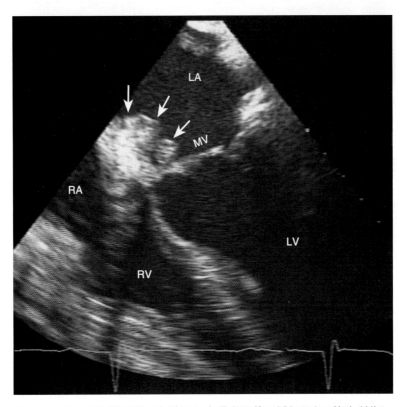

图 18.7 TEE 四腔图显示三尖瓣区心内膜炎延伸至瓣间组织（箭头所指）。LA，左心房；LV，左心室；RA，右心房；RV，右心室

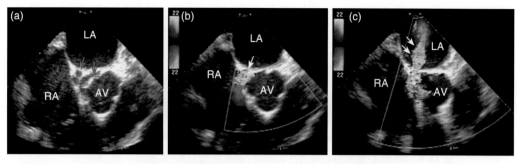

图 18.8 **a**. TEE 显示主动脉瓣瓣周脓肿(箭头所指);**b**. 相同位置的彩色多普勒血流成像;**c**. 数天后彩色多普勒血流成像显示瓣周脓肿穿孔(箭头所指)破入左心房(LA)。RA,右心房

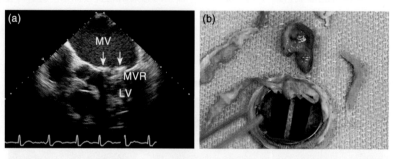

图 18.9 **a**. TEE 四腔图显示二尖瓣置换术后机械瓣缝合环处(箭头所指)的"毛糙";**b**. 移除的二尖瓣假体和血栓。LV,左心室

18.4 结论

心内膜炎是一种严重的、可能致命的瓣膜感染性疾病。早期的治疗可以避免并发症的发生,然而由于缺乏特异性症状,其诊断往往被延误。感染性心内膜炎的并发症并不少见,包括栓塞、瓣膜破损和脓肿形成。一旦发生瓣膜严重受损导致血流动力学不稳定、栓塞或脓肿形成,患者往往面临着瓣膜置换的需要。超声心动图对心内膜炎患者的诊断和治疗起着关键作用,因此疑似诊断的患者应首选该项检查。

(吕晓春 译,孔令秋 校)

扩展阅读

Bayer AS, Bolger AF, Taubert KA et al (1998) Diagnosis and management of infective endocarditis and its complications. Circulation 98:2936–2948

Daniel WG, Mugge A, Martin RP et al (1991) Improvement in the diagnosis of abscesses associated with endocarditis by transesophageal echocardiography. N Engl J Med 324:795–800

Durack DT, Lukes AS, Bright DK et al (1994) New criteria for diagnosis of infective endocarditis: utilization of specific echocardiographic findings. Am J Med 96:200–209

Erbel R, Rohmann S, Drexler M et al (1988) Improved diagnostic value of echocardiography in patients with infective endocarditis by transesophageal approach: a prospective study. Eur Heart J 9:43–53

Shively BK, Gurule FT, Roldan CA et al (1991) Diagnostic value of transesophageal compared with transthoracic echocardiography in infective endocarditis. J Am Coll Cardiol 18:391–397

第 19 章　人工瓣膜评估

Roger L. Click

19.1　引言

越来越多的老年人进行瓣膜置换、瓣膜修补和经皮介入瓣膜置换的心脏手术。超声心动图在人工瓣膜的评估中起至关重要的作用。首要作用就是评估人工瓣膜是否正常。判断人工瓣膜是否正常必须获取二维图像、彩色血流多普勒和压力梯度等超声心动图参数。而后超声心动图医生必须熟悉什么是正常的移植瓣膜和位置。在这一章节将介绍人工瓣膜的超声心动图表现。

19.2　总论

在众多应用中，无论是经胸二维超声心动图或是经食管检查，都将提供最具有诊断价值的信息。除此之外，判断人工瓣膜是否正常，必须尽可能多获得彩色血流多普勒信息，识别人工瓣膜的类型、多普勒血流特征等。同时，需要评估每个病人的血流动力学情况，包括是否心动过速、有无过低或者过高的

心输出量，或者是否有其他影响血流速度的因素，如贫血，高热，甲状腺疾病等。

正常的人工瓣膜具有自身的运动及多普勒血流模式，不同型号及位置的人工瓣膜也有不同的正常的多普勒血流速度范围。人工瓣膜术后应即刻进行超声心动图检查，建立基础的超声心动图表现和血流参数，便于随访和随后的对比，这对评估人工瓣膜功能非常重要。很多患者置换的瓣膜后往往缺少基础的超声心动图检查资料。

19.3　正常的二维超声心动图表现

通常，经食管超声心动图评估人工瓣膜的形态及活动比经胸超声心动图更佳。人工瓣膜中二尖瓣最容易观察（图 19.1），而主动脉移植物的活动无论TTE 还是 TEE 都比较难以观察。很多主动脉移植物在经胃腔的超声心动图中得以很好的显示，能更好地观察瓣膜活动——获得平行于血流方向的角度，从而得到更加准确的血流速度（图 19.2）。

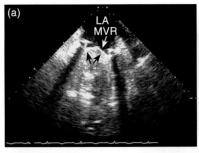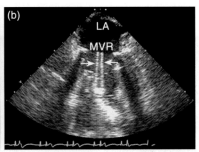

图 19.1　经食管超声心动图（TEE）观察的正常的二尖瓣双叶式碟形人工瓣（MVR）。箭头显示正常关闭的位置形态（**a**）和开放的位置形态（**b**）。LA，左心房

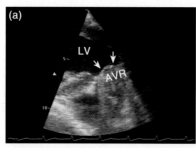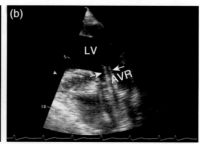

图 19.2　主动脉双碟瓣的经胃食管心超切面（AVR）。箭头所示正常关闭位置（a）和开放位置（b）状态。LV，左心室

生物人工瓣膜往往有支架及薄的瓣叶（Hancock，Ionescu-Shiley，or homograft），通过经胸超声心动图难以显示清晰，但是经食管超声心动图比较容易显示（图 19.3）。

如果从多个角度都无法看清人工机械瓣的启闭

活动，那就要高度怀疑瓣膜梗阻或者卡瓣（图19.4）。通常通过彩色血流多普勒和血流速度的测量得到确定。如果仍然不能明确，通过 X 线透视检查可以确定是否有正常的机械瓣膜运动。

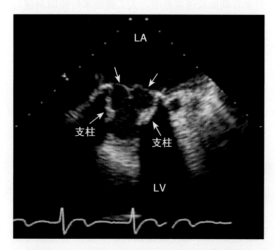

图 19.3　类似正常的二尖瓣组织假体的TEE 呈像。典型的薄叶（箭头）和支撑支柱（箭头）。LA，左心房；LV，左心室

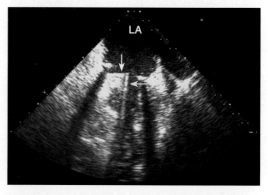

图 19.4　经食管心脏超声的双叶机械瓣图像。仅一叶瓣膜开放（黄色箭头），另一叶瓣冻结关闭（白色箭头）。LA，左心房

此外，生物人工瓣膜可能显示出细微的二维声像图变化，表现为瓣膜关闭不全和明显的瓣膜反流（图 19.5）。

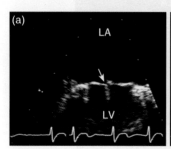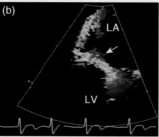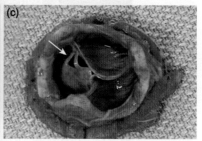

图 19.5　异常二尖瓣人工生物瓣经食管超声心动图（TEE）图像。**a.** 不完全对合的瓣叶（箭头处）；**b.** 偏心性二尖瓣反流束（箭头处）；**c.** 手术标本和撕裂的瓣叶（箭头处）。LA，左心房；LV，左心室

19.4 彩色血流特征

无论是经胸超声心动图还是经食管超声心动图，二维图像显示人工瓣之后，还要进行彩色血流多普勒评估。每种型号的人工瓣膜都有特定的彩色血流多普勒形态。生物瓣往往是轻度、较小的中心性血流束，机械人工瓣有闭合后血流束。最常见的双叶斜行碟式机械人工瓣(St. Jude)则有多股闭合后血流束(图 19.6)。而单叶斜行碟式机械人工瓣有一股较大中心性血流束(Medtronic Hall)，或者位于两侧较小的闭合后血流束(Bjork-Shiley)。

所有的正常闭合血流束都位于人工瓣环的中间，而缝合环、瓣周漏的血流束则位于瓣环的外缘(图 19.7)。如果二维图像显示人工瓣膜功能障碍，例如卡瓣或者生物瓣关闭不全，将会有不同于正常

的瓣膜闭合期的血流束出现，提示来自瓣叶的大量反流(图 19.8)。

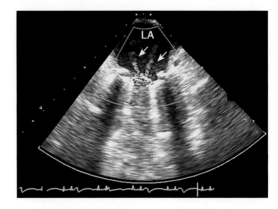

图 19.6 经食管超声心动图(TEE)二尖瓣双叶式人工机械瓣关闭时显示的正常闭合期的血流束(箭头处)。LA，左心房

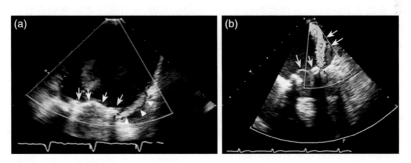

图 19.7 **a.** 经食管超声心动图(TEE)异常二尖瓣双叶式人工机械瓣图像。瓣叶(小的白色箭头)显示处于关闭位置，显示瓣环(黄色箭头)和明显的瓣周反流束(白色三角箭头)；**b.** 经食管超声心动图(TEE)显示二尖瓣人工生物瓣明显的瓣周反流束(箭头处)

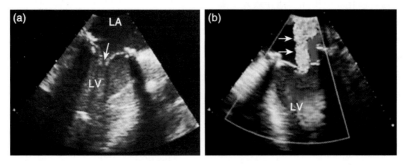

图 19.8 **a.** 食管超声心动图(TEE)显示异常的二尖瓣人工生物瓣不完全对合的瓣叶(箭头)；**b.** 大量的瓣膜反流(箭头处)。LA，左心房；LV，左心室

19.5 多普勒成像

最后,决定人工瓣膜是否正常,可通过多普勒血流成像进行血流动力学分析。大多数情况下通过连续多普勒来测算出峰值梯度和平均梯度。利用简化伯努利方程(压力梯度 $= 4V^2$),可以测算出跨瓣的压力梯度。已有研究表明,通过非侵入性多普勒超声心动图测量出来的压差与侵入性导管测量所获得的数值,有很好的相关性。人工瓣膜的跨瓣峰值压差和平均压差都需要测量。跨瓣压差是否异常要取决于瓣膜的型号和植入的位置。所有型号及部位的人工瓣膜的具体正常值范围均可在梅奥诊所超声心动图室查到(见参考文献)。主动脉人工机械瓣,双叶和单叶斜行碟式人工机械瓣的平均压差,范围在 13 ~ 15mmHg 之间。较早前使用的球笼式主动脉人工瓣,压差较高(平均压力梯度 23mmHg)。相比而言,主动脉生物瓣平均压差较低,同种移植的主动脉生物瓣平均压差低于 10mmHg,其他组织的主动脉人工生物瓣的平均压差大约在 13mmHg。

关于二尖瓣人工瓣,机械人工瓣与人工生物瓣并没有太大的差别,总的平均压差在 4 ~ 5mmHg 之间。三尖瓣及肺动脉瓣人工瓣也有正常的平均压差范围(见参考文献)。大多数人工瓣都有相应的参考指南。在术后较早时间测量人工瓣的多普勒血流速,对评估瓣膜是有益处的。可以假定患者植入人工瓣的位置和测量的数据首次的基数是正常的,而随访的多普勒图像显示与基线有显著差异,或者数据在正常参考值之外,那么该人工瓣就可能是异常的。

如果多普勒测量的压力阶差发生改变或者增加,那就必须明确瓣膜是否异常,例如卡瓣、血管翳的生成或者生物瓣叶硬化。应排除其他导致人工瓣膜血流速度增加的因素,例如贫血、高心输出量、显著的反流、心动过速或者甲状腺功能亢进等。

评估人工瓣膜往往需要结合二维超声心动图、彩色血流多普勒成像和多普勒血流速度等,综合分析诊断人工瓣是否功能障碍,或梗阻或反流。

19.6 治疗

如果人工机械瓣异常,例如运动异常、彩色血流异常,或者血流速度高于正常,超声心动图对明确原因有帮助。如果是因为血栓引起的瓣膜异常,除了最大程度上的抗凝治疗,促血栓溶解治疗可以成功地使人工瓣膜开放。如果失败,就只能置换新生人工瓣膜。

如果人工生物瓣因为狭窄或者撕裂出现明显的反流,手术治疗是最佳的选择。

19.7 总结

准确评估人工瓣、明确有无异常,需结合二维超声心动图、彩色血流多普勒成像和多普勒血流瓣口流速测量。术后首次的基础超声心动图以及常规的超声心动图随访,对于诊断人工瓣膜是否发生改变是非常有用的,特别是多普勒跨瓣压差的测定。最后,超声心动图的操作者必须熟悉各种类型、不同部位人工瓣的二维图像、彩色血流模式以及多普勒跨瓣压差等,只有这样才能准确的解释超声心动图数据和判断人工瓣膜是否正常。

(陈进 译,夏焙 校)

扩展阅读

Burstow DJ, Nishimura RA, Bailey KR et al (1990) Continuous wave Doppler echocardiographic measurement of prosthetic valve gradients: a simultaneous Doppler-catheter correlative study. Circulation 82:1467–1475

Connolly HM, Miller FA Jr, Taylor CL et al (1993) Doppler hemodynamic profiles of 82 clinically and echocardiographically normal tricuspid valve prostheses. Circulation 88:2711–2717

Lengyel M, Miller F Jr, Taylor CL et al (1990) Doppler Hemodynamic profiles in 456 clinically and echo-normal mitral valve prostheses. Circulation 82(Suppl 3):3–43

Miller F Jr, Callahan J, Taylor C et al (1989) Normal aortic valve prosthesis hemodynamics: 609 prospective Doppler examinations. Circulation 80(Suppl 2):2–169

Novaro GM, Connolly HM, Miller FA (2001) Doppler hemodynamics of 51 clinically and echocardiographically normal pulmonary valve prostheses. Mayo Clin Proc 76:155–160

第 20 章 心脏肿瘤和包块

Roger L. Click

20.1 引言

超声心动图是目前鉴别心内团块最常用的检查方法。超声心动图检查无创、检查仪器相对小巧、灵活,任何情况下都能迅速到达各种场所,如门诊、床边、急诊室、重症监护室或手术室,并快速获得检查结果,能立即为临床决策提供依据。超声心动图检查发现的心内包块大多数是血栓和疣状赘生物,经常出现在心肌病、房颤、心脏瓣膜病或心内膜炎患者中。心内膜炎和疣状赘生物的内容在第18章阐述。本章讨论的重点是心脏血栓和肿瘤。

心内的血栓通常会形成栓子或有栓塞发生潜在风险。然而,心脏肿瘤虽不常见,但它可以导致各种症状,经常需要紧急手术切除。大多数心脏包块是在患者因为其他原因,进行超声心动图检查时偶然发现的。少数患者是为了明确排除心脏团块而专门

进行超声心动图检查,如明确栓塞病的栓子的来源。

经胸超声心动图(transthoracic echocardiography,TTE)通常是发现心脏团块和肿瘤的首选影像学检查。心脏团块的大小、位置、活动性和对血流动力学的影响等都可以通过 TTE 来明确。而且对于一些病例,TTE 还能提供更多信息或有助于某些特殊结构的检查,如左心耳。

20.2 心脏内的血栓

心脏内的血栓通常位于左心房、左心耳(left atrial appendage,LAA)和左心室。左心室血栓通常位于心尖部,常见于扩张性心肌病或冠心病合并心尖部心肌梗死的患者。血栓可以是薄层状的(图20.1),发生栓塞的风险比较低;也可以是有蒂的(图20.2),发生栓塞的风险比较高。

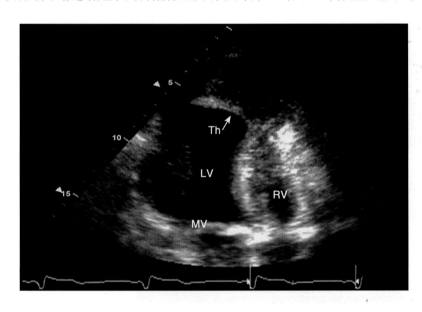

图 20.1 TEE 心尖四腔图显示左室心尖部室壁瘤和薄层状血栓。Th,血栓;LV,左心室;MV,二尖瓣;RV,右心室

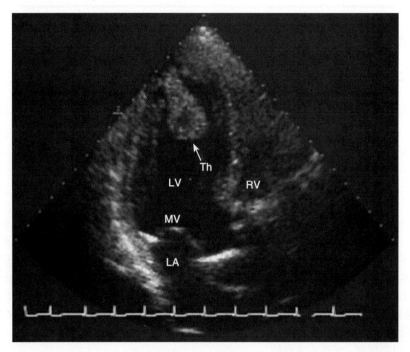

图 20.2 TTE 心尖长轴图显示左室心尖部有蒂血栓。Th, 血栓; MV, 二尖瓣; LA, 左心房; LV, 左心室; RV, 右心室

有时,要确定左心室心尖部的"模糊"的显像是不是血栓可能会比较困难,而改变超声成像的深度、增益和频率,可能有助于区分真正的心尖部血栓与伪像,注射对比剂可能也有帮助。在进行侵袭性血管重建术或基本的血管造影检查时,应用抗凝剂都可减少严重的心尖部室壁运动异常及室壁瘤的发生,降低左心室心尖部血栓形成的可能性。不同于其他情况,TTE 显示左心室心尖部比经食道超声心动图(transesophageal echocardiography, TEE)好。TEE 显像时,为显示左心室心尖部,可能图像被缩小了,

不能很好地显示其内部结构。而 TTE 能更好地显示真正的左心室心尖部,排除心尖部血栓。

左心房和左心耳是房颤、二尖瓣狭窄或二尖瓣换瓣术后患者发生血栓的另一个常见部位。与左心室心尖部不同,TEE 能更好地显示左心房,尤其是左心耳。房颤患者发生左心房、左心耳血栓的风险明显增加,因此,在怀疑房颤患者合并血栓形成,或房颤电复律前,需要采用 TEE 进行影像学检查,明确心脏内血栓的情况(图 20.3)。

超声左心耳的成像是一个挑战。造影剂能帮助

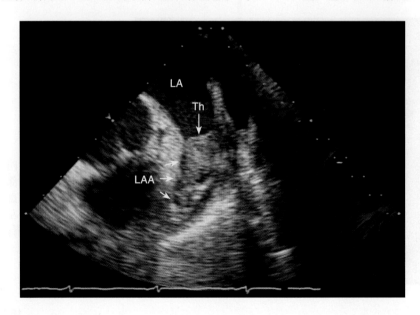

图 20.3 TEE 显示左心耳血栓图。LAA, 左心耳; Th, 血栓; LA, 左心房

鉴别左心耳的模糊影或烟雾状的影像是否是血栓。TEE 检查中，左心耳内回声增强和造影剂排空速度减低可能预示血栓形成和栓塞。

20.3　心脏内的肿瘤

心脏肿瘤可分为原发性肿瘤（包括良性或恶性）和从周围组织转移或侵袭过来的继发性肿瘤。心脏内的原发性肿瘤并不常见，尸检发现率为 0.002% ~ 0.28%。心脏转移性肿瘤较常见，发病率约是原发性肿瘤的 20 倍。

表 20.1 显示了尸检发现的各种心脏原发性肿瘤（包括良性和恶性）的发生率。

在 75 例观察者中，大多数心脏良性肿瘤能被手术切除[1]。而大多数心脏恶性肿瘤不考虑手术治疗。不管是尸检还是手术中发现，黏液瘤是最常见的心脏原发性肿瘤，占尸检发现肿瘤的 41%（表 20.1）。在手术中发现的 31 例黏液瘤中，24 例位于左心房。心房黏液瘤的临床表现多样，可以表现为无症状，也可以表现为各种症状，包括发热、关节痛、心律失常、血流动力学障碍，最严重症状是栓塞。因此，心房黏液瘤一旦被发现，大部分需要紧急手术切除。黏液瘤在超声心动图上的表现是比较典型的，黏液瘤通常是有蒂的，它通过蒂附着在房间隔上。大多数黏液瘤是单发的，但 Carney 综合征的黏液瘤是多发的，并伴随着色斑沉着和内分泌异常。图 20.4 显示了左心房黏液瘤的典型 TEE 声像图和相应的手术标本。

表 20.1　心脏原发性肿瘤分布（尸检发现）

良性心脏肿瘤 （n = 319）	原发性恶性心脏肿瘤 （n = 125）
黏液瘤 41%	血管肉瘤 31%
脂肪瘤 14%	横纹肌肉瘤 21%
乳头状弹力纤维瘤 13%	间皮瘤 15%
横纹肌瘤 11%	纤维肉瘤 11%
纤维瘤 5%	其他肉瘤 9%
血管瘤 5%	淋巴瘤 6%
畸胎瘤 4%	其他 7%
间皮瘤 4%	
其他 3%	

注：经 Freeman 等授权应用，McAllister 和 Fenoglio 进行了修改[2]

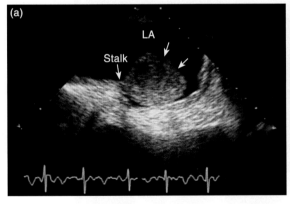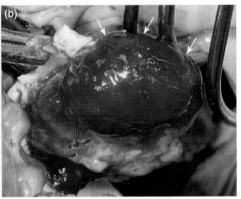

图 20.4　左心房黏液瘤的 TEE 声像图（a）和相应的手术标本（b）。**a.** 黏液瘤附着的蒂（箭头）；**b.** 在外科视野中所示和黏液瘤（箭头）。LA，左心房

心脏纤维瘤是良性肿瘤，多发生于儿童，可能会引起心律失常、梗阻、心力衰竭和胸痛。心脏纤维瘤通常是左心室壁或室间隔内边界清楚的肿块。图 20.5 显示了纤维瘤的典型的超声心动图表现。由心脏纤维瘤引起的栓塞是罕见的。

横纹肌瘤也是良性肿瘤，是儿童的最常见肿瘤，常伴有结节性硬化症，多发于左心室、右心室、右心室流出道或肺动脉（图 20.6）。

弹性纤维瘤或乳头状肿瘤通常是附着在瓣膜上、分界清楚、有蒂的良性小肿瘤（图 20.7），常常被偶然发现，最大的风险是栓塞。因此，如果没有发现有其他栓子来源的情况下，应该考虑手术切除。弹性纤维瘤有时很难与其他瓣膜团块进行区分，如疣状赘生物、Lambl 赘生物或其他退行性改变。一些临

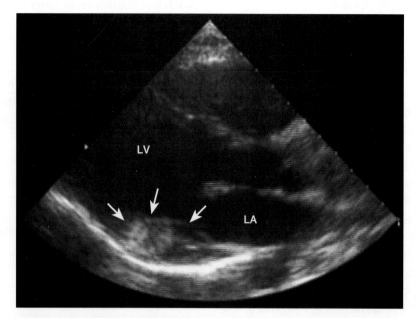

图 20.5　TTE 胸骨旁长轴图显示左心室下侧壁的纤维瘤（箭头）。LA，左心房；LV，左心室。

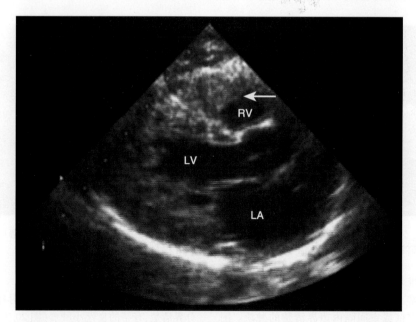

图 20.6　TEE 胸骨旁长轴图显示右心室（RV）横纹肌瘤（箭头）。LA，左心房；LV，左心室；RV，右心室

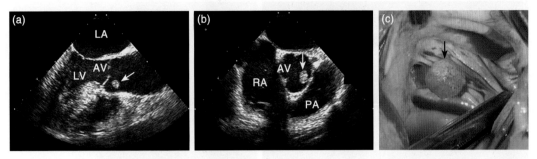

图 20.7　主动脉瓣的弹性纤维瘤（箭头）的超声心动图及其手术结果。**a**. 长轴图；**b**. 短轴图；**c**. 手术标本。AV，主动脉瓣；LA，左心房；LV，左心室；RA，右心房；PA，肺动脉

床表现，如发热和血培养阳性可能有助于诊断为赘生物而不是弹性纤维瘤。

恶性肿瘤可以出现在心脏的任何地方，常常为浸润性的、不规则的外观，有心脏周围组织的浸润或心包积液。血管肉瘤经常发生在右心房（图 20.8）。

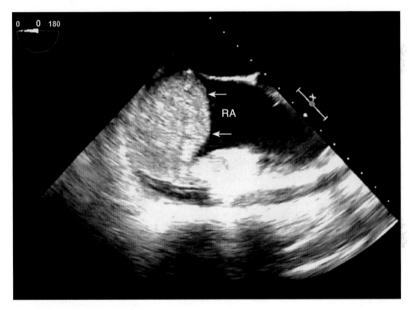

图 20.8　右心房侵入性血管肉瘤（箭头）的 TEE 声像图。RA，右心房

心脏的转移性肿瘤可以从任何其他原发性肿瘤转移而来，最常见的是从肺、乳腺、肾、肝、淋巴瘤、黑色素瘤、骨肉瘤转移而来。与其他恶性肿瘤一样，形态不规则、具有侵袭性，常有心脏周围组织的浸润。原发或转移性恶性肿瘤往往是难以切除，预后都不佳。盆腔器官和肾来源的转移性恶性肿瘤可以沿着下腔静脉浸润，呈"蛇"样的外观，可以一直浸润到右心房，表现为右心房的团块。如果手术切除原发性肿瘤，术中需要进行超声心动图检查，以确保所有的肿瘤组织都被切除。这些浸润的肿瘤组织通常不会与下腔静脉或右心房粘连。全部已经被浸润组织与原发肿瘤需要被一起切除（图 20.9）。

纵隔肿瘤或肺部肿瘤可以从局部浸润到心脏，与原发肿瘤明显不同，呈心脏周围组织的不规则浸润（图 20.10）有助于鉴别诊断。

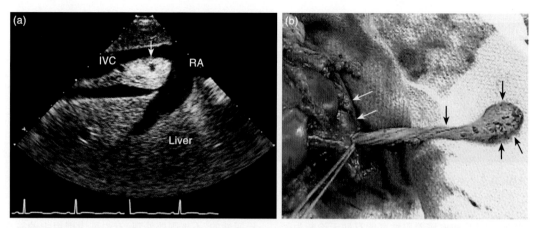

图 20.9　肾上腺样瘤沿下腔静脉浸润到右心房外的 TEE 声像图和手术标本。**a.** 肾上腺样瘤（白色箭头）沿下腔静脉侵犯到右心房外的 TEE 图；**b.** 肾上腺样瘤（白色箭头）、肿瘤蒂和浸润范围（黑色箭头）的手术标本

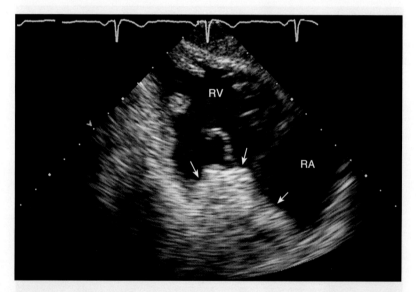

图 20.10　经胃 TEE 显示，邻近的肺肿瘤浸润到右心房形成的浸润性肿瘤（箭头）。RA，右房；RV，右心室

20.4　治疗

　　左心室有蒂的血栓需要给大剂量的抗凝、溶栓或手术治疗，通常不建议手术治疗。薄层的左心室血栓不需要抗凝治疗。所有的心房血栓都需要抗凝治疗。因栓塞的风险是不可预测的，心脏内良性的肿瘤如黏液瘤、纤维瘤等通常应紧急手术切除。大部分心脏恶性或转移性肿瘤往往不是可切除的，预后较差。

20.5　总结

　　心脏内的肿块不常见，常常在心脏超声心动图检查时首次发现。超声心动图表现可以帮助区分团块的类型、位置、附着点、界线和侵袭性。同时，临床资料也可能有助于区分团块的性质，如患者的年龄、心肌梗死的病史、房颤、发热、栓塞或其他原发肿瘤的转移和扩散。一旦发现心脏内团块，超声心动图在治疗、手术切除和复发监测等都可发挥作用。

（蔡华波　译，严静　校）

参考文献

1. Dujardin KS, Click RL, Oh JK (2000) The role of intraoperative transesophageal echocardiography in patients undergoing cardiac mass removal. J Am Soc Echocardiogr 13(12):1080–1083
2. McAllister HA Jr, Fenoglio JJ Jr (1978) Tumors of the cardiovascular system. In: Atlas of tumor pathology, 2nd series. Fascicle 15. Armed Forces Institute of Pathology, Washington

扩展阅读

DeVille JB, Corely D, Jin BS et al (1995) Assessment of intracardiac masses by transesophageal echocardiography. Tex Heart Inst J 22(2):134–137

Klarich KW, Enriquez-Sarano M, Gura GM et al (1997) Papillary fibroelastoma: echocardiographic characteristics for diagnosis and pathologic correlation. J Am Coll Cardiol 30(3):784–790

Wysokinski WE, Ammash NM, Soande F et al (2010) Predicting left atrial thrombi in atrial fibrillation. Am Heart J 159:665–671

第 21 章　成人先天性心脏间隔缺损

F. Luca Lorini，Cristian O. Mirabile，and Moreno Favarato

21.1　房间隔缺损

房间隔缺损(atrial septal defect，ASD)是最常见的成年人先天性心脏病(adult congenital heart defects，ACHDs)，约占先天性心脏病 30%。

21.1.1　房间隔缺损的解剖和病理生理

ASD 是心房之间持续存在的沟通。原发孔型(Ostium primum，OP)ASD 是靠近心脏中心的房间隔下段缺损。继发孔型(Ostium secundum，OS)ASD 是卵圆窝区的缺损。静脉窦型(sinus venosus，SV)ASD 的缺损位于房间隔上段，可伴有右肺静脉异位引流至右心房。部分患者房间隔缺损表现为伴有或不伴有缺孔的房间隔瘤。ASDs 可以单独存在，也可伴发其他畸形(表 21.1)。

表 21.1　房间隔缺损的伴发畸形

ASD 的类型	伴发畸形
继发孔型	肺动脉瓣狭窄，二尖瓣脱垂，部分型肺静脉异位引流
原发孔型	二尖瓣裂，主动脉瓣下狭窄
静脉窦型	部分型肺静脉异位引流
冠状静脉窦型	部分型肺静脉异位引流，永存左位上腔静脉

分流可发生在收缩期，也可舒张期；可以左向右分流，也可以右向左分流。心房的血流一部分通过房室瓣流入同侧心室、一部分通过缺损间隔流入对侧心室。心室顺应性决定了舒张期血流的方向。左室的顺应性低于右室，所以左房的血液更容易经过缺损间隔流入顺应性较大的右室。当右室因为病理性而降低顺应性时(如右室流出道梗阻)，分流方向则由右向左。收缩期心房的顺应性和其他畸形(例如瓣膜反流)决定了分流方向，房间隔缺损的大小决定了分流的量。

21.1.2　临床表现

未经治疗的 ASD 患者房水平左向右的分流，导致右室容量负荷和肺循环血流量增加。

ASD 的主要临床表现为肺部感染、疲劳、运动耐受差、心悸、心脏肥大、怀孕期间心脏新的杂音、房性心律失常、肺动脉高压(pulmonary arterial hypertension，PAH)、血管阻塞性疾病、脑栓塞、心房纤颤等。

对诊断 ASD，要明确缺损间隔的分流、右室超负荷和并发的心脏畸形。对无法解释的右室超负荷的患者，建议到成人心脏中心检查。

已修复 ASD 患者的临床表现取决原发的畸形和矫治情况。

不少 ASD 患者无临床症状，直到成年后才得以手术修复。这类患者随着年龄的增长，心律失常和栓塞等并发症增多，所以理想的治疗是在儿童期。

如果房间隔缺损患者的治疗年龄大于 5 岁，其右室肥大病变则不能完全逆转；大于 24 岁治疗者预后更差。

21.1.3　超声心动图

PAH 和无法解释的右室超负荷的患者，表现有室间隔矛盾运动，可能与 ASD 有关。

21.1.3.1　经胸超声心动图

经胸超声心动图是 ASD 的首选的影像学诊断方法。包括经胸骨旁、心尖区的二维声像图显示缺损,经剑突下的彩色多普勒血流成像显示房水平的分流。对于成人患者,深吸气时的剑突下声窗和高位右侧胸骨旁声窗尤为重,可充分显示从上腔静脉至下腔静脉入口的房间隔,排除静脉窦型房间隔缺损,或巨大继发孔型房间隔缺损累及腔静脉入口等。

21.1.3.2　经食管超声心动图

经食管中段的心脏四腔图上,主要显示原发孔型和继发孔型房间隔缺损(图 21.1);经食管中段的两腔图,显示静脉窦型缺损和异位的肺静脉;经食管中段主动脉瓣水平短轴图的中央显示房间隔。

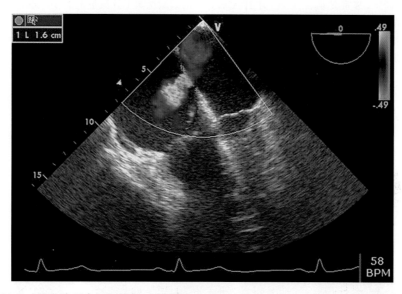

图 21.1　继发孔型房间隔缺损:经食管中段彩色多普勒超声心动图(0°、横向、四腔图)

经食管超声心动图是检查 ASD 患者肺静脉与左心房连接的必要方法,也是观察房间隔缺损的位置、测量缺损大小和房间隔边缘的理想视角,有助于选择最佳治疗方案。冠状静脉窦开口的扩张伴有房水平分流,提示冠状静脉窦顶的缺损,操作时需完整的显示整个冠状静脉窦顶。当冠状静脉窦顶缺损伴右向左分流的病变时,冠状静脉窦口可不扩张,通常在手术后显示左向右的分流才发现。PAH 患者,经冠状静脉窦缺损间隔的低速分流信号,难以与其他心房内的血流分辨。右房和右室增大,伴舒张期室间隔平直或矛盾运动,是右室容量负荷过重和存在左向右分流的依据。存在三尖瓣反流时,可通过三尖瓣反流的峰值压差估算右心室收缩压。应通过二维声像图、彩色多普勒和脉冲多普勒综合评估心脏的结构和功能。

21.1.3.3　多普勒超声心动图

超声心动图多普勒显示房间隔缺损处收缩末期峰值的分流,脉冲多普勒可用于评估双房之间的压力阶差。通过右室流出道和左室流出道测算的每搏量,反映了肺循环与体循环血流量的比值,可用于评估房间隔缺损或室间隔缺损患者。

21.1.3.4　心脏超声造影

经超声心动图彩色多普勒血流成像,尚不能确定是否存在房水平右向左分流的患者,可使用静脉注射震荡生理盐水,行心脏超声造影进一步确认。此外,右房内造影回声的充盈缺损也提示左向右分流存在。如果存在左向右分流或右室超负荷,但无法解释,应建议到成人先心病中心就诊。

21.1.3.5　经食管超声心动图(TEE)和 ASD 的封堵

TEE 广泛用于经皮导管 ASD 封堵术。采用经导管房间隔缺损封堵术的决定因素包括 ASD 缺损的大小和足够的缺损间隔的边缘组织。准确地了解房间隔缺损的解剖对病例的选择、手术的计划和术中操作的引导都至关重要。通常认为,对于 ASD 封堵术,5mm 的边缘是足够的。经皮导管 ASD 封堵术的术前病例选择、术中引导和术后 TEE 超声复查,通常采用声束平面在短轴(0°)、长轴(90°)和 45°的声像图进行综合评估。

21.1.4　卵圆孔未闭

卵圆孔未闭(patent foramen ovale,PFO)在成年人中发病率达 25%,常常是偶然发现,并且无后果。文献报道发现与 PFO 相关的临床疾病包括脑栓塞、低氧血症、潜水员减压病和偏头痛等。目前不同的研究结果是矛盾的,所以尚未建立最佳的治疗方法。

超声心动图彩色多普勒血流成像仅能检出 5%~10% 的房水平分流,所以对可疑 PFO 患者应进行超声造影。目前最广泛使用的是静脉注射震荡生理盐水,分别在静息状态下和增加右房压力的状态(如 Valsaval 动作)下进行,以提高诊断的敏感性。右侧心腔显示有弥漫性气泡回声后的 3 个心动周期内,左房或左室内出现微气泡回声,即可诊断 PFO;3 个心动周期后出现的微气泡提示肺内分流。微气泡的数量反映了分流量的大小。取代微气泡计数,部分超声心动图实验室根据左侧心腔的微气泡充填的程度进行程度分级,分为完全充填、几乎完全充填和轻度充填。与 TEE 相比,经胸超声心动图(TTE)的主要局限性是敏感性差(图 21.2)。

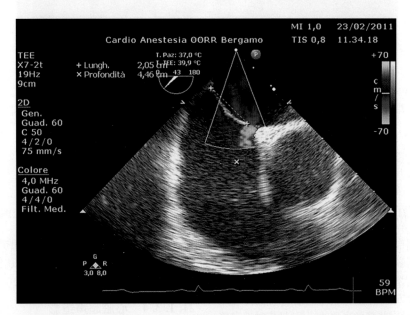

图 21.2　卵圆孔未闭:封堵前 TEE 显示过隔的彩色多普勒血流(经食管中段声像图,45°)

如果临床高度怀疑 PFO,而经胸超声心动图显示阴性或不确定,建议行 TEE 检查。PFO 的形态多种多样,包括单一的、大的缺损、长而斜的、隧道样通道等。TEE 可以全面显示房间隔,对经导管卵圆孔堵闭术的成功性非常重要。例如,长隧道型 PFO,封堵器与右房至左房的距离大小的匹配问题,有可能两个碟片仅部分嵌顿在隧道内(图 21.3)。TEE 可识别长隧道型 PFO,测量隧道左房侧(原发隔-继发隔的距离)的最大开放内径。在介入术中,TEE 对决定植入封堵器的大小,对显示引导植入封堵器非常有用,并且避免了对其他结构的损伤。

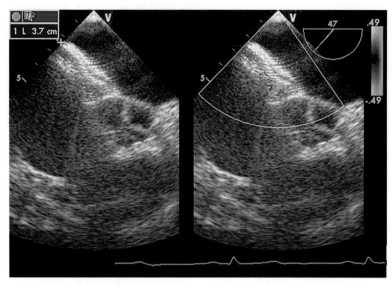

图 21.3　卵圆孔未闭，Amplatzer 封堵后的 TEE 声像图

21.2　室间隔缺损

室间隔缺损（ventricular septal defects，VSD）是最常见的新生儿先天性心脏病，在新生儿中的发生率约为 3‰。大多数中、小型的 VSD 在 10 岁以内可以发生自然愈合，因此在较大的儿童及成人中，其发病率要低很多。VSD 约占所有 ACHD 的 10%。VSD 有 4 个解剖学类型，每种 VSD 都有多种症状。

21.2.1　VSD 的解剖和病理生理

室间隔胚胎期的发育异常导致了室间隔缺损。第一型的缺损发生在右室流出道（可称为圆锥部、肺动脉瓣下、漏斗部、嵴上型、双动脉瓣下型室缺），不易自发性愈合。第二型的 VSD，即膜周部 VSD，是最常见的类型，约占 VSD 患者的 80%。缺损位于室间隔膜部，紧邻三尖瓣隔瓣。三尖瓣隔瓣常常覆盖部分缺损，因此形成室壁瘤，限制了过隔分流，促进了缺损的愈合。这种类型 VSD 的左室侧紧邻主动脉瓣。第三型缺损，即流入道型缺损，发生在右心室的较低的位置，邻近三尖瓣，这类缺损常发生在唐氏综合征患者中。第四型缺损，也称肌部室间隔缺损，它可以位于室间隔的中央、心尖部、室间隔边缘等部位，靠近右室游离壁，是由于婴儿时期肌肉过度吸收所致。肌部室间隔缺损的发病率不高，在儿童期常常可以自行愈合。

VSD 常是单发性畸形，也可以是复杂畸形的一部分，如圆锥动脉干畸形或左室的梗阻性病变。干下型 VSD 通常合并有渐进性主动脉瓣反流，主要是因为相邻的主动脉瓣脱垂至缺损的室间隔处所致。主动脉瓣反流的另一机制是因为两个心腔存在压力差，因流体力学的原理，吸引了主动脉无冠瓣遮挡了一部分 VSD。

VSD 心内分流的影响因素有缺损的大小、位置、肺血管阻力和左、右室的顺应性等。

VSD 的分流主要受其大小和心室与 VSD 流出道间的压力差影响。VSD 的左向右分流一般是因为室间隔缺损较大，同时其肺血管阻力低于体循环血管阻力；反之亦然。伴有左向右分流时，左心输出量减低，为了达到正常的心输出量，相应的心脏反应是左心容量扩大、左房压力增高，结果导致肺淤血。除了收缩期的分流，我们也应该注意到由左、右心室顺应性、收缩力及容积变化引起的舒张期分流。

感染性心内膜炎可见于小的 VSD 的边缘，主要是因为缺损处的湍流损伤了周围的心内膜所致。主动脉瓣脱垂可导致进行性主动脉瓣关闭不全。如果缺损比较大，则可能出现典型的充血性心力衰竭的症状。特别是左室超负荷可能使肺血管病变进展加剧，导致艾森曼格综合征。当 VSD 患者出现右向左分流时，患者表现发绀。成人单发 VSD 的病理生理分型如下：限制性 VSD（RV 压低于 LV 压，且没有 RVOTO）、非限制性 VSD（RV 压与 LV 压相等，且没有 RVOTO）。

21.2.2　临床表现

成人的单发 VSD 不常见,因为较大的缺损早期临床症状明显,得以早期修补治疗;中小型 VSD 患者的自愈率较高;未修补的成人较大的室间隔缺损患者的死亡率增加。

典型的临床表现如下:儿童期修复过的 VSD;病人无症状但有收缩期杂音;伴有发热、菌血症、肺栓塞或脑脓肿的感染性心内膜炎;主动脉反流;患者右向左分流,进展为肺动脉高压(PAH)、发绀及运动耐受性下降。

单发 VSD 患者的临床表现取决于缺损的大小和肺血管阻力的变化。

单发的 VSD 的临床分级如下:

- 小 VSD:小于或等于主动脉环直径的 25%,少量的从左到右分流,没有 LV 超负荷,无 PAH。
- 中 VSD:超过主动脉环直径的 25%,小于 75%,轻到中度左向右分流,轻度至中度 LV 容量超负荷,不伴有或轻度的 PAH。患者可无症状或轻微充血性心力衰竭,通常可用药物控制症状。

- 大 VSD:大于或等于主动脉直径的 75%,中度到重度左向右分流,左心室容量超负荷,进展性 PAH,儿童常见充血性心力衰竭和右向左的分流,导致艾森曼格综合征。

21.2.3　超声心动图

因左室扩张而出现显著的血流动力学异常,左室负荷过重和进行性主动脉瓣反流的患者,需要手术修补室间隔缺损。

21.2.3.1　经胸的超声心动图(TTE)

TTE 仍然是 VSD 的主要诊断方法。VSD 患者常用的声窗是剑突下和心尖区(图 21.4)。TTE 是 VSD 术前准备的基本检查内容,可以提供很多 VSD 的相关信息,包括 VSD 的数量、位置、双侧心室功能、双侧心腔的大小、观察主动脉瓣是否存在脱垂或反流、是否存在流出道的梗阻及三尖瓣反流等。多普勒成像可以检查三尖瓣反流及 VSD 的分流情况。在检查中需常规观察室间隔的形态及运动。

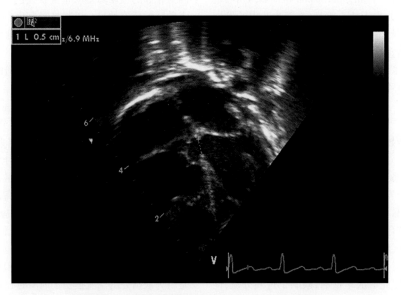

图 21.4　膜周部室间隔缺损:TTE,心尖图,短轴

如果 VSD 修补术后的病人,出现了新的症状、心衰和肺动脉高压的表现,则必须应用多普勒检测可能存在的残余分流,并通过测量三尖瓣反流和肺动脉瓣反流的速度推算肺动脉压力。此外,为了更好的评估,还应检测是否存在主动脉瓣反流、左/右室流出道的梗阻及心室的功能。

21.2.3.2　经食管超声心动图

TEE 有助于评估单发的室间隔缺损,但不是必须的,大部分缺损可通过 TTE 显示确诊。但是 TEE 合并的大血管异常的更有用。最常见的缺损(膜周部)靠近三尖瓣、紧邻主动脉瓣下,这种位置关系可以通过经食管低位的五腔图,很好地显示出来。在主动脉瓣水平短轴图,可以显示缺损邻近三尖瓣。获得膜部室间隔的图像后,可以同时观察到室间隔膜部瘤或三尖瓣组织对缺损的遮挡。如果膜周部室间隔缺损伴有主动脉瓣反流,可能观察到主动脉瓣尖脱垂至缺损处。主动脉瓣下狭窄的患者也可合并膜周部室间隔缺损。

肌部室间隔缺损位于室间隔中部或心尖部的肌性部位,最好的声窗是经食管中部的四腔图(0° ~ 20°)和经胃中部的短轴图(0°)。

流入道型室间隔缺损,通常是部分型房室隔缺损的一部分,通常位于后间隔或间隔的流入道区域,非常接近主动脉瓣(超声心动图显示其跟主动脉瓣位于同一水平,紧邻三尖瓣下方)。

流出道部的室间隔缺损,又称室上嵴型、漏斗部、双动脉下型室缺。流出道的长轴图(图 21.5 经食管中段,长轴图,120°)可以充分显示这种类型的缺损,并提供主动脉瓣的结构和功能信息。另外显示这类 VSD 非常有用的声像图,是在上述声像图的基础上旋转 0 到 30°或 45°,类似于倒置的胸骨旁短轴图。

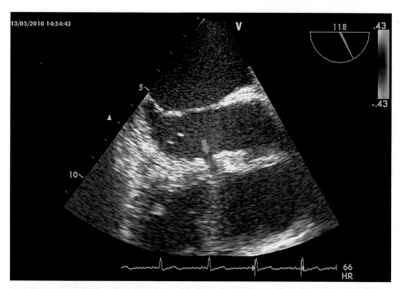

图 21.5　主动脉瓣下 VSD(箭头)和左室流出道:TEE,经食管中部,主动脉瓣水平长轴图(120°)

总之,针对 VSD,全面的经胸超声心动图检查应该包括以下几项:识别受累的间隔区域、发现所有的缺损、评估缺损的大小及其边缘、测量心腔大小和室壁厚度、估算分流量(肺循环与体循环的比例)、估算右室压力和肺动脉压力、识别其他并发畸形。通过测量室间隔缺损的分流峰值速度,我们可以得出右室收缩压(RV systolic pressure,RVSP)和肺动脉收缩压(pulmonary artery systolic pressure,PASP):

$$RVSP(or\ PASP) = SBP - 4 \times PVSD^2$$

其中,SBP 是收缩期血压,PVSD 是经室间隔缺损分流的峰值流速。

21.2.3.3　心脏超声造影

心脏超声造影技术是用来检测相对较小的、从右室到左室分流的方法。这种简单而有效的技术用来识别小缺损是很有用的,只要左室内出现少量的微气泡即可确定诊断。对于无法用常规检查显示的 VSD 而可疑者,心脏超声造影更加有用,例如伴有肺动脉高压的肌部小室间隔缺损、术中即时评价修补后的残余分流等。在经静脉注射造影剂时做 Valsalva 动作,可以使微气泡更有效的通过缺损。

21.2.3.4　TEE 在 VSD 封堵术中的作用

手术中血流动力学监测设备的应用,提高了经皮封堵术的安全性和可行性。TEE 在引导室间隔缺损封堵术中的基本作用与房间隔缺损的治疗相似。成人先天性心脏病患者,经皮导管室间隔缺损封堵术的适应证有膜周部和肌部室间隔缺损。

21.3 房室隔缺损

21.3.1 AVSD 的解剖和病理生理

房室通道由心内膜垫发育不完全所导致。房室隔缺损（atrioventricular septal defects，AVSD）可能只有 ASD（OP）或合并流入道部 VSD。房室瓣异常，共包括 5 个瓣叶，可分为右侧房室瓣和左侧房室瓣，或者为共瓣。

AVSD 的瓣膜可能因偏向一侧心室而出现对合不良，也可能合并右室或左室的发育不良；后中组乳头肌可能因旋转不良而附着于心室侧壁；也可能合并圆锥动脉干的畸形。

部分型 AVSD 患者，室间隔是完整的，为原发型 ASD，可能同时伴有房室瓣叶裂，有 2 个相对独立的房室瓣环。中间型 AVSD 是部分型和完全型 AVSD 之间的过度类型，其主要特征是原发型 ASD、限制性 VSD 和二尖瓣叶裂；其房室瓣比较特殊，前叶和后叶是相互融合的。完全型 AVSD，有一个较大的流入道 VSD，房间隔很少是完整的，通常伴有原发型 ASD 和共同房室瓣。

21.3.2 临床表现

未治疗的成年患者可伴有、或不伴有临床症状。

年轻病人出现临床症状的主要原因是伴有严重的房室瓣反流。主动脉瓣下狭窄可能是先天形成的，或后天进展而来的。外科手术包括修补 ASD 和 VSD、分离房室瓣，修补前叶或二尖瓣的瓣叶裂。AVSD 通常在婴幼儿时期就要进行手术治疗，如果缺损修补过晚，进展为肺动脉高压的风险增加。

21.3.3 超声心动图

部分型 AVSD 患者在术前经胸超声心动图检查是最主要的检查方法，其检查内容包括：原发型 ASD 的边缘情况（图 21.6）、室间隔缺损（如果伴有）、房室瓣的形态和功能、心室大小、分流情况、主动脉瓣下狭窄（如果伴有）等。完全型 AVSD 患者术前检查的内容包括间隔缺损的大小、房室共瓣的形态和功能、心室的大小和功能。当心室部分的缺损很大时，室间隔可能在心尖和心底部都有缺损。肺动脉压力可通过测量三尖瓣反流和肺动脉瓣反流的峰值流速，以及体循环收缩压来进行推算。应用超声心动图及多普勒成像，可明确有无附着于室间隔顶部的房室瓣，所引起主动脉下梗阻。经手术修补术后的患者，可能残存的异常包括左房室瓣功能不全、主动脉下狭窄、室间隔补片周边的残余分流，以及未能控制的肺动脉高压。因为左室至右房的残余分流，与右室高压时出现的三尖瓣反流很难区分，因此可能会出现错估肺动脉高压。

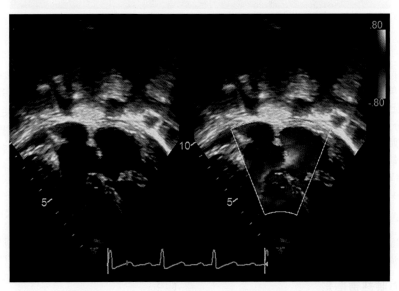

图 21.6 部分型房室间隔缺损中的原发孔型房间隔缺损：TTE，心尖图，二维及彩色多普勒血流图

（刘海涛 译，陈德昌 校）

扩展阅读

Kim MS, Klein AJ, Carroll JD (2007) Transcatheter closure of intracardiac defects in adults. J Interv Cardiol 20(6):524–545

McManus B (2010) Adult congenital heart disease-challenges and opportunities for pathologists. Cardiovasc Pathol 19:281–285

Miller-Hance WC, Silverman NH (2000) Transesophageal echocardiography (TEE) in congenital heart disease with focus on the adult. Cardiol Clin 18(4):861–892

Silvesides CK, Dore A, Poirier N et al (2010) Canadian Cardiovascular Society 2009 consensus conference on the management of adults with congenital heart disease: shunt lesions. Can J Cardiol 26(3):e70–e79

Warnes CA, Williams RG, Bashore TM et al (2008) ACC/AHA 2008 guidelines for the management of adults with congenital heart disease. A report of the American College of Cardiology/American Heart Association Task Force on practice guidelines (writing committee to develop guidelines on the management of adults with congenital heart disease). Circulation 118:e714–e833

第 22 章　小儿超声心动图的检查要点

F. Luca Lorini，Simona Marcora，and Mariavittoria La-grotta

22.1　引言

重症超声心动图已广泛应用于血流动力学不稳的患者。经胸超声心动图（transthoracic echocardio-graphy，TTE）是显示心脏结构的最简单、最无创性方法。对于小儿超声心动图检查，选择正确的探头非常重要。通常新生儿选择 10MHz 探头，婴幼儿和儿童用 5MHz 探头。同时还需要增加其他的检查视图，例如剑突下、胸骨上窝及右侧胸骨旁等（图22.1）。

但重症患者常存在胸部插管、大量敷料及机械通气，通常 TTE 声窗不理想，部分患儿的图像质量不高。经食管超声心动图（transesophageal echocar-diography，TEE）则可以提供高质量的图像。TEE 探头可以留置于食管内进行持续检测。最小的多平面 TEE 探头已发布，已可用于新生儿和体重低于 5kg 的婴儿。

基于先天性心脏病复杂的解剖结构，以及外科修复或姑息手术需求，麻醉医师与儿科心血管医师应密切配合，对解读所获得的图像非常重要。

近来引用的功能性超声心动图，已明显提高了床旁超声心动图在评估心肺功能、全身和肺血流对治疗的反应的应用。本章节将讨论超声心动图在重症医师常见诊断困境中的作用。

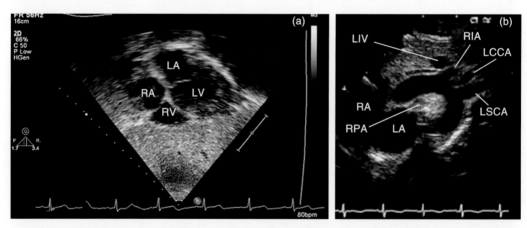

图 22.1　小儿超声心动图。**a.** 剑突下图：将探头置于剑突下，由前至后倾斜探头，可显示心脏各腔室，特别是房间隔；**b.** 胸骨上窝图：将探头置于胸骨上窝切迹处，声束平面朝向于右侧乳头与左肩之间。此动态图可以很好评估主动脉弓和动脉导管（垂直旋转探头）。LA，左心房；LCCA，左颈动脉；LIV，左无名静脉；LSCA，左锁骨下动脉；LV，左心室；RA，右心房；RIV，右侧无名静脉；RPA，右肺动脉；RV：右心室

22.2　收缩和舒张功能

二维和多普勒超声心动图是评估心脏病患儿左心功能的主要无创性方法。

患儿的心脏收缩功能可通过短轴缩短率进行评估,计算方法为左室收缩期内径除以左室舒张期内径,乘以 100。正常值大于 25%。这个方法有一定局限性,在心脏低动力或无动力状态时(如肺动脉高压或房间隔缺损,室间隔矛盾运动),受负荷影响,短轴缩短率这一方法不能有效评估收缩功能;在左心室结构畸形时,如单心室,也不适于评估收缩功能。二维超声心动图下计算射血分数(ejection fraction,EF)可用于评估节段性心脏功能降低的患儿,但 EF 也依赖于心脏的负荷状态和心室几何形状。新近采用的三维超声心动图,新的高频探头可更好、更有效地进行心室功能和容量状态的评估。

评价舒张功能的方法包括:①脉冲多普勒检测二尖瓣口流速、E 峰、A 峰及 E/A;②脉冲多普勒检测肺静脉的 S 峰、D 峰;③组织多普勒检测二尖瓣环运动的 E 峰、A 峰,以及等容舒张时间;④M 型彩色多普勒左心室流入道血流速度成像,显示流速变化。儿科的正常参考值可在文献中查找到,但如果各超声心动图检查室能根据自己的对象获得的正常参考值范围则更好。

近来一些更新的技术是否可用于先天性心脏病,如组织多普勒成像(tissue Doppler imaging,TDI)、应变及应变率评估心室功能等,引起了业界的兴趣。组织速度成像和形变成像技术引人注目,可评估先天性心脏病患儿的心室功能。这些新方法不依赖于心室几何形状,可用于评估多种形态的心室,特别是右心室和功能性单心室。此外,传统方法仅能进行放射方向的心室功能定量,而这些新技术则可多方位(纵向、放射状、环形)定量评估心肌运动、形变,这对于评估右心室显得特别重要,尤其大多先天性心脏病患儿,心肌纤维的排列以纵向为主。除了心室整体功能外,这些技术还可以定量评估心室节段的心肌功能。

应用 TDI 和应变成像技术进行心室功能定量最重要的是获得优质的图像和曲线。同一技术得到数据的可重复性也同样重要。目前为止,关于 TDI 和应变参数还没有儿科指南,文献中已有正常参考值

报道(图 22.2),但我们认为,在手术前后这些参数结果的自身对比更有意义。

以下介绍我们儿科医师的操作方法。

应用脉冲多普勒组织成像(角度依赖)或彩色 TDI(角度依赖较少)可获得 TDI 相关速度;而经斑点追踪技术获得应变参数。

22.2.1　脉冲多普勒组织成像(TDI)

图像采集过程中,以下几点非常重要:

1. 同步获得良好的心电曲线。

2. 尽可能用较窄的 TDI 夹角(建议图像的帧频率≥150),以获得较高的时间分辨率。

3. 选择合适的最大显示速度(大约 15 ~ 20cm/s)。

4. 将心室壁置于图像扇区的中央(用声束倾斜功能调整)。

5. 采用流速-时间积分功能,脉冲多普勒探头与被检测组织的运动方向一致。

患儿应充分镇静,获得优质图像。必须常规同步心电导联连接,否则无法进行后处理分析。

22.2.1.1　彩色 TDI

图像采集过程的要点:

1. 心电图中 QRS 波稳定清晰(患儿需镇静)。

2. 心室壁的边界清晰可见,心肌组织的内沿及心外膜可清晰描绘。

3. 将图像扇区缩窄至比心室壁略宽,调整图像帧频率≥180 帧/秒。

4. 调整速度标尺以避免混响伪像。

5. VTI 功能激活时,连续记录 3 个完整心动周期,以便后期处理。

22.2.1.2　斑点追踪应变成像

图像采集过程的要点:

1. 稳定而清晰的心电图(镇静)。

2. 优化标准的二维图像(纵向应变:心尖两腔图、心尖三腔图、心尖四腔图,放射向应变:胸骨旁短轴图),能清晰描绘心室壁的边界。

3. 调整到图像帧频率为 50 ~ 80 帧/秒。通过缩窄图像扇区至比要观察的心室节段略大。

4. 存储动态图像以便离线分析(至少 2 个心动周期)(图 22.3)。

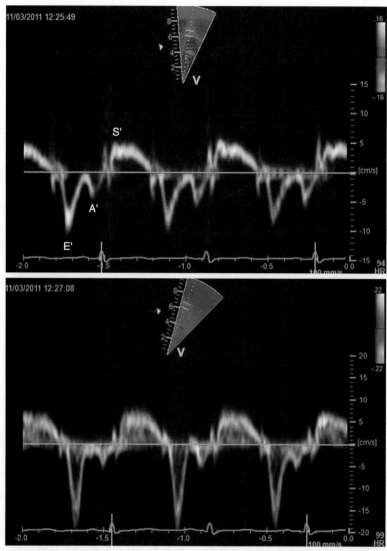

图 22.2　心尖四腔图,脉冲多普勒 TDI 二尖瓣环水平室间隔和侧壁的曲线。
该患儿为心肌炎后左心功能不全,S'波减低

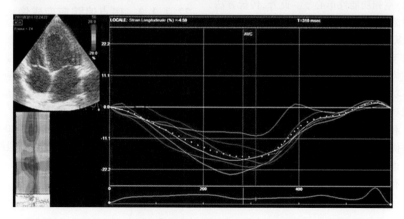

图 22.3　纵向应变。应变参数经心尖四腔图用二维斑点追踪技术获得

22.3　血流动力学处理

在先天性心脏病中,例如单心室、手术分流或动脉导管支架植入,体循环与肺循环并行(图 22.4c)。心输出量在体循环和肺循环的异常分布,是 ICU 患儿血流动力学不稳的主要原因。两个系统血管之间

的阻力比突然改变可导致血流分布的进一步恶化,例如肺血管阻力下降,导致肺循环过度充血,或引起肺循环过度充血的同时而体循环灌注不足。将脉冲多普勒探头置于胸骨上窝,在降主动脉的起始段分流水平获得流速曲线,反向血流的 VTI/正向 VTI(图 22.4)。该多普勒流速比值为 1 时,预测肺循环/体循环(Qp/Qs)为 1。

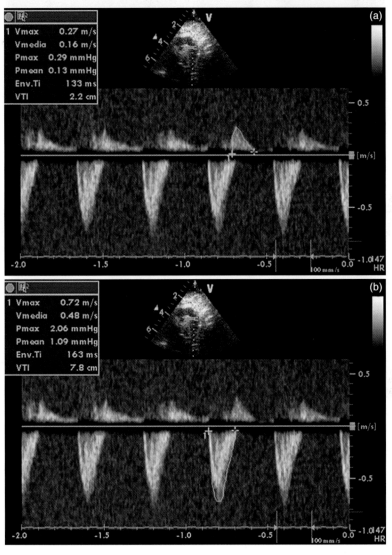

图 22.4　**a**. 反向血流的流速时间积分;**b**. 正向流速时间积分

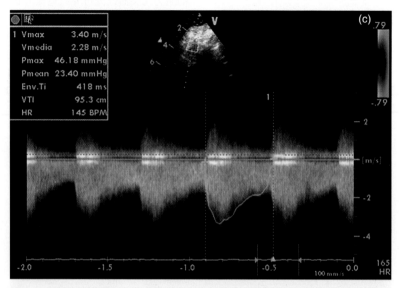

图 22.4（续） c. Ebstein 畸形伴肺动脉闭锁患儿，主动脉弓处多普勒血流速度减低，且几乎无反向血流，提示分流已部分闭合

22.4 难以解释的低氧

　　ICU 患儿的低氧有时与疾病严重程度不成比例。TEE 或 TTE 可帮助识别心脏的分流，包括卵圆孔未闭或房间隔缺损。应用两个注射器，将生理盐水震荡后经外周静脉注射，经 TTE 心尖四腔图，或 TEE 食管中段的双腔静脉-心房图及四腔图，可以显示心内右向左分流存在。如果有右向左分流，在3～5 个心动周期内，可在左房内显示造影剂回声。当存在肺内动静脉分流时，右心造影回声减弱后，左心增强，提示造影剂直接通过肺静脉进入左心房。动脉导管未闭伴肺动脉高压，右向左分流是患儿高氧需求的另一个原因。

22.5 肺动脉高压

　　肺动脉收缩压可通过三尖瓣反流速度来估算，而肺动脉舒张压可通过肺动脉舒张期反流速度估算。平均肺动脉压可通过肺动脉加速时间估算，或通过收缩和舒张压获得。右心室收缩压（right ventricular systolic pressure，RVSP）可通过三尖瓣反流峰流速评估，应用简化的伯努利公式并结合估测的右心房压力（right atrial pressure，RAP）值：RVSP＝$4V^2$＋RAP，V 代表三尖瓣反流峰流速（m/s），如果 RAP 不能直接测得，可通过下腔静脉直径和呼吸变异率来估测。如果肺动脉瓣或右心室流出道水差不存在，肺动脉收缩压等于 RVSP。如果 RVSP 升高，需要排除右心室流出道或肺动脉瓣梗阻，特别是先天性心脏病患者或肺动脉瓣术后者。简化的伯努利公式有时会低估右心室-右心房的压差。对于先天性心脏病患者如出现严重肺动脉高压征象，心血管医师将肺动脉收缩压大于 2/3 体循环收缩压，视为严重肺动脉高压表现（图 22.5，图 22.6，图 22.7）。

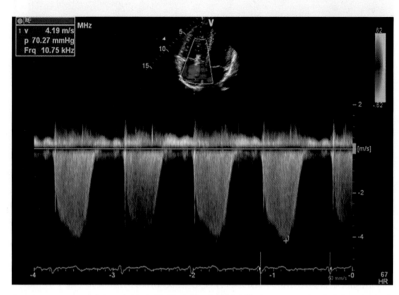

图 22.5 经三尖瓣口连续多普勒成像,间接评估右心室压力,如果没有肺动脉瓣狭窄,右心室压力近乎等同于肺动脉压

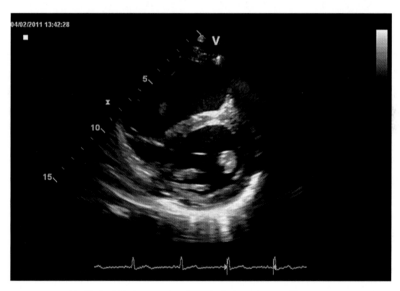

图 22.6 原发性肺动脉高压患者,胸骨旁乳头肌水平短轴图显示右心压力负荷增加,室间隔向左偏移

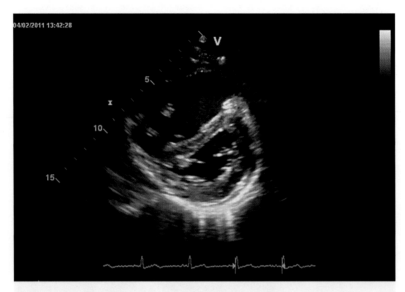

图 22.7　胸骨旁乳头肌水平短轴图,原发性肺动脉高压患者右心室压力增加,室间隔左移,室间隔曲面逆反,伴左心室收缩末期明显畸形(扁平)

22.6　心内赘生物

　　可疑的心内膜炎在中心静脉置管或气管插管的患儿中相当常见。TTE 可获得清晰的瓣膜图像,但要显示并发症如脓肿、穿孔及真菌性动脉瘤,则需选择 TEE。对于右心赘生物,TEE 并不比 TTE 更具有优势。多平面 TEE 检出左心赘生物的敏感性高达 90%。心内赘生物超声图像表现为致密的、不同程度移动的带蒂或黏附赘生物团块。赘生物的大小、活动度、位置及受累瓣膜数,均与并发症相关,包括全身栓塞、心力衰竭、对治疗无反应,以及人工瓣膜二次手术等。心房黏液瘤移动、缝合物质和血栓可造成假阳性结果。

22.7　心包填塞和心包积液

　　超声心动图并不能确定心包积液的量,但大部分超声心动图医师用"微量"、"中等"、"大量"来量化心包积液。即使应用这些词不能准确描述积液量,但反复动态评估是有意义的。积液可分布于心脏的前侧、后侧或环绕全心。然而,二维超声心动图上诊断心包填塞最敏感征象是舒张期右心室塌陷,如果存在左心室低压,左心房和左心室也可能塌陷。如果整个心动周期心包积液持续存在,M 模式下可见典型的心脏摆动征象。这些图像可通过 TTE 的胸骨旁短轴、剑突下冠状位及心尖四腔图、五腔图获得。另外,TEE 诊断血性心包积液和心包填塞比较容易。二维超声心动图上心包积液通常表现为无回声区(图 22.8,图 22.9)。心包填塞的诊断包括识别心房和心室多普勒流速随呼吸变化。通常自主呼吸时,胸腔内压等值传递至心包腔和心内腔室。而心包积液的存在可导致心包腔顺应性下降,胸腔内压传递受阻。自主吸气时左心房至左心室充盈压梯度下降,导致肺静脉正向舒张期流速下降,二尖瓣开放时间延迟,延长等容舒张时间,二尖瓣流速 E 峰下降。在自主呼气相时,左心房至左心室充盈压差相对增加,导致左心房流入左心室血流速率增加,二尖瓣流速 E 峰增大。因心室之间的相互依赖、相互影响,使得自主吸气时三尖瓣 E 峰流速增加。相反,呼气相时,肝静脉正向流速下降,三尖瓣 E 峰流速减低。

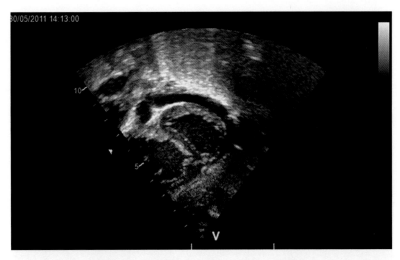

图 22.8　剑突下图可以很好评估心包积液

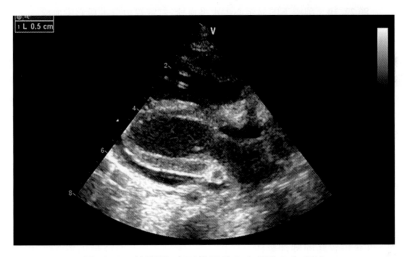

图 22.9　长轴图,有可能显示心尖部的心包积液

22.8　术后残余病变

心脏术后的残留病变,或先前未发现的病变可导致 PCU 患儿治疗困难。超声心动图检查可为 ICU 医师提供有用信息,包括残余心内分流、二尖瓣修复术后二尖瓣功能不全、修复处裂开和缝合线松动等。术后敷料导致 TTE 应用受限,对于这些 ICU 患儿,可采用 TEE。

22.9　心内血栓

在心房颤动、人工瓣膜、中心静脉留置以及严重心功能不全患者,超声心动图可明确血栓来源,可显示为心房和心室血栓(图 22.10)、赘生物、新生物以及房间隔脉瘤。心房自主回声增强(烟雾状)提示可能导致血栓形成的低流速存在。TEE 能增加发现心内血栓的敏感性,特别是位于左心房及左心耳内的血栓。

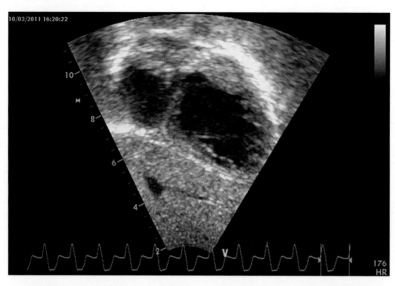

图22.10   剑突下图显示心尖水平血栓,右室双出口术后心尖血栓

22.10   胸腔积液、气胸和横膈麻痹

胸腔超声对于胸腔积液、肺栓塞、肺炎、气胸以及肺不张的检查和随访是非常有前途的技术。近来,考虑到儿童对胸部放射线检查的电离辐射高敏感性,胸腔超声在小儿的应用也开始增加。为了获得优质的肺部影像,理想的探头发射频率是5~7MHz。探头要小并具有凸的斜面,容易置于肋间隙中。一般多用途的超声仪器都配备有一个3~5MHz的凸阵探头,可获得较好的肺部影像。探头可经前胸壁、侧胸壁或后胸壁检查,与肋骨垂直、倾斜或平行。检查后胸壁时,患儿可侧卧位或坐位。以腋前线和腋后线为体表解剖标志,每侧胸腔可分为6个肺区:分别为前胸、后胸及侧胸壁的肺上叶、肺下叶。胸部超声可帮助明确是有胸腔穿刺术的适应证。胸腔超声的优点是为胸腔积液性质提供有用信息,提示积液内有无组织回声。胸部X线检查可快速提供全景图像,超声检查需要更多的时间来对双侧胸腔(前、后、侧)进行全面扫查。如果肺的周围实变未累及胸膜下,在病变与胸膜之间存在充气肺组织时,超声则不能对这些实变区域成像。超声对肺唯一不能成像的区域是后侧肩胛骨覆盖之处。正常胸腔超声检查,纵向切面图像肋骨表现为弧形回声伴后方声影。胸膜表现为平滑的回声线,即胸膜线,并随呼吸移动。胸膜滑动被称为"肺滑动

征"。胸膜-肺界面以深部,肺部充满空气,无肺部的其他影像。但是,胸膜-肺界面处声阻抗较大变化,形成伪像,表现为胸膜线下方平行、等距的回声线。这种伪像称为A线。垂直方向的彗星伪像起自于胸膜线,根据Lichtenstein分类称之为B线,正常肺部不存在B线。B线均起自胸膜线,随肺滑动而移动,延伸至远场而局部A线消失。B线是由于富含水的小叶间隔被气体包围所致,是肺病理性的表现。支气管内含气并随呼吸移动,称之为"动态支气管充气",提示支气管开放,可排除肺不张的诊断。胸腔积液比较容易识别,表现为胸膜腔内无回声区。肺滑动征的存在可排除气胸的诊断,此外,显示彗尾征时也可排除气胸。胸膜腔内存在气体可阻止肺完全张开,产生平行混响伪像,可诊断气胸。如怀疑横膈麻痹或无力,可进行透视检查,但这一操作需要转运患者。TTE可在床旁进行,评估患儿每侧横膈的运动。

(王敏佳 译,夏焙 校)

扩展阅读

Jensen MB, Sloth E, Larsen KM, Schmidt B (2004) Transthoracic echocardiography for cardiopulmonary monitoring in intensive care. Eur J Anaesthesiol 21:700–707

Karski JM (2006) Transesophageal echocardiography in the intensive care unit. Semin Cardiothorac Vasc Anaesth 10:162–166

Kluckow M, Seri I, Evans N (2007) Functional echocardiography: an emerging clinical tool for the neonatologist. J Pediatr 150:125–130

Lai WW, Geva T, Shirali GS, Rychik J (2006) Guidelines and standards for performance of a pediatric echocardiogram: a report from the Task Force of the Pediatric Council of the American Society of Echocardiography. J Am Soc Echocardiogr 19:1413–1430

Lichtenstein DA, Lascols N, Prin S, Mezière G (2003) The "lung pulse": an early ultrasound sign of complete atelectasis. Intensive Care Med 29:2187–2192

Rudski LG, Lai WW, Afilalo J, Hua L, Handschumacher MD, Chandrasekaran K, Solomon SD, Louie EK, Schiller NB (2010) Guidelines for the echocardiographic assessment of right heart in adults: a report from the American Society of Echocardiography endorsed by the European Association of Echocardiography, a registered branch of the European Society of Cardiology, and the Canadian Society of Echocardiography. J Am Soc Echocardiogr 23:685–713

第四部分

超声心动图在 ICU 和手术室里的基本和高级应用

第 23 章 超声心动图历史,超声心动图监测,目标导向、中心导向和综合检查

Armando Sarti,Simone Cipani,and Massimo Barattini

23.1 采用何种检查?

超声心动图根据以下几种特殊需要而应用于急诊和 ICU 病房:

1. 对患者进行初步超声检查。采用 TTE 或 TEE 对所有主要心血管结构和所有超声心动图切面按照具有逻辑性和可重复性的顺序进行系统性检查。为了能重新认识患者心脏的形态功能特点,必须从急性心脏结构改变中区别出慢性病变,比如肥厚型心肌病、左心系统扩大。

2. 进一步超声检查评估患者病情。主要目的是获得更多特殊信息,及评估患者的临床表现及其对药物和普通治疗的反应,包括机械正压通气。

3. 目标导向、中心导向性评估及疑问。为了解决特殊问题及困难,这可以出现在住院期间各个临床疗程中的任何时间。目标导向、中心导向性检查并不是一个基础评估,而是一个辅助临床医师做出有关诊断及治疗决定的特别检查,并且按照一个逻辑公式及预设的流程图进行。本章节及24~41章节都在探讨目标导向、中心导向性超声评估。

4. 快速紧急的超声检查。对于非常不稳定的患者,超声检查仅需针对能在几分钟甚至几秒钟就可获得的必要信息。如聚焦超声评估创伤(FAST)方案(见第46章),设计用来辅助对创伤患者的诊断及制定治疗计划;及生命支持的紧急聚焦超声检查(FEEL)方案(见第42章),用于快速诊断及即时干预,如使用肾上腺素,心包穿刺,或高级生命支持中的弹丸式液体输注。

23.2 操作者的操作技能

一个缺乏经验的操作者会陷于一些如他(她)能够获得什么或者能够解释什么的疑问中,并且会对一些疑虑及问题寻求帮助。随着重症医师的操作技能不断的提升,他(她)能够提高他(她)使用诊断性超声检查评估和治疗危重病或受伤患者的能力。

Cholley等人[2]为重症医师逐步学习超声心动图技能设立了一个金字塔图。金字塔的基底层是缺乏经验的操作者,理论上包括所有 ICU 医师,这些人需要能识别:

- 大量心包积液
- 下腔静脉内径及其随呼吸循环的变异
- 右室扩大
- 明显的左室功能不全
- 肺及胸膜的基本超声表现

金字塔中部是经过更高级培训的操作者,这些操作者能够:

- 探测严重瓣膜功能不全
- 评估右室[三尖瓣环平面位移(tricuspid annular plane systolic excursion,TAPSE)]及左室(缩短分数、面积变化分数、射血分数、跨二尖瓣血流的脉冲多普勒测量)收缩和舒张功能
- 测量主动脉收缩压
- 评估容量反应性
- 胸部超声的操作演示

金字塔顶端的是有熟练技能的操作者,在每个 ICU 中仅仅只有少数或者仅有一个,这些操作者拥有心脏病学的基础背景,并且能使用及整合所有技

能,包括多普勒超声心动图、组织多普勒成像,这些操作者能够进行超声心动图诊断及血流动力学评估的所有操作。

在我看来,低年资重症医师应该进行培训和认证,至少能进行基础心脏及肺部超声检查。世界上各个地方的培训课程及资格认证是不同的,可接受的资格认证必须需要懂得超声仪器、图像获取、心肺解剖结构、生理、病理的知识。已经有足够的文献证据表明,预先阅读相关书籍,然后进行包括理论及技能操作培训的 TTE/TEE 课程,在课程完成后后续进行监管及指导能够大幅度提高操作技能水平。很多科学协会是基于重症医师进行受监督指导的超声心动图检查的最少数量来进行程序资格认证。然而,需要常规的资格再鉴定及与足够多的标准进行对比来维持认证的资格。最近欧洲重症医学会的一个国际圆桌会议声明:与会者全部赞成基础重症心超和普通重症超声应该强制进入 ICU 医师课程,并得到其他学会的支持[6]。

23.3　对患者进行首次综合检查

对患者进行全面系统的检查意味着操作者需要拥有丰富的经验及掌握大部分超声心动图技术,包括 B 型、M 型、连续多普勒、脉冲多普勒、彩色血流频谱成像及组织多普勒技术。在培训期间,为了能与有经验的同伴搭档对患者进行首次全面检查,重症医师需要在心脏病医师或其他有技能的重症医师的帮助下情况会相对更好一些。

首先,如果可能,建议回顾所有以往的超声心动图检查,这有助于发现导致患者入住急诊室或 ICU 的初始原因。往往所发现的原因是不同于最初所观察的,尽管是不久之前所发生的。事实上,ICU 的超声检查是对处于危重或不稳定状态的患者进行的,包括动脉血压的急性改变,低血容量或容量过负荷,低体温,高碳酸血症,机械通气,循环中高儿茶酚胺水平等。这种“应激性超声心动图”检查也许能探查到潜在的异常,但这通常在静息状态下是无法探查到的。超声心动图通常从患者开始,并始终将患者置于临床推理的中心位置。在打开心超机器之前,患者的病史,体格检查,及所有的实验室检查及影像学资料都应该回顾一遍。

为了能够不遗漏一些数据,每个操作者都应该按照自己特有的图像采集顺序进行检查。对于有经验的操作者来说,只要把探头置于患者胸前就能够

对患者的心脏有了大致的了解。但是,按照系统程序逐步进行,并且根据已探测到的信息对一些特殊切面及特殊结构改变进行再次检查将会更好。

为了不遗漏一些信息,笔者可能会采用的 TTE 操作程序有如下几点:

- 胸骨旁长轴切面:检查整个心脏、心包,测量左室流出道直径,左房、主动脉瓣、二尖瓣、二尖瓣瓣下结构,跨瓣血流的彩色多普勒频谱及可能的反流,右室流出道面积及活动度,探查间隔及左室后壁活动。
- 心脏右侧观的改良胸骨旁长轴切面:右室流入道及流出道、三尖瓣、肺动脉瓣及血流,和可能的心包积液。
- 胸骨旁短轴切面:心脏基底层断面,主动脉根部和二尖瓣,右室流入道及流出道多普勒超声及彩色血流频谱,二尖瓣瓣下水平、乳头肌水平及心尖部节段性室壁厚度及运动,左室收缩及舒张面积。
- 心尖四腔切面:心脏包括心房、心室的普通形态,右室收缩功能(TAPSE),左室节段性室壁运动,房室瓣膜的不间断血流及可能的反流(包括连续多普勒、脉冲多普勒、彩色多普勒超声心动图),肺动脉收缩压、左室射血分数、左室舒张功能(跨二尖瓣血流峰速度比值、形态及 E/A),左室及右室组织多普勒,E/Ea 比率,及可能的心包积液。
- 心尖二腔切面:左房、左室、二尖瓣、左室射血分数及节段性室壁运动。
- 心尖五腔切面:左室流出道脉冲多普勒及彩色多普勒,主动脉瓣及跨主动脉瓣血流(峰流速及流速时间积分)。
- 心尖三腔切面:左室流出道,三尖瓣及主动脉瓣,跨主动脉瓣血流,节段性室壁运动。
- 剑突下四腔切面:心脏的普通形态结构、大小及厚度,房间隔、右室、心包积液及胸腔积液。
- 剑突下短轴切面:左室及右室的运动。
- 剑突下的下腔静脉切面:下腔静脉切面直接寄呼吸变异率,肝内静脉形状及大小,肝内静脉的脉冲多普勒。
- 胸骨上切面(若可行且无抵抗):主动脉弓部,肺动脉,降主动脉。
- 肺部超声:探查可能的胸腔积液,气胸,肺不张或实变和肺水(彗尾征)。

23.4　普通超声的心脏形态研究

我们需认识到,在 ICU 的超声心动图中,心脏

的重构及慢性改变常常伴随着急性的心脏结构变化。由于心脏的新发结构改变与以往已经存在的心脏变化相重叠，所以重症超声操作者面临着复杂且不同的问题，并且必须解释这些问题。由于 ICU 患者有高龄及各种相关并发症的特点，所以这些问题变得越来越常见。所有的超声心动图信息必须和患者的临床病史相整合，把体格检查，包括心脏听诊及既往史，与所有其他可使用数据相整合。肺部超声检查更进一步完善整个诊断程序。

ICU 心超检查常见的探查结果：

1. 不伴有心肌重构（如心肌肥厚或心脏扩大）的左心室弥漫性运动减弱表明由于脓毒症、心肌炎、缺血或缺氧后功能紊乱（心肌抑顿）致心脏的急性功能异常，同时应该怀疑药物中毒或其他有毒物质的作用。如果弥漫性运动减弱伴有心脏扩大等心肌重构出现，就应该怀疑到扩张性心肌病，或是缺血后心肌改变，或是原始性心肌改变。

2. 一处或多处室壁运动减弱或无运动是急性心肌缺血的典型表现，但同时也提示着慢性改变。尽管存在个体变异，但室间隔的大部分（除外基底段由右冠供血）及左室前壁是由左前降支供血。左室下壁及右室游离壁反映了右冠的血供情况，然而左室侧壁及后壁（除外近尖端处小部分由右冠供血）由回旋支供血。陈旧性心肌梗死灶表现为运动减弱或无运动状态，且有更薄的室壁及超声表现为强回声。

3. 左室弥漫性运动增强在 ICU 中较为常见（图23.1），可以表现为心室腔在收缩期明显减小或塌陷（室壁亲吻）。如果是因低血容量引起，左室收缩末期心腔闭合与以下相关：

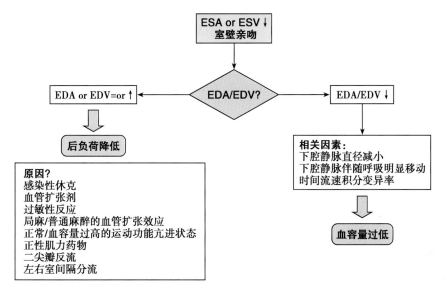

图 23.1　评估左室运动增强的超声导向流程。对低血容量及后负荷减小的不同诊断。EDA，舒张末期面积；EDV，舒张末期容积；ESA，收缩末期面积；ESV，收缩末期容积。（经Sarti[7]允许后改编）

- 左室舒张末期容积或面积减小。
- 下腔静脉直径及上腔静脉直径减小且伴有明显的呼吸变异率

否则，如果左室舒张末期容积或面积正常或增大，左室室壁运动增强常因外周血管阻力下降致心室腔排空更容易，外周血管阻力下降可由以下引起：

- 脓毒症
- 过敏反应
- 血管扩张剂
- 硬膜外或脊髓麻醉

- 血管迷走神经综合征
- 甲状腺功能亢进
- 肝硬化
- 晚孕

左心室负荷更易卸载（引起更高的射血分数）同样也由于收缩射血时部分血流流入低压的心腔，由以下引起：

- 二尖瓣反流
- 通过室间隔左向右分流

为了证实外周血管扩张是引起与左室亲吻征相

关的低血压的原因,需要考虑采用一种简易的流程图(图 23.2)。

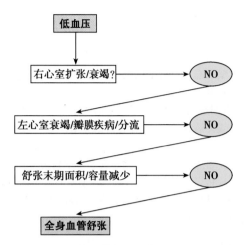

图 23.2　判断血管扩张为低血压原因的流程图。(经 Sarti[7]允许后改编)

4. 左室扩张表明心室经过几个月或几年形成了一种适应,这可以通过维持心室腔呈椭圆形或心室侧经增加呈类圆形而实现,这常引起瓣环扩张及二尖瓣反流。患者的临床病史有助于鉴别引起左室扩张的原因是心肌缺血后改变还是初始心肌功能紊乱,或瓣膜疾病。因此对主动脉瓣及二尖瓣的探查是必要的。

5. 危重病患者常可探查到左房扩张,特别是老年人更常见,这常有诊断价值及判断预后的意义。如果明显的二尖瓣疾病可以排除,那么就可以怀疑左室收缩和(或)舒张功能异常。右房扩张一般可以观察到右室功能异常及三尖瓣反流。房间隔呈拱状凸向低压心腔。

6. 急性二尖瓣或主动脉瓣反流且不伴有心室腔扩大。尽管彩色血流多普勒也许探查到仅为轻度反流血束,但心室和心房压力明显升高,当面对伴有中度瓣膜反流及症状和伴有低心排及肺水肿表现的不稳定或危重病患者时,我们必须谨记这一点。全面地心超检查有助于阐释引起急性瓣膜功能不全的不同原因(如缺血、心肌梗死、心内膜炎赘生物等)。

7. 左心室肥厚通常提示慢性心肌重构,所有心脏瓣膜的形态及功能在心超检查时都不应被遗漏。离心性肥厚常伴有重度主动脉瓣关闭不全。室间隔向心性肥厚,特别是基底部突出是高血压患者的典型表现,当该患者未进行有效的管理时更易出现。

肥厚型心肌病通常可以观察到明显的左室肥厚及室间隔增厚。主动脉夹层是左室向心性肥厚的另一种常见原因,特别是老年人更常见。左室肥厚通常伴有舒张功能不全,室间隔基底部肥厚时增加了动态流出道梗阻的危险,这不是一个固定不变的现象,可以是一过性的,低血容量、左室后负荷减小、收缩力增强可以加重这一现象。对这一现象的认识常常可以为治疗带来明显的帮助。

8. 不伴有心肌肥厚的右室扩张与急性容量过负荷或右室阻力增加有关。在急诊和 ICU 病房,这通常是由急性肺栓塞或需正压机械通气的急性肺损伤/急性呼吸窘迫综合征引起。伴有右室功能不全时,室间隔会逐渐变平并偏向左室,在 TTE 胸骨旁短轴切面或 TEE 经胃 0°切面可观察到左室呈“D”形。室间隔运动障碍时常见于急性肺源性心脏病。右室基底部运动减弱伴有心尖部运动正常时可见于肺栓塞(McConnell 征)。

9. 右室游离壁肥厚,伴或不伴心腔扩张,是常由 COPD、慢性肺动脉栓塞或其他引起肺动脉高压的原因所导致的慢性心肌重构。当右心系统肥厚及扩张时,右室占据心尖的大部分。

10. 右室运动减弱不伴心肌重构见于以下疾病:
- 脓毒症
- 肺动脉栓塞
- 急性呼吸窘迫综合征
- 机械通气
- 右室心肌梗死,通常累及左室下壁

右室扩张或多或少与中心静脉充盈、收缩力状态、肺动脉压力相关。原始右心室功能衰竭必须与其他原因所累及心功能衰竭做鉴别,如肺动脉高压等。

23.5　超声心动图检测:序贯性检查

在血流动力学不稳定的急性期,根据特殊的治疗目标,如中心静脉血氧饱和度大于 75%、乳酸水平下降、尿量增多等,超声心动图检查常规反复用于评估临床变化及对治疗的反应。在操作过程中,超声检查通常在以下情况中需要反复进行评估:
- 评估容量反应性,及评估弹丸式液体复苏或被动抬腿试验的治疗效果

- 使用血管收缩剂、血管扩张剂或正性肌力药物,或调整这些药物的剂量后需进行超声评估
- 在平台压、平均气道压力或 PEEP 有任何明显变化后,评估机械通气效果
- 研究正压通气下的困难脱机现象

因此,超声检查逐渐成为主要用来跟踪患者临床状态变化,及评估监测一些生理指标的管理方案的结果,这些指标包括:

- 射血分数,通常与左室舒张末期联合评估
- 每搏输出量,或更多是流速时间积分(VTI)
- 心脏各个腔室的收缩或舒张期内径,面积或容积
- 下腔静脉(TTE)或上腔静脉(TEE)的内径及随呼吸的变异率
- 左室充盈压,包括评估 E/Ea 比率
- 右室面积,室间隔运动异常,肺动脉收缩压及 TAPSE
- 评估放置引流管前后的胸腔积液量及心包积液量
- 在使用利尿剂或其他药物治疗后,开始机械通气后或有任何机械通气参数变化时,评估肺部彗尾征(B 线)和肺实变

超声心动图外加胸部超声评估通常可以为获得患者血流动力学稳定提供所有必要信息。然而,为了能床边监测患者,采用非超声心动图方法持续监测心输出量通常都与心血管超声相关。

(虞意华 译,严静 校)

参考文献

1. Noble VE, Nelson B, Sutingo AN (2007) Emergency and critical care ultrasound. Cambridge Medicine, Cambridge
2. Cholley BP, Vieillard-Baron A, Mebazaa A (2005) Echocardiography in the ICU: time for widespread use! Intensive Care Med 32:9–10
3. Jensen MB (2004) Transthoracic echocardiography for cardiopulmonary monitoring in intensive care. Eur J Anaesthesiol 21:700–707
4. Breitkreutz R, Walcher F, Seeger F (2007) Focused echocardiographic evaluation in resuscitation management: concept of an advanced life support-conformed algorithm. Crit Care Med 35:S150–S161
5. Tayal VS, Kline JA (2005) Emergency echocardiography to detect pericardial effusion in patients in PEA and near-PEA states. Resuscitation 59:315–319
6. Expert Round Table on Ultrasound in ICU (2011) International expert statement on training standards for critical care ultrasonography. Intensive Care Med 37:1077–1083
7. Sarti A (2009) Ecocardiografia per l'intensivista. Springer, Milan

第 24 章　心脏外科术中超声心动图

Carlo Sorbara, Alessandro Forti, and F. Luca Lorini

24.1　引言

术中正确实施经食管超声(transesophageal echocardiography, TEE)检查并正确解读超声图像有助于指导术中治疗和改善预后。自从 20 年前手术室首次应用后,TEE 逐渐成为心脏术中重要的诊断手段,指导手术的进行和麻醉的管理。1999 年,美国超声心动图学会和美国心胸麻醉医师协会工作组[the American Society of Echocardiography/Society of Cardiothoracic Anesthesiologists (ASA/SCA) Task Force]发表了指南,规范如何在术中进行全面的 TEE 检查。指南中描述了心脏和大血管的 20 幅超声显像,如心脏的四个腔室、心脏瓣膜、胸主动脉和肺动脉。然而,临床上需要更多的超声图像以期早期发现和评估术中的异常。

24.2　术中实施经食管超声的适应证

ASA/SCA 指南提出以下三种情况可以在术中实施 TEE:

1. 瓣膜修复术中出现血流动力学不稳定(最高级别文献支持和专家意见)。

2. 患者术中发生心肌缺血的风险较高和需要手术切除心脏肿瘤(较低级别文献支持和专家共识)。

3. 骨科术中监测有无栓子形成和术中评估血管桥是否通畅(最低级别文献支持和专家意见)。

第 28 章和第 30 章将详细介绍血流动力学不稳

定患者的超声导向的复苏策略。

24.3　避免经食管超声检查的并发症

进行 TEE 检查前,必须明确患者是否存在吞咽困难、咯血或食管疾病的病史。如果患者存在以上病史,可请消化内科医师会诊评估 TEE 实施的风险。避免并发症的关键是探头置入的方式。探头置入食管时手法需轻柔,不可暴力操作。最简单的方法是用左手扶住患者下颌,右手置入探头。探头置入时持续轻柔地将探头来回转动,从左至右寻找食管开放的时机。最重要的是医生必须知道什么时候不可以实施 TEE 检查(表 24.1)。

表 24.1　经食管超声的禁忌证

绝对禁忌证	相对禁忌证
近期曾行食管或胃手术	有纵隔放疗的病史
有食管狭窄的症状	有症状的食管裂孔疝
食管憩室	凝血功能障碍
食管肿瘤或脓肿	无法解释的上消化道出血
	食管静脉曲张
	颈椎疾病

24.4　瓣膜修复术

24.4.1　二尖瓣修复术

二尖瓣成形比二尖瓣假体置换更为受到欢迎,

186

是目前常用的治疗二尖瓣反流的手术,可以降低术中和术后病死率,减少人工瓣膜相关并发症,如血栓栓塞、感染性心内膜炎和抗凝导致的出血。判断手术是否成功的关键是在术中重建后立即评估二尖瓣功能。因此,术中需要进行心脏超声。目前,越来越多的外科医生应用二尖瓣修复术治疗二尖瓣反流。二尖瓣修复术成为术中实施 TEE 的主要适应证,其图像分辨率高、可实时观察二尖瓣叶、环的病理解剖和支持装置,有助于外科医生判断和决定手术的方式和方法。

二尖瓣退行性疾病是导致二尖瓣反流需要手术治疗的最常见原因。TEE 可发现二尖瓣叶冗长、脱垂、腱索断裂和二尖瓣黏液退行性变导致的瓣叶连枷。应用 TEE 的短轴和长轴切面分别观察心脏二腔和四腔可以全面的观察二尖瓣叶对合异常的位置和程度。这些图像亦可显示二尖瓣环的扩张和钙化的程度。这对于缺血性心脏病的患者尤其重要,可用于评估二尖瓣装置对心肌的支持。胃窗是最好的观察声窗,短轴切面的图像可用于评估左室整体和局部的功能。局限的心功能异常可以表现为节段性室壁运动功能减退,亦可表现为梗死后局部心肌室壁变薄并膨出,以上表现有助于评估缺血性二尖瓣反流后行二尖瓣修复术的可行性和术式。胃窗长轴图像也可以显示二尖瓣支持装置的功能。

24.4.2　主动脉瓣修复术

与主动脉狭窄比较,主动脉反流修复术中应用 TEE 进行评估较为普遍。术中进行二维超声检查有助于明确主动脉瓣反流的原因,如尖瓣脱垂(指三个瓣中的某个瓣叶)或主动脉根部及主动脉环的扩大导致关闭不全。长轴和短轴的复合双平面彩色多普勒超声显像可以半定量分析反流的程度。中心性反流束、瓣膜下反流束/流出道宽度(长轴切面)的比值、瓣膜下反流束/流出道面积(短轴切面)的比值与血管造影分级显示的主动脉反流相关性很好。主动脉反流束的轨迹也有助于明确反流的机制和功能不全,瓣膜中心对合不良导致中心性束,非对称性尖瓣对合不良产生与受累最重的尖瓣方向相反的偏侧性反流束,其方向与受累尖端相反。主动脉瓣的纵向短轴彩色多普勒超声图像可显示反流口的确切位置和大小,从而进一步指导手术的实施。Cosgrove 等研究发现,在首次主动脉瓣修复术后,术中彩色多普勒超声显示仍有 7% 的患者存在明显的主动脉反流,提示术中应进行超声评估反流是否纠正。

24.5　监测有无心肌缺血

第 12 章和第 27 章详细介绍了超声监测的心肌缺血和左室局部节段性室壁运动异常的表现。理想情况下,全面评估左室局部的功能需要得到左室不同部位的多个图像,如基底段、中间段和心尖段。通过监测左室壁增厚率和心内膜位移而评估左室收缩功能。局部室壁运动功能可分为运动正常、运动减退、运动不能或运动障碍。局部室壁运动正常表现为收缩期室壁明显增厚,及心内膜内向移动。局部室壁运动减退表现为收缩期室壁增厚率或心内膜内向移动异常,可分为轻度、中度和重度。局部室壁运动不能表现为收缩期室壁增厚率或心内膜内向移动消失。局部室壁运动障碍表现为矛盾运动,即左室的部分室壁和其他室壁运动相反,收缩期室壁变薄而非增厚,这是典型的透壁心肌梗死和左室壁瘤的征象。第 12 章介绍了如何进行局部收缩功能的评分。

24.5.1　经食管超声诊断心肌缺血的局限性

超声图像质量较差或操作者经验不足常常导致局部室壁运动异常的错误诊断。超声仪器设置不当或扇形图侧边图像的丢失可能导致超声图像质量较差。有时左室短轴切面也可能显示不清。模糊的图像可导致局部室壁运动异常被错误判断。心跳或呼吸所致的心脏位置移动(平移或旋转)也可能导致局部室壁运动异常被错误诊断,这种情况在心包切开术后更为常见。如果超声未监测左室基底段和心尖段的短轴切面,可能遗漏今存在于这些断面的局部室壁运动异常。左室激动异常(如束支传导阻滞或起搏心律)可致左室收缩时间异质性(即不同步)可造成对收缩功能的误判,此时即使所有室壁节段收缩正常,它们在某些不同的时间下完成。所以给我们的印象是节段性功能异常并伴有电触发延迟。局部室壁运动异常作为心肌缺血的诊断指标的特异性也逐渐受到质疑。超声显示的缺血后心肌区提示心肌缺血的存在。尽管以上方法有一定的局限性,TEE 仍可用于监测麻醉和手术后心脏的变化。

24.6　团块表现

第 20 章详细介绍了心脏肿瘤和团块的超声表

现。术中实施 TEE 有助于了解肿瘤切除前后心脏的变化，从而指导之后的治疗。TEE 还可用于诊断心内黏液瘤，明确肿瘤附着点，对周围解剖结构的浸润，及是否存在心内多发性肿瘤。肿瘤切除术后，TEE 可用于检查肿瘤是否完全切除，肿瘤或手术部位是否仍存在瓣膜反流等。

术中进行 TEE 亦用于明确新生物侵犯心脏的部位和程度，这对于肾细胞癌的患者尤其适用。TEE 对于术前肾细胞癌侵犯右心，导致心腔内新生物有很高的诊断价值，优于术前实施 CT、磁共振或下腔静脉造影。肿瘤切除后，TEE 可用于诊断有无肿瘤栓塞、肿物残留及下腔静脉梗阻。术中实施 TEE 还可被用于明确心腔内有无其他泌尿生殖系统肿瘤的存在。

24.7 监测术中有无栓塞形成

24.7.1 心脏手术

心脏疾病如瓣膜疾病或先天性心脏病术中心室常与空气相通，术后心脏内可见气体。在手术快结束时，需要将患者体位转换为 Trendelenburg 体位、或按压颈动脉、延长左室排气时间以完全排出心腔内气体。TEE 检测心腔内气体的敏感性很高，需在心肺转流停止前用于观察有无心腔内气体。如超声发现心腔内气体量仍多，需要继续应用以上措施避免动脉气栓的发生。

24.7.2 骨科手术

全髋置换术中在置入骨水泥时偶会出现明显的血流动力学波动。研究显示，气体栓塞、脂肪栓塞或骨水泥栓塞常常在此时或将水泥植入关节后发生。与不应用骨水泥的全髋置换术比较，应用骨水泥的全髋置换术发生栓塞的比例较高，骨水泥植入时髓内压力增高，是导致栓塞的可能原因。有研究提示，TEE 对于某些骨科手术的患者可用于评估有无栓塞发生。TEE 也可用于鉴别其他原因导致的低血压，如静脉血栓栓塞和低血容量。

24.7.3 肝脏手术

肝脏移植时偶出现单纯的右心衰竭导致的血流动力学不稳定。气体和血栓导致的静脉栓塞、肺栓塞和反常栓塞为右心衰竭的更常见原因。肝脏移植时的气体栓塞多发生于静脉-静

脉转流时，TEE 是发现气体栓塞的理想工具。虽然门脉高压患者发生食管静脉曲张破裂的风险很小，但这种风险仍然存在，因此，应用 TEE 探查有无气体栓塞的发生前需要评估患者发生静脉曲张出血的风险。

24.7.4 神经外科手术

TEE 也可用于神经外科的麻醉和手术，早期监测有无静脉气体栓塞（venous air embolism, VAE）和反常气体栓塞（paradoxical air embolism, PAE）的发生。

VAE 是坐位进行神经外科手术患者的常见并发症，降低其发生率和病死率的最重要手段是早期诊断和及时治疗。目前，二维 TEE 是术中发现 VAE 的最敏感手段。

PAE 在神经外科手术中不常见，但一旦发生，预后极差。有研究提出，卵圆孔未闭的患者出现 VAE 常进展为 PAE。静脉气栓进入肺循环导致肺动脉血流梗阻，肺动脉压力显著升高，血管可能反射性收缩。造成的肺动脉高压导致右房和右室压力较左心压力增高更为明显。如果患者存在卵圆孔未闭，右向左的心房压力差可促进 PAE 的发生。术前实施 TEE 可早期发现未闭的卵圆孔，提醒医生患者存在发生 PAE 的潜在风险（见第 21 章和第 35 章）。麻醉诱导后实施 TEE 可早期发现卵圆孔未闭。如果手术开始前发现患者存在卵圆孔未闭，手术医生可以选择减少 VAE 发生的体位进行手术，最终降低 VAE 和 PAE 的发生风险。

（徐静媛 译，杨毅 校）

扩展阅读

Carpentier A et al (1980) Recostructive surgery of mitral valve incompetence: ten year appraisal. J Thorac Cardiovasc Surg 79:2338–2348

Cosgrove DM et al (1991) Valvuloplasty for aortic insufficiency. J Thorac Cardiovasc Surg 102:571–577

Lang RM, Bierig M, Devereux RB et al (2005) Recommendations for chamber quantification: a report from the American Society of Echocardiography's Guidelines and Standards Committee and the Chamber Quantification Writing Group, in conjunction with the European Association of Echocardiography. J Am Soc Echocardiogr 18:1440–1463

Zoghbi WA, Enriquez-Sarano M, Foster E et al (2003) Recommendations for evaluation of the severity of native valvular regurgitation with two-dimensional and Doppler echocardiography. J Am Soc Echocardiogr 16:777–802

第 25 章　常规血流动力学评估

Carla Avallato, Ilaria Nicoletti, and Alessandro Locatelli

25.1　引言

对血流动力学参数的评估是正确诊断和治疗重症患者的基础。由于多普勒技术的应用,经胸超声心动图(TTE)和经食管超声心动图(TEE)作为多功能设备能够直接在床边实时地提供心功能各方面的数据。血流动力学参数的评估主要基于对压力和容量的评估,我们揭示了超声心动图是如何采用微创的方式测得相关数据。但也必须强调该技术的不足之处,即过于依赖操作者经验和所获图像的质量,这就降低了参数估计的精确性,并误导了多普勒超声心动图物理原理的合理应用,如多普勒波束与血流预期方向的同轴性和取样线(或取样点)的准确位置。

25.2　压力评估

血管内压力不能直接测得,但通过多普勒超声心动图采用伯努利方程便可获得必要的数据。应用伯努利方程就可测得血流通过狭窄孔隙时所产生的不同梯度的压力,如心脏瓣膜。如果心室腔内存在瓣膜反流所产生的喷射血流时,就能对心室腔内压力进行评估。在临床应用当中,该方程简化如下(图25.1):

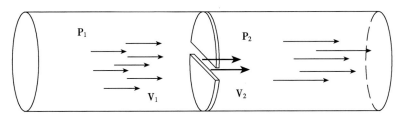

图 25.1　血流经过局限性孔隙时产生的压力梯度与速度的平方差相关。伯努利方程将其简化

$$P_1 - P_2 = 1/2\rho(V_2^2 - V_1^2)$$

此处 ρ 代表血液黏稠度($1.06 \times 10^3 \, kg/m^3$),$V_2$ 代表狭窄孔隙远端的速度,V_1 代表狭窄孔隙近端的速度。由于 V_1 远低于 V_2,在下面的最终简化方程中将其忽略不计:

$$\Delta P = 4 \times V_2^2$$

现代的超声设备都能通过连续多普勒超声心动图测量反流血束的峰值速度,这一过程中可自动测得压力梯度的数值。应用连续多普勒超声心动图处理高速血流是必不可少的(图25.2)。

鉴于此,通过心脏瓣膜反流束及决定反流情况的心室腔内压力,我们可以计算出左心房压力(LAP),左心室舒张期末压力(LVEDP),和肺动脉收缩期压力(sPAP)。

LAP 通过二尖瓣反流计算得出,其驱动压是主动脉收缩期血压(sBP),在不存在主动脉瓣狭窄的情况下,其压力等于左心室压力。该推导方程如下:

$$LAP = sBP - 4V_{MR}^2$$

此处 V_{MR}^2 是二尖瓣反流的峰值速度。

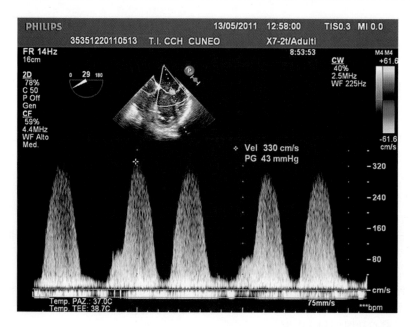

图 25.2　使用连续多普勒超声心动图评估二尖瓣反流的血流峰值速度

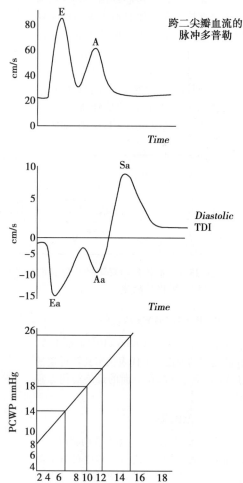

图 25.3　从上至下为:经胸超声心动图(TTE)心尖四腔切面的二尖瓣血流脉冲多普勒探查,TTE 心尖四腔切面二尖瓣环侧壁的组织多普勒成像(TDI),以及 E/Ea (E/E')与肺毛细血管楔压(PCWP)的关系

许多因素可影响所获数据的可靠性,如负荷情况及左心室的顺应性,正性肌力药物的使用以及以多重反流为特点的二尖瓣功能不良。利用计算主动脉瓣的反流可测定 LVEDP。通过测量驱动压(即循环舒张压,dBP)与舒张末期主动脉反流形成的压差可算得 LVEDP,其方程如下:

$$LVEDP = dBP - 4V_{AR-EDV}^2$$

此处 V_{AR-EDV}^2 是主动脉瓣反流血束的舒张末期速度。

左心室充盈压(肺毛细血管楔压)可通过计算 E/E′(或 E/Ea)比率而得出,即早期跨二尖瓣血流峰速度(脉冲多普勒超声心动图)与早期组织松弛速率(组织多普勒成像)之间的比值。峰流量取决于跨二尖瓣压力梯度,而峰流量与心肌松弛速度的比值则代表左心室充盈压。该比值正常值小于

8~10,超过 10 为异常值(即左心室充盈压增高)。尤其是当比值超过 15 时则表明左心室充盈压和肺毛细血管楔压显著增高(图 25.3),即使左心室收缩功能保留时,心房钠尿肽也会显著增高(图 25.3)

当右心室流出道或肺动脉瓣无狭窄时,sPAP 等同于右心室收缩压。使用连续波多普勒超声心动图测量三尖瓣反流的峰速度。其方程式如下:

$$sPAP = 4V_{TR}^2 + RAP$$

此处 RAP 为右心房压力,正常值为 8~10mmHg,但当病人出现充血性心力衰竭或颈静脉怒张时,可使用超声探查下腔静脉及其呼吸变异率。下腔静脉扩张(直径>2cm)及其吸气状态下变异小于 50% 提示 RAP>15mmHg。

在 TTE 胸骨旁短轴切面(图 25.4)和 TEE 升主动脉短轴切面,应用脉冲多普勒超声心动图测量肺

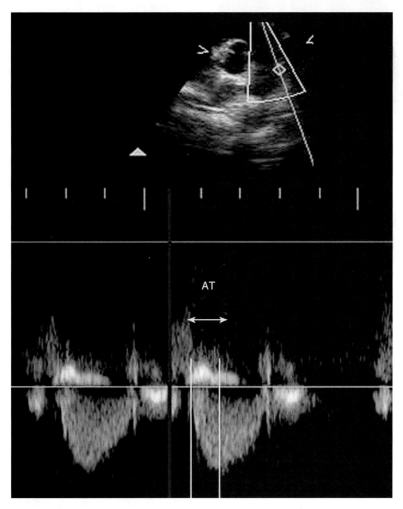

图 25.4　TTE 胸骨旁短轴切面,肺动脉速度-时间积分(VTI)。AT,加速度时间

动脉血流的速度-时间积分（velocity-time integral,VTI）的加速度时间可评估平均肺动脉压。达到峰值速率的时间越短,肺动脉平均压就越高。

$$平均 PAP = 79 - 0.45 \times AT$$

此处 PAP 是肺动脉压力,AT 是加速度时间。

当上升速率曲线陡峭时,简单的肉眼探查所观察到的肺动脉峰值速率急剧上升即可表明肺动脉压力升高(图 25.5)。

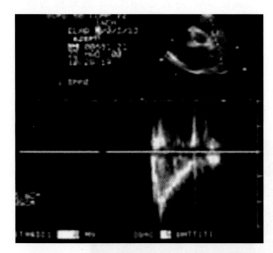

图 25.5　TTE 胸骨旁短轴切面,肺动脉速度-时间积分(VTI):肺动脉高压时加速时间较短

25.3　心输出量

超声心动图可对心室容积进行定性及定量估计,从而测得心输出量。这既可通过多普勒技术也可通过容积测量及衍生的相关方法(如声学定量及实时三维超声心动图)得以实现。

多普勒超声心动图测量采用的是流体运动方程:流量或容积是血流通过的横截面与该血流量在设定时间内流动的距离的乘积。在超声心动图中,这一距离与一次心跳所射出的血流通过横截面区域所测得的距离是一致的,可以通过应用指定横截面区域所测得的多普勒波形的速度-时间积分进行计算(脉冲多普勒超声心动图或连续多普勒超声心动图)。所有的超声心动图仪器都通过描记相应的多普勒信号轮廓,对 VTI 进行自动计算(图 25.6)。

可通过以下方程式阐释:

$$Volume(cm^3) = CSA(cm^2) \times VTI(cm)$$

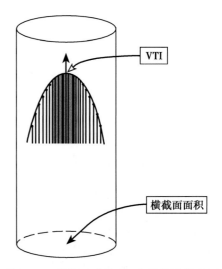

图 25.6　流体运动公式:流量是横截面区域与血流量在指定时间内通过的距离之间的乘积,可通过 VTI 评估

通过这种方法可以计算出每搏输出量(stroke volume,SV),即单次心跳所射出的血量。利用超声心动图,可通过多种方法计算得出每搏输出量,合理地将横截面的测量和多普勒信号的监测点结合起来。

对于左室流出道,可使用脉冲多普勒频谱(脉冲多普勒超声心动图)进行测量。将取样容积线放置于主动脉瓣平面下 5mm。超声多普勒波束必须尽可能与血流方向平行以至两者间的夹角不超过 20°(这种方法所形成得可能误差小于 6%)。使用 TEE 时,经胃投射能获得最好的同轴性(90°~120° 的经胃长轴切面,或深部经胃切面),然而使用 TTE 时,可采用心尖五腔切面。在心室收缩期,应用 M 型超声心动图在主动脉瓣环处测量左心室流出道的直径可计算出横截面(图 24.7,图 25.8)。

通过追踪收缩期主动脉瓣环平面可测得主动脉瓣的横截面;考虑到瓣膜为等边三角形,可使用单边的长度用相同的数学公式进行计算,这样能够得到更为准确的数值。主动脉瓣是血流通过的最狭窄的部位,其直径减小可导致血流速率升高,因此,有必要使用连续多普勒超声心动图进行测量。

使用二尖瓣进行每搏输出量计算时,VTI 更易测得。在四腔心长轴切面下,使用脉冲多普勒超声心动图可在舒张期获得跨二尖瓣血流图像。将取样容积线置于二尖瓣环平面中间。由于二尖瓣环是椭圆形而非圆形,因此更难获得准确的瓣膜面积。因投射区域相同,二尖瓣前叶开放后至二尖瓣后叶的直径应在舒张期进行测量。二尖瓣呈漏斗形,因此

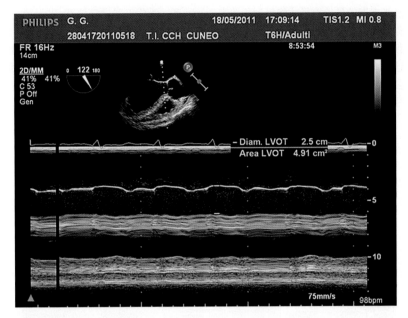

图 25.7 使用 M 型超声心动图评估 CSA。左室流出道(LVOT)直径于收缩期主动脉瓣环处测量

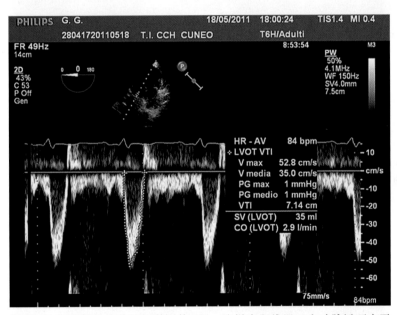

图 25.8 使用脉冲多普勒频谱评估 VTI。取样容积线置于主动脉瓣环水平下 5mm

对其用 TEE 计算横断面的测量方法是不准确的。相反,用 TTE 进行计算是有效的,即在胸骨旁短轴切面下,缓慢地从心尖部滑移至心脏底部。

另外一个测算每搏输出量的方法是应用左心室收缩期和舒张期容积。每搏输出量的计算如下:

$$SV = LVEDV - LVESV$$

此处 LEVDV 是左心室舒张期末容积,LVESV 是左心室收缩期末容积。

计算方法有多种,但最常用的是:

—面积–长度法:使用 TTE 和 TEE,所用的投射面积是心尖四腔切面。该方法的前提是左心室是几何椭圆形。为能测得容积,描记左心室面积及测量收缩末期及舒张末期的最长直径才能得到相关容积。为了避免测量的容积存在误差,获得真实的心尖图像也很重要。

——辛普森法。这一方法常应用于超声心动图软件。心室被分为多个已知厚度的薄片,每个薄片被认为是一个圆柱。心室的总容积即为每个薄片的总和。需将机器设定校准,以得到最佳的心内膜分辨率和图像,并描记心内膜内缘。同样,需分别在收缩和舒张期末进行测量。常规情况下,乳头肌是包括在心室腔内的。如果患者是窦性心律,需要测量三次不同心跳,如果患者有房颤,需测量7~9次心跳(图25.9,图25.10)。

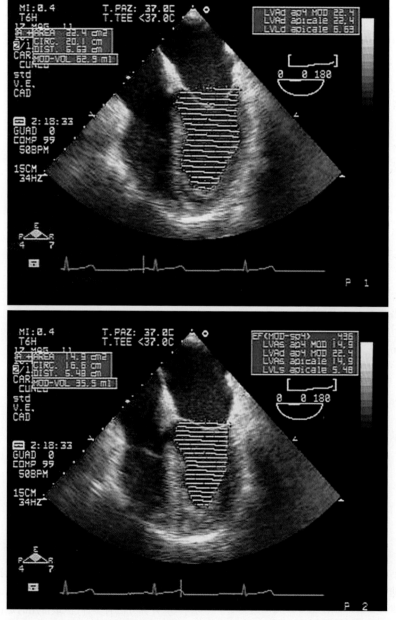

图 25.9 及图 25.10 根据辛普森法应用超声心动图软件测量射血分数。左心室长轴切面下测量舒张末期和收缩末期容积

容积测量法的局限性与超声心动图图像的分辨率和心室本身几何形状有关。二维超声心动图的分辨率从 0.3~1.5mm，依赖于超声波的周期频率和数量。因此，几个毫米的差异足以明显改变每搏输出量的测量结果。同样，局部收缩功能的差异可导致所计算出的每搏输出量绝对值错误，从而影响心排出量。

25.4　新方法

25.4.1　声学定量

声学定量是一种超声成像系统，即基于不同组织的声音特征进行定量评估，可实时探测、跟踪心内血流边界。这是一种无创方法，可对左心室舒张末期容积、收缩末期容积，和射血分数进行在线定量。声学技术能够鉴别、探查，并自动描记出心内膜-血液界面，让医生自主选择兴趣面积，即左心室内腔。同时需要跟踪心电图将心动周期与面积变异相结合。相应的波形与射血分数数值、收缩末期及舒张末期容积及每搏输出量相关(图 25.11)。

25.4.2　实时三维超声心动图

由于超声物理和计算机影像处理技术的发展，二维超声心动图的空间局限性已部分得以解决，并发展到了三维超声心动图。

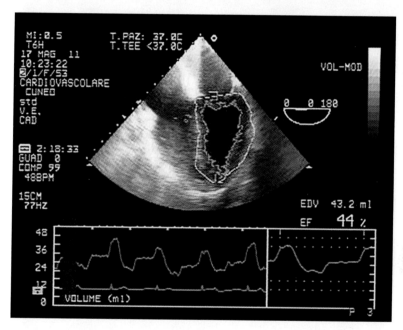

图 25.11　声学定量。软件可选择兴趣区域，即左心室的内腔。相应的波形与射血分数值有关

实时三维超声心动图目前能使用三种不同的图像模式：实时三维(50°×30°金字塔容积)，三维变焦(有删节的金字塔容积，其尺寸和横截面都由操作者变动)，全容积 3D(由跟踪心电图的 4~7 幅图所生成的金字塔容积)。最后一种模式可以将图像重新组合得到完整的右心室图像。许多数学演算方法都可以对图像进行处理(操作者必须提供自身不同的参考点；必要时，纠正心内膜的自动描记)，这样就可以提供时间容积曲线，计算舒张末期容量、收缩末期容量及射血分数。许多研究证实，实时三维超声心动图和磁共振成像所得到的容积高度相近(图 25.12,图 25.13)。

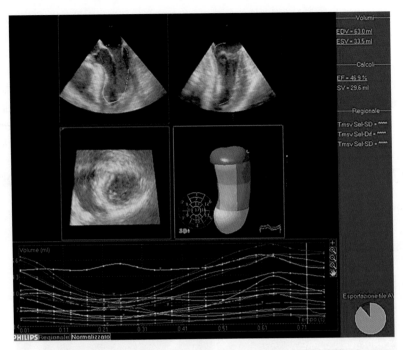

图 25.12　3D 数据库中的左心室容积和左心室射血分数

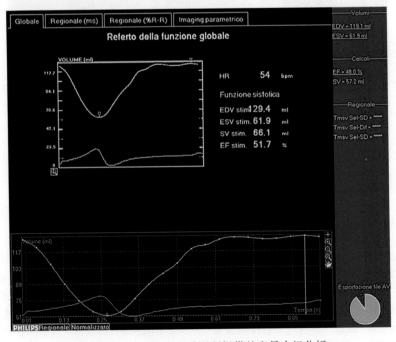

图 25.13　三维超声心动图所提供的定量小组分析

（隆云 译，许强宏 校）

容积测量法的局限性与超声心动图图像的分辨率和心室本身几何形状有关。二维超声心动图的分辨率从 0.3~1.5mm，依赖于超声波的周期频率和数量。因此，几个毫米的差异足以明显改变每搏输出量的测量结果。同样，局部收缩功能的差异可导致所计算出的每搏输出量绝对值错误，从而影响心排出量。

25.4 新方法

25.4.1 声学定量

声学定量是一种超声成像系统，即基于不同组织的声音特征进行定量评估，可实时探测、跟踪心内血流边界。这是一种无创方法，可对左心室舒张末期容积、收缩末期容积，和射血分数进行在线定量。声学技术能够鉴别、探查，并自动描记出心内膜-血液界面，让医生自主选择兴趣面积，即左心室内腔。同时需要跟踪心电图将心动周期与面积变异相结合。相应的波形与射血分数数值、收缩末期及舒张末期容积及每搏输出量相关（图 25.11）。

25.4.2 实时三维超声心动图

由于超声物理和计算机影像处理技术的发展，二维超声心动图的空间局限性已部分得以解决，并发展到了三维超声心动图。

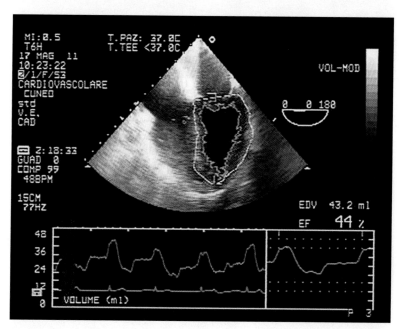

图 25.11 声学定量。软件可选择兴趣区域，即左心室的内腔。相应的波形与射血分数值有关

实时三维超声心动图目前能使用三种不同的图像模式：实时三维（50°×30°金字塔容积），三维变焦（有删节的金字塔容积，其尺寸和横截面都由操作者变动），全容积 3D（由跟踪心电图的 4~7 幅图所生成的金字塔容积）。最后一种模式可以将图像重新组合得到完整的右心室图像。许多数学演算方法都可以对图像进行处理（操作者必须提供自身不同的参考点；必要时，纠正心内膜的自动描记），这样就可以提供时间容积曲线，计算舒张末期容量、收缩末期容量及射血分数。许多研究证实，实时三维超声心动图和磁共振成像所得到的容积高度相近（图 25.12，图 25.13）。

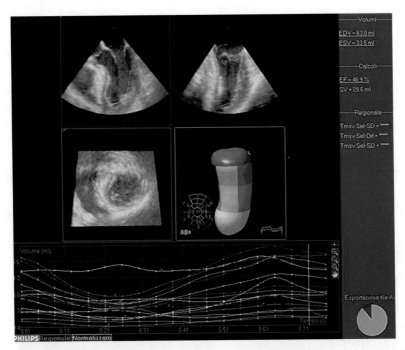

图 25.12 3D 数据库中的左心室容积和左心室射血分数

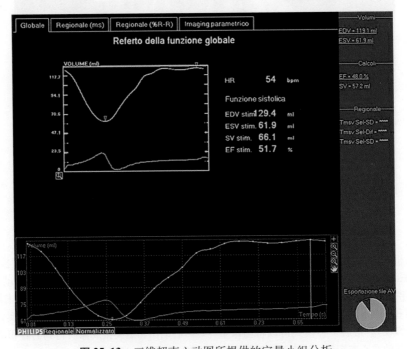

图 25.13 三维超声心动图所提供的定量小组分析

(隆云 译,许强宏 校)

扩展阅读

Brown JM (2002) Use of echocardiography for hemodynamic monitoring. Crit Care Med 30:1361–1364

Hüttemann E (2006) Transoesophageal echocardiography in critical care. Minerva Anestesiol 72:891–913

Poelaert JI, Schüpfer G (2005) Hemodynamic monitoring utilizing transesophageal echocardiography: the relationships among pressure, flow and function. Chest 127:379–390

Szokol JW, Murphy GS (2004) Transesophageal echocardiographic monitoring of hemodynamic. Int Anesthesiol Clin 42:59–81

Vignon P (2005) Hemodynamic assessment of critically ill patients using echocardiography Doppler. Curr Opin Crit Care 11:227–234

第 26 章　ICU 和手术室的超声造影心动图

Paolo Voci, Luigi Tritapepe, Demetrio Tallarico, and Luciano Agati

26.1　超声造影剂

超声造影剂可分为第一代和第二代。第一代造影剂是手工将盐水与较大的、不稳定的小气泡混合而成，因为其不能通过肺的微循环所以只能用于右心系统造影，并且这一代造影剂用于检查卵圆孔未闭已有 40 年的历史；第二代造影剂使用更加微小且大小一致、稳定的不易溶解的气体做成的小气泡，它可以通过肺的微循环，并提供左室腔及左心心肌的造影，主要用于观察心内膜轮廓及心肌灌注。

26.2　心脏内分流

重症患者发生难以解释的梗阻性休克或难以逆转的低氧血症时，有可能是心脏内（房间隔缺损或卵圆孔未闭，PFO）或者肺血管（肺动静脉瘘）存在分流病因。另外一个罕见的原因是左上腔静脉回流左心房，它常引起医源性脑卒中。约有 25%～30% 的人存在 PFO，其中大部分的卵圆孔类似于一个阀门状态，只有当患者进行 Valsalva 动作或者咳嗽的时候右房压力短时间能增高，引起卵圆孔打开血液从右房直接流向左房。但是，当右房压力持续高于左房压力的时候（如肺动脉高压、右心功能衰竭及严重的三尖瓣反流的患者），卵圆孔会持续处于开放状态，引起明显右向左分流的血流动力学状态及低氧血症。彩色

多普勒也许可以发现心房内分流，但是超声造影能显著的提高诊断分流的几率。盐水气泡混合物就很适合用于诊断房间隔缺损。约 0.5ml 的空气与 10ml 生理盐水和 1ml 病人的血液混合，通过一个三通开关将混合物在两个注射期间来回推注形成泡化液体。正常情况下大部分气泡会阻塞到肺的微循环里，只有一小部分会到达左房左室，而且由于需要经过肺循环左房的气泡会晚出现三到七个心动周期。而在 PFO 的患者，在进行 Valsalva 动作的时候甚至不需要 Valsalva 动作，右房的气泡到时候就可以直接通过房间隔。

26.3　图像质量的提高

重症患者中超声声窗往往较差，可能无法良好地将心内膜显示出来，这样对室壁运动、各个心腔容量和射血分数的评估都较为困难。在这类病人中静脉注射第二代造影剂可以将左心腔浑浊化从而使左心腔清晰地显示出来，发现室壁运动异常及准确地测量出射血分数（图 26.1）。因此，无创超声造影技术可作为替代食管超声对休息或药物激动状态下左心室节段或整体心功能评估的重要手段。高达 75% 未进行能超声诊断的重症患者使用第二代造影剂之后可以得到诊断。造影剂的使用还可以提高心室内栓子（图 26.2）、左心室的非紧压状态和心脏破裂的诊断几率，并能有效提高多普勒测量三尖瓣反流、肺动脉压、主动脉瓣跨瓣血流和肺静脉血流的准确性。

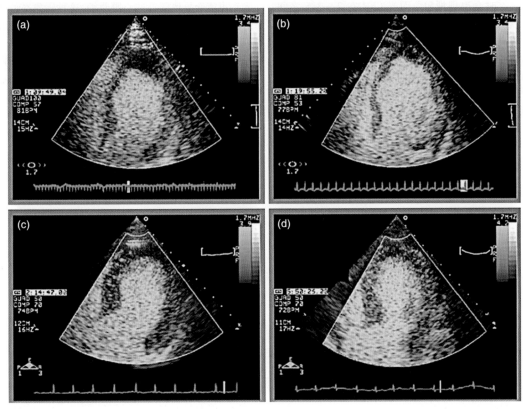

图 26.1　增强心尖四腔心切面观察急性心肌梗死行介入治疗后(a,b)及行溶栓治疗后(c,d)

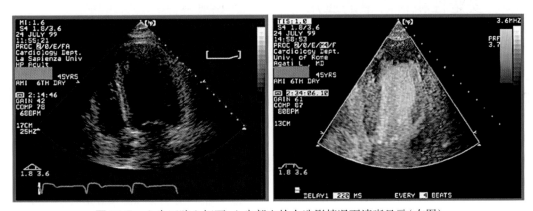

图 26.2　心尖四腔心切面:心尖部血栓在造影情况下清晰显示(右图)

26.4　冠脉血流

　　新的超声观测项目——经胸超声观测冠脉血流可以使用造影剂提高图像质量。几乎所有病人都可以通过观察左冠状动脉前降支(LAD)的中远段评估LAD 的血流。静息时的血流测量显示出局部血流加速提示存在有冠状动脉狭窄,不过需要注意冠状动脉迂曲也会出现相同的征象。冠状动脉血流储备(CFR;冠脉充血和基线血流速度的比值)可作为腺苷、ATP 或双嘧达膜诱导微循环血管扩张时冠状动脉输出量测量的一个替代指标。CFR 作为冠脉功能的指标可以反映冠状动脉狭窄程度,当 CFR>2.5 时提示没有冠状动脉狭窄引起的血流限制;当 CFR<2 时提示有冠状动脉狭窄引起血流受限;当 CFR≤1 时,提示当冠状动脉血管扩张储备能力到达极限或出现冠

脉窃流时会出现梗阻。而当 CFR 在 2～2.5 之间时，冠脉血流与血管造影的结果相关关系不强，但这些病人多发现有中度的冠脉狭窄。约 25%～30% 急性冠脉梗阻行冠状动脉介入治疗（PCI）重建冠脉血流的病人存在无复流或低复流现象。这些患者在随访中的心脏收缩及功能的恢复均不明显。CFR 因为其数值与存活心肌的水平成正比，可作为 PCI 术后预测心功能恢复的指标。左前降支的穿支，作为急性前壁心肌梗死后心肌灌注和存活的标志也可以在超声造影中显示出来。冠脉搭桥 LAD 可以很清晰地显示出来，特别是在结构水平，因为不受乳腺动脉壁运动伪影的影响。而搭桥血管功能的测量为了防止血流竞争引起的偏差，应测量左前降支的扩张压力而不测量搭桥血管。

26.5　心肌灌注

静脉注射第二代造影剂可以到达冠脉微循环，并能提高左心室的灰度（心肌造影超声心动图）。使用这一技术可以评估冠状动脉闭塞所影响的心肌范围，急性心梗再通之后有无复流现象，以及在随访中预测不可逆的左心室功能障碍。

26.6　安全性和科研中的应用

第一代造影剂的副作用是空气栓塞，但在大部分患者中都不会引起主要问题。尽管如此，在卵圆孔未闭存在右向左分流的患者仍需要多加注意。利声显是一种高渗透性含半乳糖造影剂，在半乳糖血症的患者中禁用并且在心衰的病人中使用也应多加注意。Optison（国内为上市）有白蛋白外壳包裹，在有血液、血制品或白蛋白过敏史的患者中禁用。声诺维包含六氟化硫，它的禁忌证包括患者对相关制剂过敏、心脏右至左分流、肺动脉高压（超过 90mmHg）、不受控制的高血压、急性呼吸窘迫综合征、机械辅助通气、不稳定神经疾病、急性冠脉综合征。暂时未有文章评估直接冠脉注射造影剂的安全性，这些造影剂在未通过肺微循环的过滤其流变学特征如何无从了解，因此超声造影剂不能直接冠脉注射。超声声速与造影剂微泡之间相互作用（即惰性空洞与超声声流之间）产生的能量可能潜在有对组织细胞的损伤。惰性空洞是指液体中的气泡在超声声束的影响下形成、变大和崩溃。小的气泡可以产生较高的能量水平，导致在塌陷区产生一个高而局限的温度升高，从而产生自由基和电磁辐射（发

光），可能会导致额外的心脏收缩，这种现象在使用声振白蛋白微泡心房造影时经常看到。造影对细胞膜的损害已在体外红细胞膜及动物体内红细胞膜上发现。在使用电子显微镜观察细胞膜周围振荡的微泡发现其会引起细胞膜的通透性增加，这种作用可将微泡作为运载药物或基因载体材料。

26.7　术中超声

造影剂混合心脏停搏液，在临床和实验室中均已证实可以监测心脏停搏液冠状动脉闭塞及侧支循环较差患者的分布情况，在这些病人中经冠状静脉窦逆行注射停搏液可能会得到更均匀的保护及减少术后并发症。在主动脉夹层修复手术，使用造影剂能即时观察到主动脉逆行灌注情况，并可防止由于疏忽造成假腔灌注而导致严重的术后神经系统并发症。

（王陆豪　译，欧阳彬　校）

扩展阅读

Agati L, Funaro S, Madonna MP, Sardella G, Garramone B, Galiuto L (2007) Does coronary angioplasty after timely thrombolysis improve microvascular perfusion and left ventricular function after acute myocardial infarction? Am Heart J 154:15127

Agati L, Tonti G, Galiuto L, Di Bello V, Funaro S, Madonna MP, Garramone B, Magri F (2005) Quantification methods in contrast echocardiography. Eur J Echocardiogr 6(Suppl 2):S14–S20

Feinstein SB, Voci P, Segil LJ, Harper PV (1991) Contrast echocardiography. In: Marcus ML, Skorton DJ, Wolf GL (eds) Cardiac imaging. A companion to Braunwald's heart disease. Saunders, Philadelphia, pp 557–574

Galiuto L, Garramone B, Scarà A, Rebuzzi AG, Crea F, La Torre G, Funaro S, Madonna MP, Fedele F, Agati L (2008) The extent of microvascular damage during myocardial contrast echocardiography is superior to other known indexes of post-infarct reperfusion in predicting left ventricular remodeling. J Am Coll Cardiol 51:552–559

Pizzuto F, Voci P, Mariano E, Puddu PE, Aprile A, Romeo F (2005) Evaluation of flow in the left anterior descending coronary artery but not in the left internal mammary artery graft predicts significant stenosis of the arterial conduit. J Am Coll Cardiol 45:424–432

Voci P (2000) The bubbles and the science of life. J Am Coll Cardiol 36:625–627

Voci P, Testa G, Tritapepe L (1996) Demonstration of false lumen perfusion during repair of type A aortic dissection. Anesthesiology 85:926–928

Voci P, Pizzuto F, Romeo F (2004) Coronary flow: a new asset for the echo lab? Eur Heart J 25:1867–1879

第 27 章　超声导向的心肌缺血治疗

Michele Oppizzi, Marco Ancona, and Rachele Contri

27.1　引言

目前,对于术中突发心肌缺血和心肌梗死的处理,仍缺乏权威性的研究指导我们制定最理想的治疗策略。因此,我们推荐以病人血流动力学参数及超声心动图数据为基础的个体化治疗方法,本章将对此逐一阐述(图 27.1)。

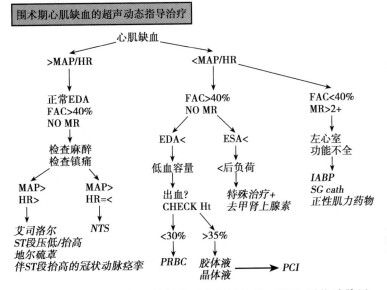

图 27.1　围术期心肌缺血的超声动态指导治疗。MAP,平均动脉压;HR,心率;EDA,心脏舒张末期面积;FAC,面积变化分数;MR,二尖瓣反流;NTS,硝酸酯类药物;ESA,心脏收缩末期面积;PRBC,浓缩红细胞;IABP,主动脉球囊反搏;SG cath,漂浮导管;PCI,经皮冠状动脉置入术;cath,导管;HT,红细胞比积;ST,心电图 ST 段

27.2　左室心肌缺血/梗死

在平均动脉压和心率均升高的患者,经食道超声心动图(TEE)通常表现为:正常的心脏舒张末期面积(EDA;经胃短轴切面),面积变化分数(FAC)大于 40%(经胃短轴切面),并且无二尖瓣反流或合并轻度二尖瓣反流(食管中段四腔心切面)。对于此类患者,不恰当的麻醉管理将导致心肌缺血的发生。因此,加深麻醉和镇痛水平是首要之举。

当加深麻醉和镇痛水平后,平均动脉压和心率仍居高不下,则须优先考虑控制心率。对于大多数出现 ST 段压低或抬高的患者,静脉给予短效 β-受体阻滞剂(如艾司洛尔)为首选。当高度怀疑由冠状动脉痉挛所致的患者(如既往有静息性心绞痛,但冠状动脉造影结果正常者),则首选地尔硫草。在心肌缺血持续性存在的情况下,必须使用 TEE(经胃短轴切面)持续监测这两种药物对心室功能的影响,以避免低血压和心脏功能衰竭的发生。

对于只有平均动脉压力增加而心率正常甚至低于正常心率的患者,β 受体阻滞剂或钙通道拮抗剂须谨慎应用,因其可能导致心动过缓和低心排综合征发生。这种情况下,硝酸酯类药物通常耐受良好,可作为治疗选择。但是在输注硝酸酯类药物前,为避免出现严重低血压,必须排除存在扩张且室壁运动减弱的右心室(食道中段四腔心切面以及经胃短轴切面可以观察右心室),其表现为三尖瓣瓣环收缩期位移(TAPSE)降低及心电图收缩期成分减小,或左心室低前负荷状态(经胃短轴切面可见舒张末面积较小)的情况。在部分大面积心肌缺血同时合并有因高血压病所致后负荷升高的患者,有心肌顿抑进而导致急性左心功能不全的风险,TEE 可对此进行监测(经胃短轴切面或食管中段切面)。在这种情况下,最好在治疗初期使用硝酸酯类药物快速滴定以迅速降低动脉压,同时予利尿剂以防止肺水肿的发生。

对于平均动脉压降低及心率减慢的患者,可根据 TEE 将病人分为两种情况:第一种为左心室收缩功能正常(患者 FAC>40% 且不合并有二尖瓣反流),另一种为左室收缩功能不全(FAC<40%)和(或)合并有明显的功能性二尖瓣反流患者。

第一种情况的患者中大部分存在左室舒张末容积减少。低血容量与术中失血过多而导致急性贫血相关,低血容量致低血压进而导致心内膜下缺血的发生。在进行液体复苏治疗前,须排除右室功能不全,并且有超声心动图征象支持血容量不足,例如下腔静脉塌陷(下腔静脉切面)、每搏量呼吸变异(经胃长轴切面)、被动抬腿实验阳性等。在实施快速液体复苏过程中,根据红细胞比容值来判断复苏效果为首选,并且在这个过程中需使用超声心动图动态监测左室充盈程度及功能的情况(经胃切面)。

在第一种情况中有少数患者左室收缩末期面积严重下降,以至于在心脏收缩期左室腔体几乎已不存在。严重的后负荷降低是导致该类患者低血压的主要机制。应当对所有可能导致该情况发生的诱因如腰麻,不恰当使用麻醉剂或血管扩张剂,既往降压药物的相互作用(ACE-Ⅰ类药物尤甚),以及急性过敏反应等都进行评估和治疗。此时,纠正低血压首选低或中等剂量的去甲肾上腺素。

平均动脉压及心率下降的左室功能不全的患者,无或有合并功能性二尖瓣反流时,其住院死亡率明显增加,其原因有两个:①潜在的心脏基础情况较差,动脉压下降将导致心肌缺血区域面积增大,或者先前发生急性心肌梗死后已存在运动障碍区;②治疗方法受限:β 受体阻滞剂,钙拮抗剂和硝酸酯类药物禁用或者只能低剂量应用于此类患者。与心功能

正常患者相较,严重左心室功能障碍患者由于其动脉压低、左心室舒张末期压力高的特点,冠状动脉灌注压将更低,并且左室扩大后也将导致心肌耗氧量增加,故其心肌缺血的发病率更高。而且大多数左室功能不全患者长期使用 β 受体阻滞剂和 ACE-Ⅰ类药物,虽然其具有改善远期预后的作用,但研究表明 ACE 和血管紧张素Ⅰ抑制剂能增强麻醉剂的降血压作用,而 β 受体阻滞剂能阻止机体代偿性肾上腺素能反应。所以,左室功能不全患者更容易出现血流动力学的改变,而导致心肌缺血的发生。

左室功能不全患者出现低血压而导致心肌缺血的机制如下:机体过度诱导反应,麻醉药品与 ACE 类或血管紧张素Ⅰ抑制剂之间的交互作用,主动脉横断钳闭术时左室扩张,以及容量的过负荷。

TEE 对于严重的左心室功能障碍合并心肌缺血的患者具有重要的诊断及治疗意义,能指导临床用药及病情监测。早期冠状动脉造影术及经皮心肌血管重建术是必要的治疗措施,如果冠脉血流不能再通,患者院内死亡率将升高,单纯药物疗效不佳。如条件允许,可经股动脉置入主动脉球囊反搏(IABP),其有益于保持心肌供氧平衡,但 IABP 使用可能加重主动脉瓣反流,对伴有主动脉瘤或周围血管疾病患者甚至会有危险。因此,行主动脉球囊反搏置入前,需使用 TEE 以排除严重主动脉瓣反流(经食管中段主动脉长轴切面)以及 5 型弥漫型主动脉粥样硬化合并有活动性血栓(降主动脉切面)的存在。在置入过程中,需使用超声心动图(降主动脉近端束切面)来正确定位气囊位置于左锁骨下动脉末梢,并且同时排除一些罕见但威胁生命的并发症,例如主动脉夹层。当主动脉球囊反搏启动后,可经同一超声心动图切面(短轴及长轴切面)观察到完整的球囊充气和放气过程。对合并有中度主动脉瓣反流的患者,超声心动图可以观察反流情况是否恶化(经食管中段长轴切面)以及其对左心室的大小和功能的影响(经食道中段四腔心或经胃短轴切面)。熟练的超声心动图操作者还可以证实主动脉球囊反搏对左前降支(LAD)冠状动脉血流量的改善(探头位置为食管中段短轴切面成角 30°,主动脉瓣以上数毫米处,或者经食管中段切面成角 150°处)。在主动脉球囊反搏工作后数分钟,即可观察到对室壁运动和左心室功能的改善作用。

对于急性心肌缺血患者,正性肌力药物会影响心肌氧供平衡,往往被认为是危险的,但如果经 TEE 证实存在有左心室严重收缩功能障碍(经食管中段四腔心或经胃短轴切面),则可以安全的使用。具体强心药物的选择主要是基于血流动力学参数,超声心动图也可以提供参考。重度二尖瓣反流患者

（经食管中段切面观察二尖瓣）可获益于血管扩张剂应用，并且不会导致体循环动脉压进一步下降。因为这类药物能提高患者心输出量和动脉压，从而减少二尖瓣反流严重程度；主动脉球囊反搏可以显著改善大多数缺血性二尖瓣关闭不全患者病情。对于存在心脏舒张功能障碍的患者理论上推荐左西孟旦和磷酸二酯酶 3 抑制剂，因为这类药物适用于心肌松弛的患者。但是对于存在严重左心室肥厚尤其是伴随左心室腔减小（经胃短轴切面）的患者需慎用，以避免由于使用该类长半衰期药物而增加前负荷不匹配、低血压以及心肌缺血恶化的风险。当患者存在左室流出道梗阻（主动脉瓣狭窄或肥厚型心肌病）时，这两种药物都禁止使用。主动脉瓣狭窄在经食管上段短轴切面可较清楚观察到主动脉瓣，而左心室流出道梗阻可较好显示于经食管中段四腔心切面或主动脉长轴切面成角 120°处。其严重程度可使用连续多普勒超声心动图在长轴切面成角 120 度或在经胃深层切面进行测量。

在评价左心室功能时，超声心动图能帮助鉴别瘢痕区域与缺血的存活心肌，这些瘢痕性区域是由陈旧性透壁性心肌梗死所致，无法恢复。在超声影像中，瘢痕区域看起来明亮，且壁厚小于 5 毫米。这些特征与磁共振成像中所显示的心肌纤维化关联良好。心肌瘢痕区域的扩大预示正性肌力药物疗效不佳。

超声心动图不仅可用于监测血管重建术对室壁节段运动的改善作用，还可以观察正性肌力药对左室功能改善效果（经食管中段切面和经胃切面）。大多数患者，即使经有效的心肌血运重建，室壁运动异常及左室功能不全也可能持续数小时甚至数天，原因与心肌可逆性顿抑现象有关。因此，缺乏早期症状改善不可视为预后不佳的征兆。

对于此类患者，右心漂浮导管的置入有利于指导正性肌力药物使用和液体管理。漂浮导管的尖端在超声下显影良好，所以可通过 TEE 引导定位导管从右心房（经食管中端下腔静脉切面），通过三尖瓣到右心室和肺动脉瓣（经食管中段右心室流入流出道切面），至右肺动脉（经食管上段主动脉短轴切面）。

27.3　右室功能不全

右心室缺血的诊断标准如下：扩大和低动力的右心室（经食管中段四腔心切面，经胃短轴和长轴切面）；伴有功能障碍的特异性标志（TAPSE，Sa，右室面积变化分数等降低）；有功能性三尖瓣反流合并正常或仅轻度升高的肺动脉压（经食管中段左心室流入流出道切面）；左室下壁运动功能减退。这时右冠状

动脉心肌血管重建术必须尽快进行，尤其是出现心源性休克的患者。准确识别右室顿抑是非常重要的，因为除了针对潜在病因的特定治疗（如心肌血管重建术），其恰当的治疗策略完全不同于左室功能不全。在优化前负荷与降低后负荷之间找到一个平衡点为治疗关键。药物（主要指硝酸脂类、利尿药、阿片类药物）、任何能造成右室前负荷减少的治疗策略以及部分机械通气模式需避免应用。右室前负荷是通过液体负荷维持的，当患者肺动脉压（经食管中段左室流入流出道切面）正常或仅轻度升高、左心室未出现严重功能障碍（经胃短轴观）、二尖瓣反流程度不超过中度（经食道中段四腔心切面连合长轴切面）时，可首先予以 500 ~ 1000ml 液体复苏。随后输液速度应当减慢，如果此时血流动力学参数提示无明显获益，则不应再继续予以液体复苏。目前，有关传统容量反应性评估的方法（如每搏变异度、被动抬腿实验等）是否适用于单纯的右室功能障碍患者仍需要进一步研究，而下腔静脉直径随呼吸周期变化程度则由于右心房高压，无法准确评估容量反应性。被动抬腿实验对于存在自主呼吸患者可能是较好的容量反应性评估手段。液体复苏过程中需要细致的血流动力学管理和严密的超声心动图监测。如果液体复苏过量，前负荷过度增加，可能出现室间隔左偏（经胃短轴切面）和左室每搏输出量（经胃深部切面）减少，此时可考虑使用利尿剂以减轻前负荷。

机械通气时，尤其在高潮气量和高呼气末正压时，导致胸腔内压力和右室后负荷增加，右室前负荷减少。因此，在保证足够的通气量及氧合的基础上，应尽量选择最小的潮气量、平台压及呼气末正压水平，同时要避免严重的允许性高碳酸血症引起的肺血管收缩以及因此带来的右心室后负荷增加。充分的氧供是避免缺氧性肺血管收缩而导致后负荷增加的最有效方法。卵圆窝未闭，特别是合并有室间隔动脉瘤的患者，可能存在右向左分流情况，将进一步加重缺氧，应行 TEE（腔静脉切面）进一步排查。超声心动图可用来监测机械通气对右室形态和功能的影响，当出现房间隔或室间隔向左移位（经食管中段四腔心切面）以及三尖瓣反流加重（右室流入流出道切面）时，提示后负荷过度增加。

正性肌力药物的恰当选择主要基于血流动力学参数。对于无显著低血压的患者多巴酚丁胺是首选药物，去甲肾上腺素通常适用于低血压以及心动过速且对多巴酚丁胺治疗无效的患者；左西孟旦具有特异性肺血管扩张作用，在低血压和心律失常患者慎用，关于其应用的推荐意见需要进一步研究。正性肌力药物对右室功能的改善立竿见影，通过超声可观察到室壁节段性运动改善（经食管中段四腔心

切面,流入流出道切面,经胃短轴切面)以及三尖瓣反流量减少,并可通过三尖瓣环收缩期位移、组织多普勒成像和右室面积变化分数等进行定量测量(经食管中段四腔心切面)。

右心室对后负荷增加的耐受差,可使用肺血管扩张剂以降低后负荷,NO 吸入和多巴酚丁胺联合用药已被证明是目前最佳方案;西地那非与多巴酚丁胺或扩血管药联合使用时效果显著。

在评估右室功能治疗效果时,必须注意肺动脉压力的变化:肺动脉收缩压降低时,可能是由于肺血管扩张剂的使用降低了血管阻力而使右心功能得到改善,但也可能是右心功能衰竭进一步恶化的表现,须仔细鉴别。

27.4　如何操作

心肌缺血诊断及治疗效果监测最好的平面是经胃短轴切面,在这个横断面平面上可以同时显示为左室供血的三条冠状动脉,也可同时监测心室充盈度(即心脏舒张末期面积)、后负荷(即心脏收缩末期面积)、缺血对左室的影响(即面积变化分数)和右心室功能。

推进探头贴近胃后前屈尖端,可得到经胃短轴切面,在此切面左室呈圆形,右室呈月牙形。适宜图像深度可调整至屏幕包含有整个左心室,通常为 12cm 左右,可将探头前移或后退以达到合适的水平:基底部(二尖瓣水平),中间部(乳头肌水平),以及心尖部(心尖处)。

心肌缺血表现为室壁运动减弱和室壁增厚,M 型超声心动图对于鉴别区域性收缩期室壁增厚有更好的时间和空间分辨率。在短轴切面,只有下壁和前壁垂直于 M 型超声波束;长轴切面则需要在间隔和侧壁间调整合适的声束位置。必须认识到使用超声心动图检测心肌缺血仍有一定的局限性。由于心脏位置的旋转和快速运动、左束支传导阻滞或起搏器引起的收缩不同步、相邻区域心肌纤维化引起的牵拉等原因,常常导致局部室壁运动的评价和解释有一定困难。

心肌前壁运动异常(经胃短轴切面)提示左前降支动脉存在阻塞。下壁 ST 段抬高型心肌梗死患者的预后,很大程度上取决于阻塞动脉闭塞的程度:右冠状动脉(80%)或左回旋支(20%)。右冠状动脉闭塞患者可引起多种并发症,如右室受累、传导障碍等,其住院存活率较低。当下壁、后壁(后外侧支)以及室间隔均受累时,病变部位为右冠状动脉。当出现侧壁运动异常及可能合并有后壁运动异常(后外侧支)时,病变部位考虑为冠状动脉左回旋支。

将双翼探头逆时针旋转可显示右心室(经胃短轴切面),在此切面可检查右室侧壁及前壁的室壁运动情况。

当出现节段运动减弱,并且伴随有左室近段下壁运动异常时可诊断为右室梗死。心脏基底段的运动功能减退表明冠状动脉近段阻塞,此类患者发生严重左室(前壁)或右室(下壁)功能障碍的风险较高。

对与大多数患者,TEE 可以观察到左冠状动脉主干(在食管上段短轴切面,主动脉瓣上 1cm,探头旋转约 15~30°处),左前降支的近端束,左回旋支(经食管中段切面,在与左房室沟水平成角 130~160°处)以及右冠状动脉开口(经食管中段长轴切面,与升主动脉成角 120°)。冠状动脉血流量可以用彩色多普勒超声来评估。锯齿现象是冠状动脉显著狭窄引起血液湍流的标志。舒张期血流速度可以通过脉冲式多普勒成像定量计算,冠状动脉左主干支、左前降支及颈总动脉正常峰值速度分别为 1.4m/s、0.9m/s 和 1.1m/s。冠状动脉狭窄的患者,跨狭窄处血流速度显著增加。锯齿现象和冠状动脉多普勒血流流速异常伴随局部室壁运动异常提示可能存在严重的近端冠状动脉疾病。彩色图像中断,多普勒频谱缺失,以及出现逆行性舒张期血流是超声心动图诊断冠状动脉闭塞的标准。

心肌缺血对左室整体收缩功能的影响可通过在经胃短轴切面乳头肌水平上的面积变化分数(EDA-ESA/EDA)以及经食管中段四腔心切面水平的射血分数(心脏舒张末容积-心脏收缩末容积/心脏舒张末容积)两种方式进行计算。在这些切面还可以完成室壁运动异常,二尖瓣和三尖瓣反流程度,心脏舒张功能的评价,并测量左心房压力。将探头从食道中段四腔心切面旋转 120 度至长轴切面,可观察到全部左室壁情况及量化心肌缺血的程度。彩色多普勒成像长轴切面的运用能排除主动脉瓣反流,此为 IABP 应用的禁忌证。而四腔心切面连合长轴切面则是定量二尖瓣反流程度的最佳切面。

完成对二尖瓣反流的评估后,可以应用二尖瓣瓣环的脉冲波多普勒成像和组织多普勒成像协助评估舒张功能障碍严重程度,并测量左心房压力。

在急性下壁心肌梗死患者中,在经食管中段四腔心切面上,可以通过 M 型超声心动图(TAPSE)、组织多普勒显像评估三尖瓣环(Sa)和 2D-FACs 定量评价右心室功能。将探头退回至流入流出道切面,随后通过彩色多普勒超声能够观察到三尖瓣反流情况,使用连续波多谱勒成像能对肺动脉收缩压进行测量(加上右心房压力)。

最后,还需检测是否合并有胸降主动脉的复杂粥样斑块,它有可能导致 IABP 放置过程中意外发生。

(张丽娜 译,艾宇航 校)

第28章 低血容量和液体反应性

Armando Sarti，Simone Cipani，and Massimo Barattini

28.1 引言

静脉血容量占人体总血容量的70%。即使当静脉跨壁压接近为0时，静脉血容量（外周静脉容量）仍然相当大。非张力静脉容量储备并不提供向前的回心血流。根据Guyton的心脏循环功能的描述，只有存张力性静脉容量，在静脉系统中才能产生静脉回流。这取决于平均体循环充盈压（当心搏停止时血管内压力）和右心房压力的差值，并且需要克服静脉血管阻力（图28.1）。当血容量增加，或者由于肾上腺素能受体刺激导致血管收缩，使得非张力性静脉血流转变为有应力的静脉血流时，将导致平均体循环充盈压增加。

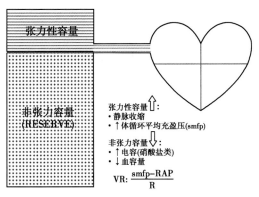

图28.1 张力性容量和非张力性容量。张力性容量才能产生静脉回流（VR）。Smfp，平均体循环充盈压；RAP，右心房压力；R，血流阻力

相反，当平均体循环充盈压下降，无论是绝对减少（低血容量）或是相对减少（静脉容量由张力性转变为非张力性），都将导致静脉回流减少。

随着血容量减少，增加的胸内压可能会迅速的打破循环的临界平衡点。事实上，临床上代偿性的低血容量会因为正压机械通气的应用而出现严重的低血压，不管使用不使用PEEP。

28.2 血容量充足么？

不恰当的心血管灌注在急诊室和ICU病人中非常常见。常见的低血容量包括外部出血或是内出血、经口摄入或是肠外补充不足导致的循环体液丢失、过度利尿、腹泻，以及血管内和血管外间隙的再分布异常。内科和外科病房在处理少尿和液体潴留时，给予不恰当的或过多的利尿治疗很常见。由于外伤和手术可以导致出血和液体及白蛋白由毛细血管渗漏致血管外间隙。当发生严重的脓毒症和脓毒性休克时，由于第三间隙的丢失，会导致绝对的低血容量，或是由于外周血容量的再分布导致的相对低血容量发生。不管低血容量是绝对性的还是相对性的，都会导致心脏的灌注不足并出现心输出量下降。最初，动脉压由于体循环阻力增加而并不出现下降。

体循环的大量的液体扩容在严重脓毒症和脓毒性休克导致的循环衰竭的最初的几个小时内可以减少病死率。并且，未被正确纠正的低血容量将导致去甲肾上腺素等血管活性药物的应用，并且会导致器官低灌注和加重组织缺血。

28.3 我需要快速补液么？

当患者到达急诊室或ICU时，心动过速、低血压、少尿、意识状态的改变和花斑或是皮肤苍

白、毛细血管再灌注时间延长,这些低血容量的临床表现都提示,需要紧急进行快速补液。这种治疗决策的决定,最初并不需要更多的复杂的信息来帮助。然而,在血流动力学不稳定的住院患者中,液体复苏的效果往往并不如预期的那样理想。事实上,过度的液体扩张将会导致许多脏器的组织间质水肿,包括肺脏,并且会明确的增加病死率和器官损害。

传统情况下,容量反应性是以容量负荷的分级进行评估的,但这可能很轻易地导致液体超负荷。事实上,在脓毒症患者,液体累积正平衡是病死率升高的独立危险因素。液体复苏的终点的判断往往是模糊和无严格标准的。有时候,无效的液体扩容治疗往往需要被重复多次才会被意识到。

因此,对于危重患者的循环复苏,快速液体扩容无疑是首要的关键性治疗决策。低血压和出现组织低灌注表现,如静脉血氧饱和度下降、乳酸水平上升、动静脉二氧化碳分压差的增加和少尿等,都需要给予容量扩张。有报道显示:只有大约 50% 的患者在进行液体复苏后心输出量(液体反应性)显著增加。反应性取决于血流动力学不稳定患者的心脏状态处于 Frank-Starling 曲线上的位置(图 28.2)。在曲线陡峭的上升部分,液体快速复苏会增加心脏舒张末期容积、每搏输出量和心输出量(前负荷)。相反,在曲线的平坦部分,心脏每搏输出量不会反映出明显的增加(见图 28.2),反而导致液体超负荷和增加充盈压(前负荷无反应)。并且,对于个体而言,Frank-Starling 曲线上前负荷和

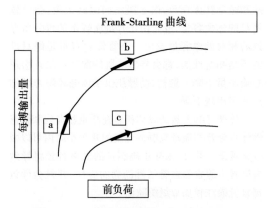

图 28.2　Frank-Starling 曲线。两条曲线反映的是不同的心脏状态。**a**:有液体反应性(较小的前负荷的增加可以导致每搏输出量的显著增加);**b,c**:无液体反应性(较大的前负荷增加并没有显著的每搏输出量的增加)

每搏输出量的关系并不稳定,不同的心脏收缩力会产生曲线位置的改变,其变异性很大并且很难被评价测量。在前负荷稳定的情况下,Frank-Starling 曲线受很多因素的影响,如主动脉的顺应性和机械通气正压的复杂影响。

因此,是否应该给予快速补液在临床决策中是最重要的。特别是目前重症老年患者均存在慢性心血管功能不全的情况下,这些患者很有可能表现为对液体治疗无反应。所以为了避免给予患者无用甚至是有害的快速补液,唯一的办法是在给予快速补液前需明确快速补液是否能在 Frank-Starling 曲线上引起阳性反应,也就是说,预测是否存在液体反应性。超声心动图,能提供心血管功能解剖最重要的信息,成为了在急诊室和 ICU 中指导液体治疗最佳的评价容量状态的工具,用以预测液体反应性。

28.4　低血容量

即使存在右室或左室功能不全,或是瓣膜疾病会使测量数据改变,中心静脉压和肺动脉楔压在显著的低血容量时仍会出现下降。$3 \sim 4cmH_2O$ 的中心静脉压可能提示中心静脉内的容量不足,但是高于这个水平则不能提供任何临床意义。多普勒技术可以通过评价房室瓣膜的反流射流来估计 CVP 和 PAOP,且不依赖中心静脉导管和肺动脉导管,但是作为预测液体反应的作用有限。因此,心室充盈压用于评价前负荷是不理想的指标,CVP 和 PAOP 都不能用以评价存在自主呼吸和机械通气的患者的液体反应。和心室充盈压相比,舒张末期容积是反应心脏前负荷较好的指标。尽管如此,其仍不是理想的预测液体反应的指标。因为心腔的容积可以因为许多先前存在或是伴发的心脏改变而使其增加或缩小。需要注意的是,前负荷的测量数据并不能预测液体反应性,尤其在危重病人。

双心室功能之所以被限制,是因为低血容量持续存在,导致表现为一个扁小的、功能亢进和快速搏动的高动力的心脏。所有心腔的收缩末期容积和舒张末期容积都减少,左心室在收缩末期消失。在有自主呼吸的患者,表现为一个小的下腔静脉(经胸超声心动图)或上腔静脉(食管超声心动图),在吸气时完全塌陷。在机械通气的患者,在呼气末期可见腔静脉的直径随着呼吸变化而出现微小的变化。所有的超声心动图切面都可以显示低血容量的缩小

的心腔中低血流速的图像：

- 在经胸骨旁长轴切面上，心室舒张时二尖瓣的前叶与室间隔之间无距离，因为心室容积的减少，同时在收缩期时，主动脉前瓣打开距离减小，在舒张期时主动脉瓣膜关闭速度减慢。
- 在经胸骨旁短轴切面或是经食道短轴，左室乳头肌平面可见左室舒张末期面积减小（小于 $5.5 cm^2/m^2$），在收缩末期，心腔内面积几乎消失（心室 kissing 征）（图 28.3）
- 舒张末期和收缩末期容量在心尖四腔心切面上

（图 28.4）和中段食道四腔心在 0° 切面上，二尖瓣运动幅度减小（E 波）。
- 右室流出道流速时间积分和肺动脉主干（胸骨旁短轴切面，以及食管中段升主动脉切面），和左室流出道 LVOT（心尖五腔心切面，经食道超声）可见每搏输出量减少。
- 下腔静脉直径减少（剑突下平面，经食道超声 60° 轴面），自主呼吸患者低于 12mm，机械通气患者低于 15mm。同时上腔静脉直径减小（经食道超声上下腔静脉切面）并且随着呼吸变化很大。

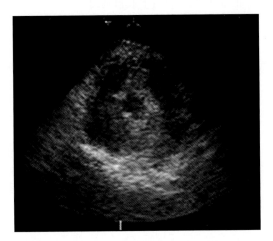

图 28.3　胸骨旁短轴切面，乳头肌平面，经胸超声心动图。左心室在收缩时消失

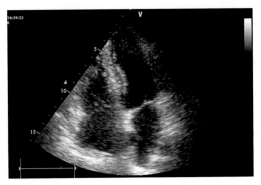

图 28.4　心尖四腔心切面。在血容量不足时所有心腔内容量减少

28.5　被动抬腿试验

　　多年来，急救人员一直使用抬高下肢的方法以增加心脏灌注和动脉血压。被动抬腿试验（passive leg raising，PLR）已经被作为一项无需给予患者可能有害的液体复苏而同时能改善前负荷的方法。ICU患者一般给予半卧位（躯干抬高 45°），下肢位于水平位置。然后将躯干放置到水平位置，同时将下肢抬高大约 45°，使得下肢和腹腔的血液由于重力作用转移至胸腔中心静脉循环系统中（图 28.5）。如果右室和左室有液体反应性，左室充盈压，每搏输出量和心输出量将会增加。这种自身输液，大概有

300～500ml。如果将躯干抬高和下肢放平后，这种变化会迅速恢复。这种预测液体反应性的方法可以用在有自主呼吸和心律失常的患者。这点非常重要，因为血流动力学动态的指标是基于前负荷变化而得出的（见后），而在有自主呼吸或心房颤动的患者中其并不可靠。在 PLR 后每搏输出量增加大于 15% 可以作为评价有液体反应性的指标，这具有良好的敏感性和特异性。由于 PLR 产生的反应是短暂的，所以每搏输出量（或者仅仅是左室流出道结合部的速度时间积分不产生剧烈的变化）可能发生的改变需要保持 PLR 至少 1 分钟后对 TTE 或 TEE 进行评估。有时候 PLR 会导引起患者的疼痛，尤其是在手术后或创伤患者。

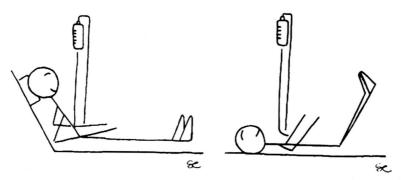

图 28.5 被动抬腿试验。左图：ICU 患者正常体位。右图：下肢抬高约 45°，躯干放置水平位置。血液由下肢和腹腔转移至胸腔中心循环系统（自体输液）

28.6　心肺交互作用

28.6.1　脉搏压、每搏输出量和 VTI 变异率

存在自主呼吸的患者，当其吸气时收缩压会轻度的下降。这是由于增加了静脉回心血量和双心室之间的相互依赖。当出现低血容量、心包压塞、急性重度哮喘、大量胸腔积液、过敏性休克和肺动脉栓塞（奇脉）时，收缩压下降可超过 10mmHg。机械通气时如果胸腔没有开放，不管是否使用 PEEP，由于增加了胸腔内压而导致静脉回心血量减少。当在机械通气时，脉搏压发生周期性的改变（reversed pulsus paradoxus）。在正压通气时，由于双心室之间的相互依赖，动脉脉搏压产生轻度的改变。在这样的情况下，由于左室后负荷减少和肺静脉回流增多（将血挤压出肺循环），左室收缩射血短暂性的增加。这在呼吸机诱发的吸气时，相当于在呼气暂停（Δup）时，可以观察到。这个 Δup 效应在充血性心力衰竭时被描述，事实上这是提示需要减少容量负荷，而不是需要扩容。

在吸气末正压时，由于增加的胸腔内压导致的右室前负荷和射血减少，在通过几次心搏后，传导到左室（Δdown）左室每搏输出量（在左室流出道显示的多普勒 VTI 脉搏波，直接反映了每搏输出量）降低（图 28.6）。在机械通气时，消失或明显的 Δdown 的钝挫是前负荷不敏感的标志（图 28.7）。前负荷的敏感性和液体反应性与 Δdown 成比例，即心脏状态处于 Frank-Starling 曲线的陡峭范围。这个理论已经在机械通气的患者和脓毒血症患者身上被证实。每搏输出量或脉搏压（ΔPP，最大－最小收缩压）的波动（Δdown+Δup）（图 28.8）同样被证实是由机械通气的呼吸周期（吸气和呼气）导致的。

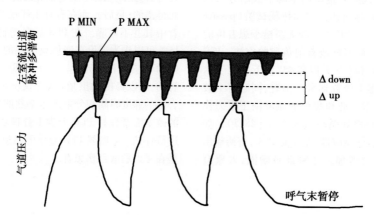

图 28.6 机械通气患者的脉冲多普勒在左室流出道连续记录流速-时间积分（VTI）。VTI 的变化（在基线以下是由于血流背离探头的方向）直接反映了左室每搏输出量的变化。注意 Δdown 和 Δup，Δdown 反映了液体反应性。P＝VTI$_{peak}$。详见文中及其不足

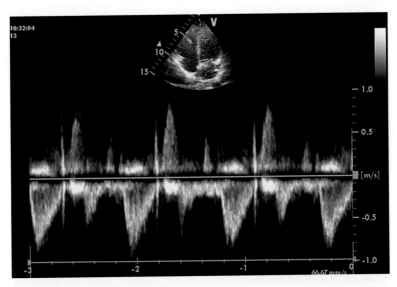

图 28.7 心尖五腔心切面:在机械通气过程中使用脉冲多普勒测量左室流出道 VTI。VTI 无明显波动,提示前负荷不敏感

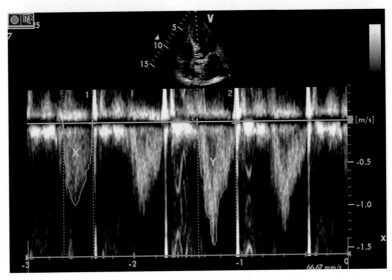

图 28.8 心尖五腔心切面:存在明显液体反应的机械通气患者的左室流出道 VTI 波动明显。X = VTI 19.1cm;Y = VTI 29cm。$\Delta VTI = 100 \times (VTI_{max} - VTI_{min}) /$
$(VTI_{max} + VTI_{min}/2) = 43\%$。详见文中

28.6.2 下腔静脉变异率

由于机械正压通气导致的下腔静脉直径随着吸气而增加,随着呼气而减少的周期性改变(图 28.9)。机械通气增加胸膜腔内压和跨壁压,胸腔内压增加会使得充盈不足的 IVC 更加的扩张,腹内压仅仅起一部分作用。

直觉上,在机械通气时,跨壁压改变容易引起部分充盈的血管(低血容量)IVC 横截面直径变化。许多研究已经证实下腔静脉直径的变化幅度可以良好的预测通过快速补液后心输出量的提升。SVC 不会被腹内压所影响,并且其只和胸膜腔压力有关,直接反映了中心容量和胸腔内压的关系。因此,在机械通气时较大的 SVC 变异率特异性的反映了液体反应性并且有相当高的可靠性。

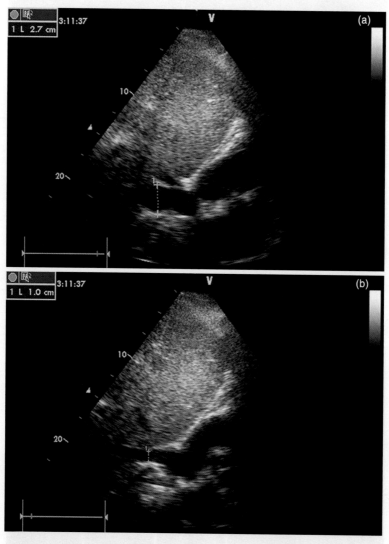

图 28.9　下腔静脉切面(剑突下)。机械通气下的下腔静脉变异率,**a**:吸气时;**b**:呼气时

28.7　筛查容量负荷的耐受性和评估液体复苏的效果

体循环或肺循环静脉淤血和左、右心室收缩功能障碍的患者表现出对液体负荷的低耐受性和相对性的液体治疗无反应性。

增大的右室伴随着室间隔运动减低,与右室功能不全有关。左心收缩功能障碍和左心室充盈压升高的超声心动图的表现如下:

● 左心房增大

● 房室瓣多普勒血流 E/A 比值>1.5

● 减速时间<150m/s

● E/E0(或 E/Ea)>15

● 肺静脉血流脉冲多普勒 S/D 波

● 逆向肺静脉持续血流时间(Ar)>二尖瓣向前突出时的心房收缩时间(A 波时间)

这些右室和左室功能参数,即心室充盈,需要再容量负荷试验之前和液体冲击时进行评估,并且在每次进行液体冲击之后,再次评估这些心室功能不全和增加的心室充盈压的指标。

28.8　基于心肺作用相关的液体反应性的指标的局限性

1. 功能性的血流动力学指标只能用于完全依赖机械通气的患者,不能存在自主呼吸。8ml/kg 的潮气量被证实可影响液体反应性的评估。ALI 和 ARDS 的患者通常需要给予小潮气量通气,但是这样会导致肺顺应性的显著下降。因此,小潮气量可以使气道压和胸腔内压力产生较大变化。

2. 呼吸频率的增加会对呼吸变异度产生的左室每搏输出量产生影响,但上腔静脉可不受干扰。这可能提示右心和左心前负荷变异度可能是不相关的。

3. 在右心室衰竭时,吸气增加了右室阻力,从而显著地影响了每搏输出量的变异度。这些患者可以被认为是存在液体反应性的,因为扩容的液体不会到达左心,而仅仅增加了右室的充盈压。这种情况往往在机械通气合并严重右心功能不全的患者尤为突出。

4. 心律失常可以影响每搏输出量的变异度,无法准确反映的液体反应性。故稳定的正常的窦性心律是评价的液体反应性的前提条件。

5. 主动脉顺应性的改变可以影响每搏输出量变异度。一些动物实验提示去甲肾上腺素可以减少变异度的动态变化。需要进一步的研究加以证实。

6. 腹内压增高可以影响下腔静脉的变异度。理论上上腔静脉可能受到的影响较小,但是目前没有数据证实这一观点。如果所有的局限性不能被排除,那么只有通过被动抬腿试验以评价每搏输出量的变化来预测液体反应性。

28.9　液体反应性的指标

28.9.1　腔静脉塌陷率

腔静脉塌陷率指的是在吸气和呼气时腔静脉直径的变化率(经胸超声心动图评价 IVC,经食道超声上下腔切面)。

$\triangle IVC = 100 \times (IVC_{吸气} - IVC_{呼气})/IVC_{吸气}$(见图 28.9)。变异率>18% 可预测液体反应性。

$\triangle SVC = 100 \times (SVC_{吸气} - SVC_{呼气})/SVC_{吸气}$(见图 28.9)。变异率>36% 可预测液体反应性。

28.9.2　每搏输出量变异度

使用脉冲多普勒技术(经胸超声心动图使用心尖五腔心切面或心尖三腔心切面,经食管超声心动图使用经食道超声 0°切面)探查左室流出道(主动脉环)的左室射血时的 VTI。VTI 和左室流出道的横截面积的乘积即为每搏输出量。此为超声心动图常用来评估心输出量(每搏输出量×心率)的方法。

鉴于主动脉环面积不会急剧的变化,故只需要通过 VTI 的变化即可评价每搏输出量的变化。VTI 和左室射血(VTI 曲线的最高水平)峰速(P)的变化率可以使用如下公式计算以预测液体反应性:

$\triangle VTI = 100 \times (VTImax - VTI_{min})/(VTImax + VTI_{min}/2)$;

$\triangle P = 100 \times (Pmax - P_{min})/(Pmax + P_{min}/2)$。

$\triangle VTI > 18\%$(见图 28.8)和 $\triangle P > 12\%$ 提示可能的液体反应性。

（夏婧、吴文　译，钱传云　校）

扩展阅读

Charron C, Caille V, Jardin F et al (2006) Echocardiographic measurement of fluid responsiveness. Curr Opin Crit Care 12:249–254

De Backer D, Taccone FS, Holsten R et al (2009) Influence of respiratory rate on stroke volume variation in mechanically ventilated patients. Anesthesiology 110:1092–1097

Fehil F, Broccard AF (2009) Interactions between respiration and systemic hemodynamics. Part I: basic concepts. Intensive Care Med 35:45–54

Feihl F, Broccard AF (2009) Interactions between respiration and systemic hemodynamics. Part II: practical implications in critical care. Intensive Care Med 35:198–205

Gerstle J, Shahul S, Mahmood F (2010) Echocardiographically derived parameters of fluid responsiveness. Int Anesthesiol Clin 48(1):37–44

Pinsky MR (2007) Heart-lung interactions. Curr Opin Crit Care 13:528–531

Teboul JL, Monnet X (2008) Prediction of volume responsiveness in critically ill patients with spontaneous breathing activity. Curr Opin Crit Care 14:334–339

第 29 章　急性呼吸窘迫综合征、急性肺损伤、机械通气与脱机

Federica Marini, Carla Farnesi, and Armando Sarti

29.1　引言

　　机械通气是 ICU 中急性呼吸衰竭患者的常规治疗方法。急性肺损伤(acute lung injury, ALI)和急性呼吸窘迫综合征(acute respiratory distress syndrome, ARDS)是双侧弥漫性肺泡损伤的结果。肺部断层扫描(CT)是评价肺形态学和不同治疗方法对肺再通气疗效的金标准。然而，进行肺部 CT 扫描通常需要转运患者到放射科，需要复杂的心肺功能监测和有经验医生陪同。此外，辐射暴露限制肺部 CT 重复使用。

　　超声检查作为一种无创性诊断和监测工具被越来越多地应用于治疗危重症患者。ALI/ARDS 患者的胸部超声检查可以用来评估初发肺部疾病的形态学改变、监测后续的治疗效果、优化呼气末正压(PEEP)。患者行肺部超声检查有内在局限性。如患者存在肥胖和皮下气肿时，检查比较困难。同时尽管经胸肺部超声的住院医师培养的周期很短(小于 3 周)，它还具有操作者依赖性的局限性。患者不存在皮下气肿或气胸时，声波能透过胸膜，肺部活动变得可见。超声下肺部深部活动是不可见的，此时超声不能成为病变的排除手段。

29.2　肺炎

　　肺炎的超声表现(参见第 45 章)如下：①肺炎早期是肝脏样变。实变肺的回声图像类似于肝脏。②支气管充气征。病毒或真菌性肺炎经常通气不良，支气管充气征不明显。③气体滞留，可表现为局灶性或弥漫性。严重的气流受阻使气道阻力增加，

产生内源性 PEEP。④液体支气管征表现为支气管分支中出现低回声或无回声的管状结构。液体支气管征持续存在提示狭窄后支气管炎肺炎，并需要进一步支气管镜检查。⑤模糊的，不规则的，锯齿状边缘的肺实变区是肺炎的特点。⑥肺实变区的边缘表现为反射回声。⑦低回声脓肿形成。细菌性肺炎易融合并形成脓肿，圆形或者椭圆形和大的无回声区。若形成包膜样结构，边缘是光滑的，高回声的。

29.3　急性呼吸窘迫综合征

　　在 ALI/ARDS 患者(参见第 45 章)，不同的超声模式对应不同的肺通气程度。随着肺实变的进展，可分为 4 种情况：①正常：胸膜线以下的水平状的伪像为 A 线；②肺间质综合征：肺通气中度降低的患者表现为界限清楚间距为 7mm 的垂直的 B 线(彗尾征)，不规则的多条 B 线提示散在分布的肺炎；③肺泡间质综合征：成片的，间距小于 3mm 的 B 线多见于因肺泡间质水肿或支气管肺炎致肺通气重度受损的患者；④肺泡实变：肺实变表现为由吸气加强的动态的支气管充气征——意味着肺通气丧失，而远端细支气管持续存在充气。实变肺的范围不随呼吸的运动而变化。

　　局部的肺充气患者中，增加胸腔内压使正常区域的肺泡过度膨胀，同时可能使不张的肺得到复张。

　　ALI/ARDS 患者根据肺充气丧失的分布可分为 2 类：

- 局部的充气丧失：肺充气丧失区域主要分布在重力依赖区。

- 弥漫的肺充气丧失：肺通气丧失的区域均匀分布于全肺。机械通气能改善气体交换是由于最初

病变的肺不张或肺水肿得到了复张。肺炎导致的肺实变不容易被复张。

29.4　肺不张

　　肺不张(参见第45章)的特点是部分或完全没有通气:

- 压迫性肺不张是由大量胸腔积液压迫所致,不张的肺漂浮在积液中。通过吸气、肺复张策略和胸水引流后,肺组织可恢复部分通气功能。彩色多普勒可见增分支状的血管显像(图 29.1)。
- 阻塞性肺不张的特点是肺组织大片的均质低回声,称"肺组织肝样变"。胸腔积液很少或没有胸腔积液。图像类似于肺炎,但支气管充气征较少。

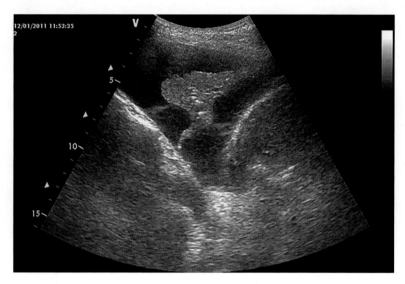

图 29.1　大量的胸腔积液引起的压迫性肺不张,不张的肺漂浮在积液中

29.5　超声下肺再充气评分

　　肺部超声检查是一种有发展潜力的评估措施如评估 PEEP 诱导的肺复张、胸水引流后肺复张、呼吸机相关性肺炎恢复。肺复张在对弥漫性肺通气丧失的患者的效果优于局部的肺充气丧失。在 ALI/ARDS 中,肺以肺实变为主,肺泡间质综合征则为其次。Bouhemad 等[1]人的研究发现肺再充气评分可分为四个阶段:正常充气的肺,肺充气受损(B 线的数量和类型),肺实变。测量的 8 个或 12 个区域在治疗前后每个区域的评分是否有改变,并计算总的分值。超声波肺再充气评分可适合于衡量任何旨在增加肺通气治疗导致的肺复张,如 PEEP,液体负平衡,患者体位,或肺复张手法。肺超声检查这一评分也被用来与床边胸片,肺 CT 评估肺复张及呼吸机相关性肺炎的抗生素治疗效果相比较。

表 29.1　超声下肺再充气评分

肺再充气的量化指标[a]			肺再充气缺失的量化指标		
1 点	3 点	5 点	−5 点	−3 点	−1 点
B1→N	B2→N	C→N	C	N→B2	N→B1
B2→B1	C→B1			B1→C	B1→B2
C→B2					B2→C

　　B1 线为界限清楚的,不规则间距的彗尾征,代表中度肺通气受损。B2 为广泛的彗尾征,代表重度的肺通气受损。C,肺泡实变;N,正常形态。

　　[a]首先,治疗前和治疗后分别应用超声对每个区域的肺通气进行评估,然后对感兴趣的区域的超声结果进行评分并累加评分结果

29.6   机械通气和脱机

降低 ARDS 患者机械通气的潮气量可降低患者的

死亡率。然而,选择合适的 PEEP 很困难。肺复张是指在 PEEP 作用下气体重新进入通气不良或无通气的肺泡。在 ARDS 患者中,可复张的肺泡比例是多变的,它与个体对 PEEP 反应性密切相关(图 29.2,图 29.3)。

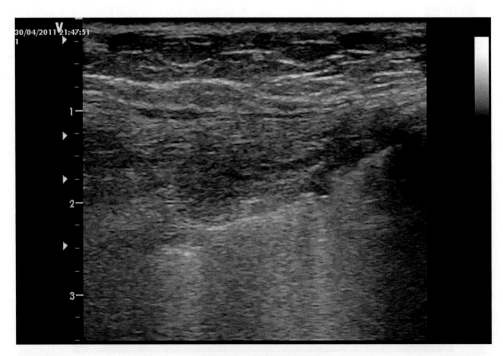

图 29.2 肺复张前的肺

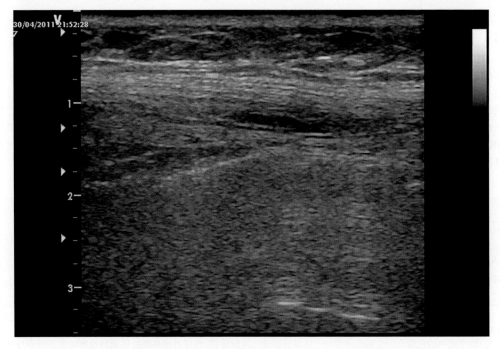

图 29.3 肺复张后的肺,呼气末正压(PEEP)从 5cmH$_2$O 升至 15cmH$_2$O

床边评估可肺复张的比例,当 PEEP 从 5cmH₂O 增加到 15cmH₂O,以下三项呼吸变量至少有两项发生改变。

1. PaO₂/FiO₂ 的升高
2. 二氧化碳分压的减少,甚至是轻微的
3. 呼吸系统顺应性的增加

Bouhemad 等[1]将肺超声和压力容积曲线相比,来评估 ARDS/ALI 患者肺复张的 PEEP。压力容积曲线和超声下肺再充气评分,这 2 种方法评估 PEEP 诱导的肺复张具有显著相关性。当再充气肺的明显增加、动脉血氧合的明显改善时,超声下肺再充气评分能精确评估。但在肺充气改变较小时,超声评分不够精确。

因此,超声检查无创、易重复,可在床边用于测量肺复张。准静态压力容积曲线的方法需要深度镇静和肌松,患者脱离呼吸机,并需要专用软件来避免复杂和耗时的数据分析。经胸肺部超声探测肺通气损失(肺实变和 B 线)主要分布在重力依赖区(肺下叶后部)。PEEP 诱导的肺再充气主要发生在前胸壁和侧胸壁,表现为 B 线消失,而发生实变的背侧部分肺则改变较少。然而,肺超声检查不能检测 PEEP 引起肺过度充气,所以它不应该成为调节 PEEP 的唯一方法。尚无充分的证据表明可应用超声在 PEEP 诱导的肺复张中寻找最佳 PEEP。

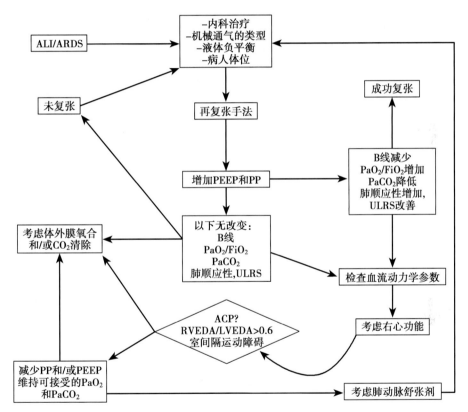

图 29.4　ECHO 介导急性肺损伤(ALI)/急性呼吸窘迫综合征(ARDS)治疗。PP,平台压力;PEEP,呼吸末正压;ULRS,超声下肺再充气评分;RVEDA,舒张末期右心室容积;LVE-DA,舒张末期左心室容积;ACP:急性肺心;RV,右心室

29.7　脱机

患者需要应用机械通气之时,如何撤离呼吸机也要开始考虑。很多参数必须考虑如:神经肌肉状态、肌力、咳嗽有力、能合作、心血管稳定性、年龄、合并症和长时间的机械通气。

撤除机械通气支持是一个真正的心血管应激测试。心功能不全是脱机失败的主要原因。在脱机过程中,减少呼吸机支持,并逐步转为患者自己呼吸。

从机械通气转化为自主呼吸,伴随着静脉血液回流(前负荷)的增加,左心室后负荷增加,氧耗增加,和交感系统兴奋,对心率和血压的影响是可预见的。低氧和高二氧化碳血症会迅速增加肺动脉压力,导致右心室功能障碍和衰竭。在已患心脏病(冠心病、左心室功能不全),这些生理上的变化与自主呼吸相关联可以触发左心衰竭和心肌缺血,从而导致呼吸衰竭和撤机失败。

这些心血管变化包括:

- 由于静脉收缩和因此而降低的静脉顺应性使体循环平均充盈压增加。
- 降低胸腔内压。
- 增加左心室后负荷。
- 静脉回流增加右心室和左心室舒张末期容积。

所有的这些变化会增加心肌氧耗,心脏必须能够适应这种情况。由于心血管储备降低,心肌缺血可能会出现,并伴随着左室充盈压增加。在最近的一项研究结果表明,与成功脱机患者相比,脱机失败的患者左心房和左室直径明显增大,室间隔和后壁明显增厚。这些参数均能预测脱机困难。另一个最近的经胸超声心动图(TEE)研究,撤机失败的患者 E/E' 比值低,每搏量减少,减速时间缩短[2]。因此,左室舒张功能不全可能与脱机失败和充盈压增加相关。可能有助于充盈压和不成功脱几率的增加。事

实上,重症监护病房机械通气患者,侧壁 E/E' 大于 8 预测肺动脉闭合压超过 18mmHg 具有良好的敏感性和特异性。同样,其他作者表明,脱机试验结束的时候测定 E/A 比值大于 0.95 以上和 E/E_0 比值大于 8.5 可预测患者高肺动脉闭合压,并导致患者脱机困难。

总结:

- 超声心动图适合于筛查有脱机失败风险的患者。
- 患者左室射血分数小于 35% 是脱机失败的心脏高危因素。特别是存在 LV 舒张功能障碍(减速时间缩短)和与收缩功能障碍相关的充盈压增加时(E/E' 增加)。
- 脱机最终失败归因于心源性肺水肿,当压力支持通气切换到自主呼吸试验时,二尖瓣 E/A 和室间隔 E/E' 比值增加。
- 脱机试验前期间和之后行超声心动图,有助于评估血流动力学并对因心源性因素导致正压通气脱机困难的患者制定一个特定的治疗方案(如利尿剂、抗高血压药、脱机后无创通气、左西孟旦的使用)(见图 29.5)。

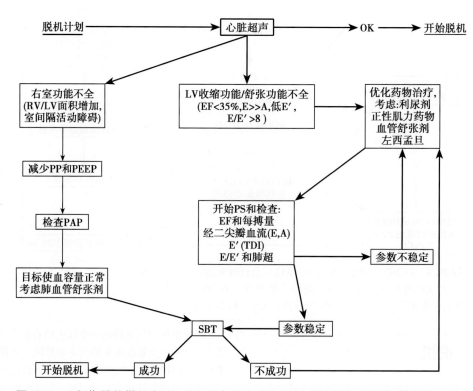

图 29.5 心超指导的撤机方法。PP,平台压力;PS,压力支持通气;PEEP,呼吸末正压;PAP,肺动脉压;US,超声 SBT 自主呼吸试验;RV,右心室;LV,左心室;EF,射血分数

29.8　机械通气、右心室功能和急性肺心病

急性呼吸窘迫综合征,有两种因素的结合可产生右心室收缩过负荷:

1. 该综合征的不同病理特征,可能与远端肺动脉床闭塞有关。

2. 机械通气增加右室流出道阻力。

此外,PEEP 会增加肺血管阻力。高 PEEP 是导致右室流出道阻力增加的另一个潜在因素。然而,当 PEEP 能使肺再充气,而又不导致过度通气时,右室后负荷可能会降低。机械通气在充气期间实际上是增加右室后负荷的。右心室功能障碍可导致右心室扩张,室间隔运动异常,心输出量降低。当存在高的吸气压时发 ARDS 可并发急性肺心病(ACP)。呼吸机通气策略的原则是制定右室可以耐受的平台压和 PEEP。一般来说,在可接受的氧合和 $PaCO_2$ 范围内,机械通气的吸气压和呼吸末正压应尽量设定至较低水平。最近的一项研究表明,机械通气的第一天发生 ACP 主要取决于平台压[3]:

- 平台压低于 $26cmH_2O$,一般不会产生或几乎不会产生 ACP,死亡率因此也较低。
- 平台压在 $27 \sim 35cmH_2O$ 之间,如果伴发 ACP,死亡率明显增高。
- 平台压力高于 $35cmH_2O$ ACP 发生率高,死亡率也很高。因此,与机械通气相关的死亡率增加(平台压力)取决于是否存在 ACP。以下两种心超检查结果是机械通气患者诊断 ACP 的必备条件:

1. 四腔心切面(TTE)或食管中段四腔心切面 0°(经食管超声心动图),舒张末期右室区域面积与舒张末期左室区域面积比大于 0.6。

2. 胸骨旁短轴(TTE)或经胃底短轴切面 0°(食管超声),出现室间隔运动障碍。在 ARDS,通气导致低血压的原因不是因为静脉回流减少(除非患者低血容量),而是因为右室后负荷增加。因此,在设置呼吸机参数时,既要保证气体交换在可接受的范围内,又要使正压尽量调至较低水平。肺血管舒张剂,如一氧化氮、西地那非,或环前列腺素,可以用来降低肺动脉压力(见图 29.4)。机械通气聚焦定位和 RV 目标导向的超声心动图对评估患者的右室功能起着不可替代的作用。其监测可用来指导机械通气的设置和肺血管舒张剂的应用。

(李玮 译,陈上仲 校)

参考文献

1. Bouhemad B et al (2011) Bedside ultrasound assessment of positive end-exipiratory pressure-induced lung recruitment. Am J Respir Crit Care Med 183:341–347

2. De Backer D, Cholley PB, Slama M, Viellard-Baron A, Vignon P (2011) Hemodynamic monitoring using echocardiography in the critically Ill. In: Viellard-Baron A (ed) Chapter 4 Heart-lung interactions in mechanical ventilation, Springer, Heidelberg

3. De Backer D, Cholley PB, Slama M, Viellard-Baron A, Vignon P (2011) Hemodynamic monitoring using echocardiography in the critically Ill In: Viellard-Baron A, Jardin F (eds) Chapter 17 Why and how to use echocardiography in acute respiratory distress syndrome, Springer, Heidelberg

扩展阅读

Arbelot C, Ferrari F, Bouhemad B, Rouby JJ (2008) Lung ultrasound in acute respiratory distress syndrome acute respiratory distress syndrome and acute lung injury. Curr Opin Crit Care 14:70–74

Baron A et al (2002) Echo-Doppler demonstration of acute cor pulmonale at the bedside in the medical intensive care unit. Am J Respir Crit Care Med 166:1310–1319

Bouhemad B, Aberlot C et al (2010) Ultrasound assessment of antibiotic-induced pulmonary reaeration in ventilator-associated pneumonia. Crit Care Med 38(1):84–92

Caille V et al (2010) Echocardiography: a help in the weaning process. Critical Care 14:R120. doi:10.1186/cc9076

Feihl F, Broccard AF (2009) Interactions between respiration and systemic hemodymamics. Part II: practical implications in critical care. Intensive Care Med 35:198–205

第 30 章　低血压

Luigi Tritapepe，Cecilia Nencini，and Demetrio Tallarico

30.1　引言

低血压通常是血流动力学不稳定的一种症状，而且，内科医生谈到血流动力学不稳定的时候，往往也是在说低血压。重症患者经常出现体循环动脉压力降低。ICU 最常导致低血压的原因是心肌梗死后的左室功能异常，或各种原因所致的心功能衰竭，比如说低血容量、脓毒症、脓毒性休克、肺栓塞，或过高的呼气末正压。在处理血流动力学不稳定的流程中，低血压是需要呼叫医生进行处理的。内科医生按照血流动力学处理流程去处理低血压时，要通过一步一步地询问并回答下列"是或否"的问题，比如：患者是否存在低血容量？如果回答是肯定的，则处理方法需要给予液体治疗，直到中心静脉压（CVP）达到 15mmHg。如果患者对液体治疗无反应，则需要给予强心药物。但如果患者并无收缩功能异常，则需要应用升压药物。如果你能够解决这个不稳定的血流动力学，说明你是一名好的临床医师，或者说明你对这个不存在心脏基础疾病的患者选择了一种正确的监测方式。但如果上述处理失败，则需要对临床情况重新进行评估。整个过程中的存在什么问题？问题在于对血流动力学不稳定和低血压缺乏病因诊断。与压力或容积的监测不同，心脏超声是唯一的简单易行、并能够提供有用诊断信息的检查，可以在低血压的各种原因中进行筛查。虽有关于心脏超声用于低血压筛查的文献，但是总体数据偏少，并具有一定的局限性。局限性之一就在于文献中患者的选择性偏倚，通常已知或可疑存在心脏问题的患者才在低血压的时候进行心脏超声检查，而没有心脏基础疾病的患者很少进行心脏超声的检查。因此，存在非心脏疾病的亚组患者从心脏超声检查中获益的极大可能性。在 2007 年美国心脏超声杂志发表的由多学科医生共同制定的指南中，对经胸（TTE）及经食道心脏超声（TEE）在诊断低血压病因的作用中做了最大程度的推荐（A9）。心脏超声在诊断的时效性及准确性上都极具意义。事实上，当操作者技术娴熟时，仅需几分钟就可解决低血压的诊断性问题，并能够提供进一步的治疗方向。当正压通气、高水平 PEEP、胸内手术及胸壁创伤时，TTE 获得图像的有效性及准确性上常常受到挑战。这意味着在 ICU 可能经常需要用到 TEE，并且当患者应用原位气管插管时，TEE 应作为第一线的心脏超声选择。

回到低血压的原因上来，我们可以把低血压的主要原因归纳为：前负荷问题、收缩功能问题、后负荷问题、心室交互作用及心肺交互作用。对上述所有问题的评估可能都需要借助心脏超声。并且，心脏超声可以明确一些并未在临床上考虑的低血压原因，并能进一步改变治疗决策，比如：左室流出道梗阻（LVOTO）。这种情况下，早期诊断是非常重要的，因为此时并无其他诊断的可能性，并且不正确的处理原则可能导致致死性的后果。最好的解决方法是对所有患者都进行全面的心脏超声评估。在这一章，我们将对低血压的原因进行分析，并探讨心脏超声在诊断低血压病因时的应用，尤其针对 ICU 和手术室中的患者。

30.2　低血压时的心脏超声

ICU 中对心脏超声的应用越来越多。通过应用简化的目标指导的心脏超声检查流程，97% 的重症患者可以从心脏超声中获益。通常情况下，心脏超声可以看到心内各部分结构，并能够了解到心脏的机械性运动过程。超声可用于发现低血压的各种原因,并了解为什么强心药物或升压药物无法发挥作用。而且,心脏超声可以帮助医生从各种临床综合征中判断出真正与心血管系统相关的综合征。

低血压是重症患者常见的问题。低血压必须立即给予处理,因为长时间的低血压会导致器官的缺血及功能障碍,恶化预后。对低血压的快速诊断及干预可以防止临床恶化并可最终改善预后。在ICU,TTE 是超声检查的第一步,但在特殊病例中,TTE 可能由于超声对某些结构穿透性差而无法获得质量良好的图像,比如空气,或应用大量的敷料。据报道,在 ICU 中经胸心脏检查的失败率为 30% ~ 40%。当出现这种技术性问题而无法进行检查时,TEE 往往能够发挥作用,并且,在主动脉夹层、心脏人工瓣膜功能异常、疑诊血栓、心内膜炎、可能的心内分流、无法解释的低血压中,TEE 的诊断地位都是无可替代的。TEE 对心脏的整体结构都可以很好的显示,尤其是邻近食道的后部心脏结构,并且不需要应用超声传导介质。对低血压的评估往往涉及以下几方面:心率、节律、前负荷、收缩功能、后负荷。一次心脏超声可以对上述各个方面都做出评估。当出现低血压时,需要第一时间鉴别是急性的脓毒症或创伤患者,还是长期住院的 ICU 患者。如果具备心脏超声的一定基本技能,可以在一分钟内完成 TTE 检查。前负荷、心肌收缩力、收缩功能、舒张功能及心包填塞都可以被快速诊断或评估。一些特殊情况,比如心包积液或局部填塞、肺栓塞、LVOTO、无法解释的低氧血症、主动脉夹层或其他情况,可以通过TEE 进行可靠的评估,但这种评估需要更高程度的超声技能。

30.3　低血压的原因

30.3.1　前负荷的调节

临床对血管内容量的评估极为困难,在 ICU 或大手术时甚至根本不可能做到。这个问题非常严重,因为液体复苏是血流动力学不稳定时的第一位治疗手段。文献发现 ICU 及手术室中约有 50% 的血流动力学不稳定的患者对液体冲击有反应。包括CVP 和 PAOP 在内的心脏充盈压一直被用于指导液体管理。但是,过去 30 年来的研究发现,心脏充盈压不能预测液体反应性。最近 10 年中,有许多研究报道可以应用机械通气时的心肺交互作用来评估液体反应性。这些心肺交互作用的指标主要包括,从

动脉压波形衍生出的脉压变异(PPV),从脉搏轮廓分析衍生出的每搏量变异(SVV),红外脉氧波形幅度变异,在特定条件下(潮气量足够大,人机协调性好,不存在自主呼吸,无心律失常),这几项指标尤其被证明对液体反应性具有很高的预测程度。虽然TEE 检查的左室舒张末期面积与 CVP 或 PAOP 比较,其对前负荷的预计更为准确,但仍然不能和动态指标一样去帮助预计容量反应性。这些年来,ICU 中的医生一直在争论,哪种方式对前负荷的评估最佳。一些人信赖压力监测,另一些人信赖容量监测。但是,Swan-Ganz 导管仍是被最广泛应用的设备,尤其是在 ICU 中。既往文献中发现,静态的压力测量,比如 CVP 或毛细血管楔压,会导致对前负荷评估的完全失败;对于容量参数的静态测量,结果也是一样,不过数据尚少。根据心肺交互作用衍生出的参数进行动态监测可以更好的发现前负荷不足,却并不能发现由于前负荷减少导致的低血压。血流动力学紊乱可以由各种原因导致,这使依据一个简单的流程来处理不稳定的血流动力学变得不切实际。

TTE,当然更好是 TEE,使我们能够对有或没有心脏疾病的患者进行简单的快速扫描并得出诊断。首先,乳头肌中段水平的胸骨旁短轴切面,或经胃中短轴切面,是最常用于对左室前负荷定量的切面。左室的短轴图像可以实时评估左室充盈程度,而PAOP 可能做不到这一点。当存在真正的低血容量时,能够看到左室面积在收缩期及舒张期均减小,并且可以见到乳头肌亲吻征,这代表左室在收缩期完全排空。左室的直径可以用 M 超进行测量。诊断低血容量的超声标准包括:左室舒张末期直径小于25mm,左室腔在收缩期的完全闭合,左室舒张末期面积小于 $5.5cm^2/m^2$。另外,对左室收缩末及舒张末的面积同时进行测量,可以有助于分辨真假低血容量:如果都减小,则提示低血容量,如果只有收缩末面积缩小,则原因可能为血管扩张。总的来说,低血容量的患者多合并高动力状态,射血分数增高。慢性心力衰竭的患者多存在左室的扩张,此时如合并低血容量,舒张末容积也是增大的。此时,对于心功能的进一步研究将对诊断有所帮助。

取代充盈压或容量指标的是液体反应性。液体反应性说明,当进行一定的容量扩张时,可以增加一定的心排,代表心脏处于 Frank-Starling 曲线的上升支。心脏超声对容量反应性的准确预测已被广泛证明,目前已成为循环衰竭时准确而全面评估血流动力学状态的无创工具。我们可以根据 TTE 或

TEE 在不同前负荷条件下显示的左室短轴层面来描绘 Frank-Starling 曲线，如果患者的短轴切面显示心排并非处于曲线的平直段，我们就可以把患者定义为容量有反应性。在机械通气患者中，评估每搏量的周期性变化更有助于判断是否有容量反应性。一个非常有用的指标是主动脉容量−时间积分参数，应用 TTE 在心尖三腔心及心尖五腔心水平测得主动脉血液峰流量并计算得出；也可通过 TEE 的经胃长轴切面，应用脉冲多普勒在主动脉瓣水平进行左室流出道的测量。V_{peak} 一般通过每 5 个连续的呼吸周期测得。对每次心搏的主动脉 V_{peak} 进行测量，则得到一个呼吸周期内的 $V_{peak\,max}$ 和 $V_{peak\,min}$。V_{peak} 等于 $V_{peak\,max}$ 和 $V_{peak\,min}$ 的差值除以两者的均值，并用百分数表示。主动脉血流的 V_{peak} 超过 12% 表示存在液体反应性。在机械通气的患者，如果人机协调性好，上腔静脉和下腔静脉直径的呼吸变异可以有效地预测容量反应性。上腔静脉可以通过 TEE 的双腔切面进行测量，此时上腔静脉出现在屏幕的右侧。简单一些的话，可以通过目测或者应用 M 超来评估低血容量患者在呼吸周期中的 SVC 变异。在有容量反应性的患者中，SVC 的塌陷率可以达到 36% 以上，而容量负荷可以使 SVC 不再塌陷。SVC 塌陷指数比 IVC 扩张指数对容量反应性的预测更可靠。但是，IVC 几乎可以在所有的 ICU 患者中都被很好地显示，尤其是无法进行 TEE 检查的患者。心脏专家经常应用 IVC 扩张能力来评估 CVP 的水平，但是，机械通气时的 IVC 可扩张能力更多被 ICU 专家使用。当机械通气时，很容易通过剑下的层面找到 IVC。当 IVC 的可扩张率高于 18% 时，代表患者存在液体反应性。为更好的评估左室前负荷，我们需要知道左室舒张末期压力即左房压（LAP）。我们可以通过组织多普勒对二尖瓣环和跨二尖瓣血流进行组织和血流的速度监测。结合组织多普勒测得的 E' 和跨二尖瓣血流的 E 波，可以可到 E'/E 的不同比值：当比值低于 8 时，代表 LAP 低，并且左室顺应性好；当比值高于 15，代表 LAP 高，并且左室顺应性差。其他的参数需要进一步研究能否准确代表即时的 LAP 数值。

30.3.2　心肌功能

在 ICU，应用许多种设备进行心排的监测。有些监测是有创的，有些监测是无创的，但 Swan-Ganz 导管代表了监测中的金标准。然而，除了肺动脉导管给出的数据外，我们仍需要了解心肌功能来帮助

诊断。事实上，对流量的监测并不能提示低血压的原因。左室的整体收缩功能可以通过 TTE 或 TEE 对收缩力及目测室壁是否增厚进行检验。需要记住的重要一点是，短轴层面可以看到心肌各节段在收缩时朝向切面的中心点移动并同时伴随室壁增厚。如果未确切见到室壁厚度增加，心肌节段貌似增厚，也可能是被邻近节段牵拉所致。对室壁运动的评估对于 ICU 患者来说至关重要，因为可能是室壁运动异常导致新出现低血压，当然也可能是原有疾病加重。如需进行区分，可联合急性心肌缺血的标记物一起进行评估，如果是急性心肌缺血，可能与心肌顿抑或全心低动力的处理有所不同。对左室收缩功能进行定性评估非常重要。通过心脏超声对左室整体收缩功能进行定性评估的方法主要是射血分数，短缩分数与射血面积，还有一些其他不太常用的方法，比如二尖瓣环运动，应用二尖瓣反流射血测得的 dP/dt，及通过应变率成像对节段性运动异常的评估。对右心的评估也是非常重要的，比如三尖瓣反流，右心负荷（增大的右心容积），三尖瓣运动幅度降低，右室收缩能力降低，这些都可以提示右心室衰竭。右室扩张可能影响左室充盈并导致心排降低。关于右心评估将在另一章中进行阐述。但是尤为重要的是，对于机械通气的患者，要确认右室是否存在异常，因为即使我们用了各种动态血流动力学监测的指标，如果右室存在异常，患者仍然不会对液体冲击存在反应性。心脏的舒张功能也在另外一章进行了很好的阐述，但仍然需要提及舒张功能可能在血流动力学不稳定中起到一定的作用。跨二尖瓣血流的评估结合减速时间的测量可以对舒张功能进行最初步的评估。这项检查可以通过组织多普勒对二尖瓣环的检查进行完善，这个参数虽代表舒张功能，但和左室的负荷状态关系并不大。对肺静脉的多普勒成像可以帮助明确其他检查是否准确，并明确舒张功能不全的严重程度。当患者出现低血压，同时合并不同程度的舒张功能不全时，在血流动力学的处理流程中不能常规加用儿茶酚胺类药物进行处理。

30.3.3　后负荷的调节

在 ICU 中通常不去评估后负荷。后负荷的评估通常是通过对外周血管收缩，少尿，肢体发冷等临床症状进行判断。后负荷实际上是可以进行评估的，但我们只知道外周血管对后负荷的影响，而最主要影响后负荷的因素——如主动脉阻力，主动脉弹性，和左室壁张力却无法进行评价。TTE 和 TEE 可

以帮助我们推断后负荷是否降低，即当左室舒张功能正常，收缩时完全闭合，并且合并平均动脉压降低时往往提示后负荷降低。

表 30.1　血流动力学不稳定的几种临床情况

心包填塞
肺栓塞
左室流出道梗阻
无法解释的低血氧
胸部钝性外伤
主动脉夹层

30.4　低血压的各种不同临床情况

在 ICU，可能出现前述各种病理生理原因导致低血压的临床情况。这种病理综合表现十分常见，心脏超声往往可在此时起到挽救生命的作用。

肺栓塞，无法解释的低血氧，主动脉夹层在这本书的其他章节中进行了详细的阐述（分别见第 31、35、32 章）。在这章，我们只讨论心包填塞，左室流出道梗阻，及胸部钝性外伤。

30.4.1　心包填塞

心包填塞是真正的内科急症，其病死率取决于早期的诊断、治疗，以及导致心包填塞的原因。心包填塞的最常见原因是心包积液。任何增加胸内压的情况，比如纵隔肿物或双侧大量胸腔积液也都可以导致心包内压的增加，并导致血流动力学不稳定。当出现心包积液时，心包内压力的快速上升可以导致心腔内压力的快速上升，尤其是右心压力的上升，而平时右心腔内的压力都低于左侧。心包内压力的快速增长导致右室在舒张早期塌陷，舒张晚期则会导致右房的内陷。因此，心包填塞的生理过程可以导致血流动力学不稳定，出现低血压，原因就在于心包腔内压力的增高可以导致心脏的充盈出现问题。在 TTE 和 TEE 检查时，2D 图像可以看到心包积液的存在，舒张期右室的塌陷，IVC 的扩张并且呼吸变异度消失，这代表了右房压力的升高及随呼吸增加的心室间依赖。心室间依赖的增加可以通过脉冲多普勒或持续多普勒显示，如果二尖瓣、主动脉瓣和（或）三尖瓣的流速随呼吸的变异度高于 25% 则有意义。这种右心和左心的血流变化代表了增强的心

室间依赖，并且是心包填塞的标志。在呼吸周期中产生上述的生理变化的原因在于心包积液妨碍了心室的充盈。在吸气相，胸内负压使血液从腔静脉回流增加，伴随三尖瓣流量增加及右室扩张。在呼气相，右室被压迫，出现跨二尖瓣及跨主动脉流量增加。流量随呼吸的变异度只有在自主呼吸、无心律失常的患者中才能测量。如果跨三尖瓣或跨二尖瓣或跨主动脉的最高及最低流量差异超过 25%，则代表存在严重的血流动力学不稳定。此时鉴别诊断中最重要的是发现患者存在中到大量的心包积液。心包积液的量可以通过对心包积液聚集部位的直径进行衡量。往往当直径超过 1cm 时，考虑是大量心包积液。当然，血容量不足患者可能表现出与心包填塞患者相似的临床症状及心脏超声表现。然而，此时，所有的心脏腔室都充盈减低并且变化一致，并无压迫征象；并且，最重要的是见不到大量的心包积液。心包填塞在剑下的切面最容易被识别，但也可以在心尖四腔或胸骨旁长轴切面进行检查。TEE 可以在心外科术后的囊性压迫中发挥检查作用，此时，更易见到左房的压迫，无法通过常规检查得出心包填塞的诊断。

30.4.2　左室流出道梗阻

在急诊室及 ICU 中，动态 LVOTO 的发生率远比我们认识到的要多。其实对 LVOTO 的筛查应该在每次遇到无法解释的低血压时都进行。发展至 LVOTO 的患者一般存在或多或少的主动脉狭窄、未有效控制的高血压、心肌肥厚，以及左室高动力状态。一个特殊的易患因素就是离心性间隔肥厚性心肌病伴随二尖瓣前叶过长。此时，通过左室流出道的血流速度由于血容量不足或心动过速或儿茶酚胺类药物而增加，导致出现"Venturi 效应"，二尖瓣前叶阻塞左室流出道、主动脉狭窄，以及二尖瓣功能不全。这种情况会迅速恶化，传统仪器无法监测出来。事实上，如果我们应用 Swan-Ganz 导管监测患者的话，我们可以发现增高的 PAOP 和降低的心排；然后根据诊断出的低心排综合征，我们立即给予了强心药物，这将进一步导致不可逆的低血压。许多在住院期间发展成 LVOTO 的 ICU 患者，都由于在脓毒性休克时应用了儿茶酚胺类药物，导致二尖瓣及其腱索的收缩期前运动，并出现后续不良后果。这种动态变化（收缩期前运动）可以导致心血管系统衰竭，但通过心脏超声可以进行快速诊断并修正处理原则。治疗上包括应用液体进行血容量不足的纠正、

应用升压药物提高左室的后负荷、应用 β 受体阻滞剂使左室梗阻减轻及降低过度收缩。心脏超声,不论是 TTE 还是 TEE,在 LVOTO 的诊断及治疗过程中都是至关重要的。TTE 在心尖三腔层面或胸骨旁长轴切面,及 TEE 在深部经胃切面及食管中段长轴切面的主动脉瓣水平都可提供快速简明诊断的图像。最重要的标志是室间隔由于肥厚而膨出,并朝向左室流出道。这种膨出导致主动脉瓣下狭窄,可以通过彩色多普勒进行湍流的监测而发现。主动脉瓣下的狭窄与二尖瓣功能不全相关,并且彩色多普勒可以看到主动脉瓣及二尖瓣由于在收缩期同时出现湍流,并呈现典型 Y 型表现。对左室流出道的持续多普勒成像可以评估主动脉瓣下的梗阻严重程度,如果超过 100mmHg 或出现晚期峰值"匕首样"改变提示严重梗阻。

30.4.3 胸部钝性创伤

心脏挫伤经常来自于车祸或摔倒导致的胸部钝性创伤。报道的胸部钝性创伤中,心脏挫伤的发生率可在 3% ~ 56% 之间,随检查手段的不同而诊断率不同。这种病理状态会导致严重的低血压,并且需要与其他原因进行区分。心脏超声,和其他检查手段及血标本一样,已经在胸部创伤时成为很重要的检查手段。TTE 在胸部钝性创伤时的价值非常有限,因为患者存在严重胸壁损伤,常会导致经胸超声图像不够满意。TEE 在此时则可提供足够满意的高质量图像。目前已有少数报道,胸部钝性创伤可以导致冠状动脉夹层、血栓或瘘,并出现心肌梗死。心脏超声可以作为心脏挫伤最重要并发症——心室功能障碍的筛查手段。当考虑到心肌挫伤时,右室距离胸壁最近,并且在心脏超声检查时,可以发现右室心尖处损伤,而左室如果损伤,更需要检查间隔和心尖。这种心肌挫伤可以表现为舒张期室壁厚度的增加、节段心肌运动异常、超声下心肌亮度的增加。当然,也可以应用心脏超声进行快速的目标化检查,针对心包积液、纵隔血肿、主动脉内血肿、主动脉夹层或断裂,以及胸腔积液分别进行检查(图 30.1)。

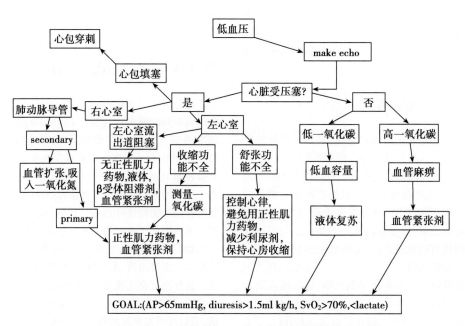

图 30.1 诊断与治疗不明原因低血压的流程图

(朱然 译,马晓春 校)

参考文献

1. Douglas PS, Khandheria B, Stainback RF, Weissman NJ, Brindis RG, Patel MR et al (2007) ACCF/ASE/ACEP/ASNC/SCAI/SCCT/SCMR 2007 appropriateness criteria for transthoracic and transesophageal echocardiography. J Am Soc Echocardiogr 20:787–805

扩展阅读

Beaulieu Y (2007) Bedside echocardiography in the assessment of the critically ill. Crit Care Med 35:S235–S249

Chockalingam A, Dorairajan S, Bhalla M, Dellsperger KC (2009) Unexplained hypotension: the spectrum of dynamic left ventricular outflow tract obstruction in critical care settings. Crit Care Med 37:729–734

Marcelino PA, Marum SM, Fernandes AP, Germano N, Lopes MG (2009) Routine transthoracic echocardiography in a general intensive care unit: an 18 month survey in 704 patients. Eur J Intern Med 20:e37–e42

Salem R, Vallee F, Rusca M, Mebazaa A (2008) Hemodynamic monitoring by echocardiography in the ICU: the role of the new echo techniques. Curr Opin Crit Care 14:561–568

Subramaniam B, Talmor D (2007) Echocardiography for management of hypotension in the intensive care unit. Crit Care Med 35:S401–S407

Vignon P (2005) Hemodynamic assessment of critically ill patients using echocardiography Doppler. Curr Opin Crit Care 11:227–234

Wasir H, Mehta Y, Mishra YK et al (2003) Transesophageal echocardiography in hypotensive post-coronary bypass patients. Asian Cardiovasc Thorac Ann 11:139–142

第 31 章　疑诊肺栓塞

Alessandro Locatelli, Carla Avallato, and Ilaria Nicoletti

31.1　疑诊肺栓塞

急性肺栓塞(pulmonary embolism,PE)是由肺动脉的一个或多个分支发生完全或不完全的急性梗阻所致,而梗阻来源通常为下肢深静脉血栓形成,有时是由脂肪、羊水、空气或二氧化碳造成栓塞。伴有心源性休克的大面积肺栓塞的病例临床症状明显,但是很多病例临床症状并不明确,所以临床疑诊至关重要。

已知发生肺栓塞的高危因素有以下几个:

- 先天性高凝状态:Leiden V因子表达(抵抗活化蛋白C导致大大增加深静脉血栓形成和肺栓塞的风险),其他易感因素,包括凝血酶原基因突变、S蛋白缺陷、抗凝血酶Ⅲ缺陷、高同型半胱氨酸血症、抗磷脂抗体(抗心磷脂抗体和狼疮抗凝物质)等。

- 获得性高凝血症:所有促进静脉瘀滞而易患血栓的情况,如由于手术而长时间固定体位、创伤、肥胖、吸烟和使用一氧化碳。

PE对血流动力学影响为血栓梗阻和神经体液物质释放导致的肺血管阻力增高。伴随室壁张力升高,右心室(right ventricular,RV)后负荷急剧升高继发RV扩张和功能障碍。高室壁张力导致右冠状动脉血流减少,而氧需和RV缺血风险增加。RV扩张导致室间隔向左移位导致左心室(left ventricular,LV)扩张和充盈下降。LV充盈下降引起心输出量降低导致低血压,从而进一步导致冠脉灌注减少和心肌缺血。

临床表现有颈静脉怒张、深静脉血栓的患者,出现呼吸困难和呼吸频速,伴有血气分析表现为低氧血症、低碳酸血症和呼吸性碱中毒,并且存在高危因素时,应高度怀疑急性PE塞发生,若同时伴有心电

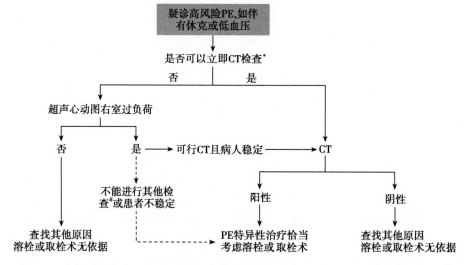

图31.1　建议对疑似高风险(出现休克或低血压)PE患者的诊断流程。*如果患者全身情况仅允许床边的诊断性检查也应认为不能立即进行CT检查。#经食道超声可以发现相当一部分RV超负荷和PE患者的肺动脉内血栓,最终可以通过螺旋CT证实;床边超声加压确认深静脉血栓可能有助于治疗决策。(源于Torbicki等,2008急性肺栓塞诊治指南)

图表现为完全或不完全右束支传导阻滞、S1Q3T3 综合征、及 V1 至 V4 导联 T 波倒置,其可能性非常高。

本书参考了近来由欧洲心脏病学会急性肺栓塞诊治工作组制定的急性肺栓塞诊治指南,其中描述了关于伴有严重血流动力学功能障碍的急性 PE 诊断流程(图 31.1)。

流程中显示了超声心动图在 PE 诊断中的关键作用,无论患者是否可行 CT 检查、是否在 ICU、是否可以转运,均可行超声心动图检查。是否存在右心室过负荷决定下一个诊断步骤。

31.2 超声心动图的作用

超声心动图具有易于床边实施、花费低、非侵入性检查等优点,可用于肺动脉高压的诊断、预后和评估,因此可以反复检查以监测血流动力学状态和对治疗的反应。PE 的超声征象分为直接征象和间接征象。直接征象表现为超声下可见的血栓,而间接征象多与 RV 急性压力过负荷有关:

- RV 扩张和运动减低
- 室间隔反常运动
- 三尖瓣反流速度大于 2.8m/s
- 下腔静脉(inferior vena cava,IVC)固定或随呼吸塌陷程度下降

经胸超声心动图(transthoracic echocardiography,TTE)很难显示肺动脉内的血栓,尽管如此,还是可以提供血流动力学状态、左右心室功能、和肺动脉压力等相关的信息,并进行危险分层。经食管超声心动图(transesophageal echocardiography,TEE)用于诊断 PE 敏感性为 60% ~ 80%,特异性 95% ~ 100%,它可以显示位于肺动脉主干及左右分支内的血栓,尽管只能看到肺动脉左侧分支的一小段(图 31.2,图 31.3)。

TEE 在诊断突发心搏骤停或急性 PE 的过程中非常有用,可以很清晰地显示右心房内漂浮的血栓。血栓可分为 A、B、C 三型,A 型血栓为细长和波形,源于外周静脉并快速移动进入肺循环,这种血栓导致的 PE 死亡率高;B 型血栓为球形,基底宽,不易移动,也可进入肺循环,但这种血栓较其他类型预后好;C 型血栓为过度类型,其形态、严重程度和预后均介于另外两种类型之间。

PE 的间接征象源于 RV 压力过负荷,是肺动脉及其分支阻塞的结果。可进行二维和多普勒超声心动图检查诊断 PE。

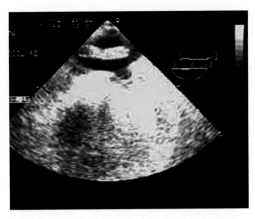

图 31.2 肺动脉右支,食管上段长轴切面

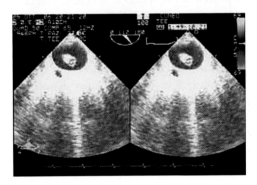

图 31.3 肺动脉右支,食管上段短轴切面

31.3 二维超声心动图

使用超声检查 RV 的切面如下:
- TTE:胸骨旁长轴切面、心尖部四腔心切面和剑突下四腔心切面。
- TEE:食管上段切面(肺动脉主干及其左右分支)、食管中段切面(四腔心、右室流出道及上下腔静脉切面)

TTE 胸骨旁短轴切面和 TEE 经胃短轴切面可用于检查室间隔和右心室大小。

急性 RV 过负荷的征象如下:
- 伴有 LV 畸形的 RV 扩张:既可测量右心室舒张末内径(DdRV),也可以测量右心室舒张末内径和左心室舒张末内径的比值(DdRV/DdLV),以评估扩张程度。若 DdRV>30mm、胸骨旁长轴和剑突下四腔心切面 DdRV/DdLV>0.7,心尖四腔心切面 DdRV/DdLV>1,可认为是病理改变。若图像质量够好,也可用两心室面积比值进行评估。右心室面积与左心室面积比值在 0.6 以下为正常,若该比值大于 1 则表示右心室严重扩张。

- 右心房扩张并房间隔左移。
- IVC 内径增加且塌陷程度降低(小于 40% ~ 50%)。
- 室间隔舒张运动障碍。
- 心尖四腔心切面观察 McConnell 征,表现为 RV 心尖部收缩正常伴室壁中部运动功能减退,其阴性预测值高。

31.4   多普勒超声心动图

估测肺动脉收缩压:使用改良的伯努利(Bernoulli)方程通过三尖瓣反流速度估算右心室与右心房之间的压力差,再加上估测的右心房压(right atrial pressure,RAP)可得出肺动脉收缩压。通过 IVC 直径及其随呼吸变异度可估算出 RAP。通常,如果 IVC 变异度大于 40% ~ 50%,RAP 约为 5mmHg;若变异度在 35% ~ 40%,RAP 约为 10mmHg;若变异度小于 35%,则 RAP 约为 15mmHg。

肺动脉舒张压(pulmonary artery diastolic pressure,PAPd)可通过测量舒张末肺动脉反流速度估测肺动脉和右心室舒张压差值获得。通过肺动脉反流速度运用伯努利(Bernoulli)方程算出肺动脉和右心室舒张压差值,再加上右心室舒张压(RV diastolic pressure,RVPd)即得出 PAPd。若无三尖瓣狭窄,RVPd 等于 RAP($PAPd=4V_{PRd}^2+RVPd$)。

肺动脉流速达峰时间:代表达到动脉峰流速所需要的时间,为肺动脉瓣开始打开至达到峰流速之间的时间。正常情况下流速达峰时间大于 90ms,若小于 60ms,则表示存在肺动脉高压。三尖瓣反流压差低于 60mmHg 而肺动脉流速达峰时间小于 60ms(60/60 征)高度提示 PE。另一个用于诊断肺动脉高压方法是描绘肺动脉血流速度曲线,存在肺动脉高压时,肺动脉血流呈三角形或出现收缩中期切迹。

对临床疑诊 PE 的重症患者,若测得上述参数,应在病情允许的前提下进行进一步特异性检查,若患者血流动力学不稳定,超声检查符合 PE 表现即可开始溶栓治疗。

31.5   超声心动图与 PE 患者的预后

超声心动图能够很好地显示 PE 时右心变差的程度。RV 功能障碍的严重程度是影响预后的因素之一。有研究表明 PE 发生 RV 功能障碍可降低患者的生存率。超声心动图也能够预测发展为慢性肺动脉高压的风险:确诊时肺动脉压力高于 50mmHg 可导致急性 PE 发生后一年持续存在肺动脉高压。另外,急性 PE 后 6 周复查超声可以明确患者持续存在肺动脉高压并有助于长期治疗。以下生物学标记物结合超声可用于危险分层,如 B 型尿钠肽(B-type natriuretic peptide,BNP)、BNP 前体(pro-BNP)和肌钙蛋白等。已有研究表明上述指标升高且有 RV 功能障碍的 PE 患者死亡风险增加。

31.6   超声心动图与 PE 患者的治疗

早期抗凝治疗可以提高生存率:因此,临床高度怀疑 PE 且出血风险低的患者不应因为检查而延迟抗凝治疗。对临床疑诊 PE 的患者,超声心动图是一项快速、准确并且安全的诊断工具,易于床边检查,能够显示 PE 的直接(右心房和肺动脉内的血栓)和间接(急性肺心病导致的右心恶化)征象并指导治疗选择。超声还可以用来监测进行溶栓治疗的患者右心内血栓溶解情况。溶栓是治疗血流动力学不稳定的大面积和次大面积 PE 患者的手段,可以改善肺灌注,降低肺动脉高压,并改善右心功能,但可能增加出血并发症。尽管如此,超声心动图用于诊断 PE 仍有一定的局限性,因为它是一项依赖操作者的方法,操作者的经验和技术是基础。显示血栓时,尤其是肺动脉左支内的血栓会被左侧支气管遮住。此外,除了 PE,一些其他损害 RV 功能的疾病(COPD 发作、右侧 IMA、心肌病及瓣膜病)可能混淆,进行鉴别诊断非常重要。

(蔡书翰 译,杜朝晖 校)

扩展阅读

Goldhaber SZ (2002) Echocardiography in the management of pulmonary embolism. Ann Intern Med 136:691–700

Leibowitz D (2001) Role of echocardiography in the diagnosis and treatment of acute pulmonary thromboembolism. J Am Soc Echocardiogr 14:921–926

Mookadam F et al (2010) Critical appraisal on the echocardiography in the management of acute pulmonary embolism. Cardiol Rev 18(1):29–37

Torbicki A et al (2003) Right heart thrombi in pulmonary embolism: results from the international cooperative pulmonary embolism registry. J Am Coll Cardiol 41:2245–2251

Torbicki A, Perrier A, Konstantinides S, Agnelli G, Galiè N, Pruszczyk P et al (2008) Guidelines on the diagnosis and management of acute pulmonary embolism. The Task Force for the Diagnosis and Management of Acute Pulmonary Embolism of the European Society of Cardiology (ESC). Eur Heart J 29:2276–2315

第 32 章　疑诊急性主动脉疾病

Luigi Tritapepe, Francesca Pacini, and Maurizio Caruso

32.1　引言

这一章节,我们将着重讨论一系列会迅速危及患者生命的急性主动脉疾病。这类主动脉疾病称为"急性主动脉综合征(acute aortic syndrome,AAS)"。AAS 是以主动脉夹层,主动脉壁内血肿,主动脉穿通性溃疡,胸主动脉瘤破裂(除外创伤性因素)(图 32.1)为主要表现的众多急性,致命性主动脉疾病的统称。AAS 的发病率为每年 2.6 ~ 3.5 例/100 000人。其中 2/3 患者为男性,平均发病年龄为 63 岁。就临床表现来说,AAS 的表现相对单一。通常,当 A 型主动脉夹层,壁内血肿或撕裂至腹部和背部的 B 型主动脉夹层存在时,患者主诉放射至颈部和手臂的剧烈胸痛。另外患者多会出现高血压或高血压急症表现,并伴随外周动脉搏动的不对称性变化以及主动脉反流。取决于疾病严重程度的不同,患者可能出现一系列血流动力学不稳定表现,如

内脏低灌注、代谢性酸中毒、心力衰竭和脑灌注受损。同样的,患者也可能出现急性肾衰竭或呼吸功能不全表现,另外 AAS 也可能出现与心包填塞或脑血管栓塞相关的晕厥事件。另外,AAS 也可能出现急性冠脉综合征的相应表现,而被误认为是患者此次发病的主要病理学改变,而非由于 AAS 所导致的伴随综合征。因此,AAS 的鉴别诊断可能会包括:心肌缺血/梗死,肺栓塞,心包炎,无夹层的急性主动脉反流,纵隔肿瘤,消化道溃疡穿孔,急性胰腺炎,胆囊炎和肌肉-骨骼疼痛。在这些情况下,快速诊断的建立对于降低 AAS 相关死亡率及发病率尤为重要。通常,对于 AAS 最为敏感和特异的影像学诊断方法是 CT 和 MRI,而血管造影的诊断价值不大。由于具备廉价、快速、可重复操作和安全的独特优势,目前超声心动图技术如经食管超声心动图(TEE)和经胸超声心动图(TTE)的应用在 AAS 的诊断方面扮演了更为重要的角色,并且该技术的运用也极大地缩减了传统检查的时间。

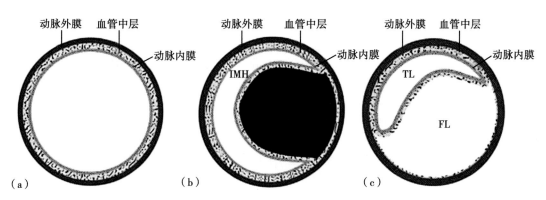

图 32.1　病理学本质定义了急性主动脉综合征的不同类型。**a.** 正常主动脉;**b.** 主动脉壁内血肿;**c.** 主动脉夹层

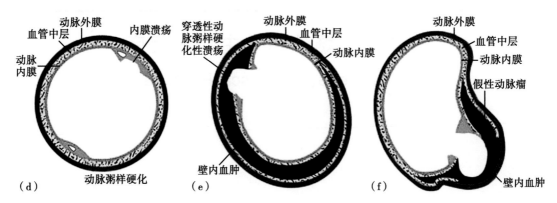

图 32.1（续） **d.** 主动脉粥样硬化和溃疡；**e, f.** 主动脉穿通性溃疡合并壁内血肿和假性动脉瘤。（转载于 Shiau[1]）

32.2 经胸超声心动图和经食管超声心动图

升主动脉近心端可以在胸骨旁长轴切面显示，同时在改良右侧胸骨旁长轴和心脏基底水平胸骨旁短轴切面也能观察到，只是视野范围更窄。胸骨旁长轴切面可以准确测量出主动脉根部直径。在该切面水平，无论是运用 B 模式或 M 模式，均能在舒张末期主动脉瓣关闭时对主动脉根部和升主动脉近心端进行实时观察。对于所有疑似主动脉疾病的患者，推荐行右侧胸骨旁长轴切面（尽管没有常规实施）检查以评估升主动脉的实际大小。虽然在心尖三腔心和改良心尖五腔心切面也能显示升主动脉的解剖影像，但是这些切面提供的主动脉壁侧向分辨率不是最理想，因此可能会引起误诊或者疏漏某些异常解剖结构。胸骨上切面是右肺动脉上、主动脉弓、主动脉弓上 3 个分支（无名动脉、左侧颈总动脉和左侧锁骨下动脉）以及众多升主动脉和降主动脉分支的经典观察窗。急性升主动脉 AAS（例如 A 型主动脉夹层）通过 TTE 诊断的敏感性和特异性分别为 60%～80% 和 60%～90%。然而如果没有确切的证据或明显的异常，则需要运用另一影像学方法（如 TEE）来完善或添加诊断信息。在描述和管理不同类型主动脉疾病方面，TEE 是一种十分敏感的诊断工具。它不仅是诊断主动脉综合征，而且也是其他胸痛疾病鉴别的基础检查手段。经食管探查主动脉的解剖优势是可获取几乎整个主动脉的高质量影像。由于右主支气管内气体干扰，升主动脉远端部位是唯一无法通过经食管超声心动图观察的部位，鉴于主动脉弓邻近气管，因此其近端显示质量较差，并会生成相应区域的盲点。

在临床工作中，运用 TEE 行主动脉疾病检查可以通过以下 6 个切面实现（表 32.1）：食管中段升主动脉短轴切面，食管中段升主动脉长轴切面，食管上段主动脉弓短轴切面，食管上段主动脉弓长轴切面，降主动脉短轴切面，降主动脉长轴切面。在食管中段四腔心切面调整角度为 0°，探头后退 2cm，此时降主动脉即可显示于短轴切面。该切面水平可观察到左心房与右心房之间的主动脉根部环形影像。若将探头旋转 90°，则可获取升主动脉长轴切面。然而，由于气管内的气体干扰，该切面无法显示升主动脉远端的解剖结构。为了获取胸主动脉降支的解剖信息，需要回到食管中段四腔心切面，然后将探头旋转 180°，则可获取位于食管后面的主动脉影像。此时，慢慢回撤探头，则可获取不同水平的胸主动脉影像，由于在该水平，主动脉走行于食管的后方及侧方，因此需轻轻旋转探头，以使主动脉位于图像的中心。若将探头旋转 90°，则可获取降主动脉的长轴切面。为了显示主动脉弓的影像，调整角度为 0°，回撤至食管中段四腔心切面，然后将探头缓慢回退直至发现主动脉弓。大约在经口 20cm 水平，主动脉弓影像则可显示于食管上段长轴切面。虽然由于气管内气体干扰，近端主动脉弓无法显示，然而邻近左侧屏幕区域，探头附近后壁远端右侧，屏幕顶端以及前壁更远处却能显示高质量主动脉弓影像。为了获取主动脉弓的短轴影像，需要将探头回撤，然后顺时针旋转 90°。进一步将探头回撤也能够观察到左侧锁骨下动脉和左侧颈总动脉。胸主动脉观察内容包括血管壁厚度，组织特征，直径以及运用多普勒技术评估血流速度。经食管超声心动图观察的主要目的是识别撕裂内膜片,假腔和撕裂入口,描述主动脉夹层范围,明确壁内血肿或主动脉穿通性溃疡。经食管超声技术在识别内膜撕裂片方面,具有 95% ~ 100% 的高敏感性和 75% ~ 100% 的中-高特异性。更多关于主动脉的超声影像学信息见第 10 章。

表 32.1　升主动脉,主动脉弓和降主动脉观察的切面

TTE	TEE
PSLAX, PSSAX (Asc + Desc Ao)	ME Asc Ao LAX, ME Asc Ao SAX(Asc Ao)
A4C,A2C,ALAX(Desc Ao)	UE aortic arch, UE aortic arch LAX(arch+Asc Ao)
Suprasternal(arch, Asc+Desc Ao)	Desc Ao LAX, Desc Ao
Subcostal (abdominal + Asc Ao)	SAX(Desc Ao)

TTE,经胸超声心动图;TEE,经食管超声心动图;PSLAX,胸骨旁长轴;PSSAX,胸骨旁短轴;Asc,升主动脉;Desc,降主动脉;Ao,主动脉;A4C,心尖四腔心;A2C,心尖两腔心;ALAX,心尖长轴;ME,食管中段;LAX,长轴;SAX,短轴;UE,食管上段

32.3　急性主动脉综合征

这里我们将对表 32.2 所列举的各类 AAS 进行逐一阐述。

对于 AAS 的诊断,经食管超声心动图具有较大优势,如敏感性和特异性高,相应操作能够在 5 ~ 10 分钟内迅速完成,仪器设备易于获取,能够在床旁进行,降低外出检查风险。通过超声心动图检查能够获取升主动脉上 1/3 的解剖结构,量化主动脉功能不全,识别心包积液及心室节段性搏动异常。目前,仅有极少数病例无法通过 TEE 得出确切的诊断,即怀疑存在可疑壁内血栓的情况下,建议进一步行 MRI 或 CT 检查以协助诊断。在升主动脉夹层患者中,TEE 能够为手术时机的判断提供充分的信息。若此时再进行其他检查,而使手术时间延迟,则可能会增加死亡风险且无任何显著获益。

表 32.2　急性危及生命的主动脉事件称为急性主动脉综合征

主动脉夹层	穿通性动脉硬化性溃疡
主动脉壁内血肿	胸主动脉瘤破裂

32.4　主动脉夹层

急性主动脉夹层是由于主动脉内膜撕裂或与中膜分离造成的,此时血液流入内膜-中膜间隙使撕裂进一步加剧,并形成夹层血肿。按照主动脉受累程度不同,主动脉夹层通常分为以下 3 类:DeBakey Ⅰ型和 Stanford A 型病变起源于主动脉近心端,经主动脉弓扩展至降主动脉。DeBakey Ⅱ型病变仅累及升主动脉,这类夹层包含于 Stanford A 型之中。De-Bakey Ⅲ型和 Standford B 型病变起始于降主动脉,并向远端腹主动脉扩展,同时也可以逆向扩展至近端主动脉弓。撕脱内膜片将主动脉分为两个腔,即真腔和假腔(图 32.2),从而形成了超声诊断主动脉夹层的基础。

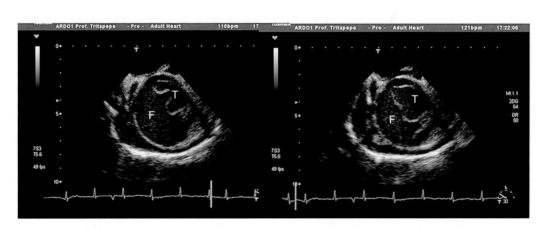

图 32.2　主动脉夹层的经食道超声心动图。心脏舒张和收缩时的真腔与假腔

当超声发现沿着主动脉走行方向的内膜片将主动脉分隔为两个腔室时,运用彩色多普勒超声成像识别夹层内不同血流信号有助于鉴别真腔与假腔。升主动脉图像中,特别是处于扩张状态时,超声心动图横切面或纵切面成像的条形伪影较为多见,这些伪影常会与内膜片相混淆。在大多数升主动脉夹层中,撕脱内膜片的运动呈飘带状,而非混响伪影所致。所以运用 M 型超声评估伪影位置,活动度,以及纵向摆动范围,有助于辨别升主动脉内的伪影。通常,主动脉夹层假腔内会伴随血栓形成。然而运用 TEE 鉴别假腔内完全栓塞形成和夹层动脉瘤较为困难。若超声提示腔内存在半月形高回声影像,且表面较为光滑,则提示假腔栓塞可能性大。累及升主动脉的主动脉夹层死亡率较高,存在急诊外科干预指征,此时明确近端夹层撕裂程度对于治疗方案的制定尤为重要。A 型主动脉夹层需要外科干预,而不复杂的 B 型主动脉夹层可行内科保守治疗。除非主动脉夹层位于升主动脉上 1/3 及主动脉弓近端前半部分,TEE 均能正确评估近端夹层撕裂程度(图 32.3)。

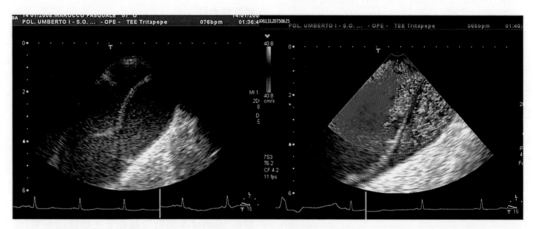

图 32.3 主动脉弓夹层的经食道超声心动图。伴或不伴彩色多普勒成像的真腔与假腔

内膜撕裂口定位对于主动脉夹层的诊治十分重要。运用彩色多普勒模式,TEE 往往能够发现,主要位于降主动脉区域,真腔与假腔之间相通的血流信号。因此将这些继发血流信号与主动脉夹层内膜撕裂口的鉴别显得尤为重要。后者常常可以通过二维超声心动图识别,其开口直径通常大于 5mm,通常位于 A 型主动脉夹层升主动脉近心端或紧接 B 型主动脉夹层左侧锁骨下动脉起始部。运用脉冲多普勒成像能够发现,内膜撕裂口的流速通常低于 1.5m/s,并且在收缩期血流会从真腔流入假腔;而在舒张期,由于血流速度降低,血流通常从假腔流入真腔。在某些情况下,识别假腔具有特殊的临床意义。例如,当病变累及主动脉弓时,外科医生需区分主动脉上的血管是否起源于假腔。类似地,当降主动脉夹层累及到内脏动脉,并出现缺血并发症时,假腔的识别对于传统外科手术干预或血管介入治疗,如内膜开窗术或人工血管置换术就显得尤为重要。当大动脉分支起源于假腔时,经皮内膜开窗术可以作为替代治疗策略。在大多数情况下,真腔与假腔的识别较为容易。因为假腔通常更大,与真腔相比,其血流速度更慢。M 型超声显示在收缩初期,由于真腔管腔扩大,内膜片朝向假腔移动。假腔部分血栓形成较为常见,而完全血栓形成偶尔可见(表32.3)。

表 32.3 经食道超声心动图探查到的并发症及二次发现

并发症	二次发现
心包积液及胸腔积液	二次撕裂
主动脉破裂	假腔内血栓形成
主动脉瓣关闭不全	内膜活动
累及主动脉分支	诱发因素

32.5 主动脉壁内血肿

主动脉壁内血肿是 AAS 众多亚型之一。通过 TEE 发现主动脉壁上,出现环形或半月形影像时,则可诊断主动脉壁内血肿,这些影像内可能包含无回声区,且偶尔会逐层分布。血肿壁的厚度通常大于7mm,且其中应无血流信号。对于典型影像,TEE 可直接提供诊断信息,然而当存在管腔内血栓或夹层伴假腔内血栓形成时,可能会被误诊为壁内血肿。此时行其他影像学技术,如 CT(衰减信号区域)和MRI(高信号区域),能够进一步明确诊断。有时,局部区域血肿突破内膜导致囊性突起,则可能会被误认为穿透性溃疡。超过 10% 的病例,若壁内血肿区域的主动脉检测到合并其他典型内膜夹层情况时;这些案例诊断为主动脉夹层。超过 60% 的主动脉壁内血肿位于降主动脉,且通常伴随其他主动脉粥样硬化表现。血肿的演变千变万化,在最初的 6 个月内,超过半数病例血肿会完全再吸收,而 40% 病例会进展成为主动脉夹层。

32.6　主动脉穿通性溃疡

主动脉穿通性溃疡的诊断颇具争议。主动脉轮廓外囊性突起很容易被增强血管造影和 CT 识别。尽管近期研究显示了 TEE 对于这些囊性突起的诊断效果,但是该技术在这方面的应用价值不大;然而当动脉穿通硬化性溃疡与栓子表面出现"火山口样"空洞的继发性溃疡样影像,以及血肿穿透内膜向混淆时,TEE 技术在上述病变的相互鉴别方面意义更大。当主动脉壁的内膜上存在动脉硬化斑块时,应该怀疑存在溃疡样改变的可能,而并不是一定意味着真正的穿通性溃疡。主动脉溃疡同样更常发生于降主动脉。彩色多普勒心脏超声心动图和超声造影可能有助于进一步明确从外部囊状突起流入主动脉内膜的血流。尽管 TEE 对于诊断主动脉夹层的准确率极高,但是该技术对于主动脉壁内血肿和穿通性溃疡的诊断敏感性和特异性尚未见相应报道。因此建议采用另一些影像学技术,特别是 MRI,以进一步协助诊断,并提供关于持续出血信息以及主动脉周围血肿的识别。

(周发春、郭睿 译,许强宏 校)

参考文献

1. Shiau MC, Godoy MC, de Groot PM, Ko JP (2010) Thoracic aorta: acute syndromes. Appl Radiol 1:6–16

扩展阅读

Armstrong WF, Bach DS, Carey LM et al (1998) Clinical and echocardiographic findings in patients with suspected acute aortic dissection. Am Heart J 136:1051–1060

Evangelista A, Mukherjee D, Mehta RH et al (2005) Acute intramural hematoma of the aorta. A mystery in evolution. Circulation 111:1063–1070

Evangelista A, Flachskampf FA, Erbel R et al (2010) Echocardiography in aortic diseases: EAE recommendations for clinical practice. Eur J Echocardiogr 11:645–658

Golledge J, Eagle KA (2008) Acute aortic dissection. Lancet 372:55–66

Meredith EL, Masani ND (2009) Echocardiography in the emergency assessment of acute aortic syndromes. Eur J Echocard 10:i31–i39

Nienaber CA, Kische S, Skriabina V, Ince H (2009) Noninvasive imaging approaches to evaluate the patient with known or suspected aortic disease. Circ Cardiovasc Imaging 2:499–506

Shiga T, Wajima Z, Apfel CC, Inoue T, Ohe Y (2006) Diagnostic accuracy of transesophageal echocardiography, helical computed tomography, and magnetic resonance imaging for suspected thoracic aortic dissection. Arch Intern Med 166:1350–1356

Willoteaux S, Nedelcu C, Bouvier A et al (2011) Syndrome aortique: quelle imagerie réaliser? Presse Med 40:43–53

第 33 章　胸痛

Michele Oppizzi and Rachele Contri

33.1　肺栓塞

肺栓塞的胸痛既可源自于累及胸膜的外周栓塞,也可能源自于大块、中心型栓子导致的右心室急性牵张与缺血。

超声心动图在肺栓塞治疗过程中可起到诊断、监测和判断预后的作用,同时也能有助于最佳治疗策略的选择。其应用包括:①诊断与鉴别诊断;②危险分级;③决策制定与超声辅助治疗;④可从栓子口径减少程度、肺动脉压及右心室功能等方面判断疗效。

总之,根据临床、超声心动图和生物标志物评估可将肺栓塞患者分为高、中和低危三个等级。伴有低血压(休克指数>1)或休克的肺栓塞患者为高危

患者,其院内病死率为15% ~30%。血流动力学稳定但至少存在一项右室功能不全征象者为中危患者,其早期病死率为3% ~15%。无右室功能不全的稳定患者为低危患者,其院内病死率低于1%。

33.1.1　诊断与鉴别诊断

能够提示因肺栓塞导致压力过负荷的指征包括:右室扩张、活动度下降、室间隔异常左移、功能性三尖瓣反流、肺动脉高压、下腔静脉扩张且不伴有吸气相塌陷(图33.1)。中度右室扩张是指右室内径/左室内径比或右室面积/左室面积为0.6~1,若大于1则提示严重右室扩张。该比值已成为判断30天病死率的最重要的独立危险因素之一,并被广泛接受。

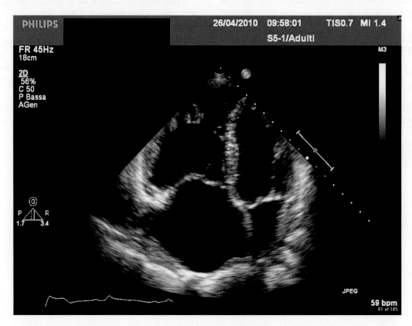

图33.1　巨大肺栓塞:右室扩张伴室间隔矛盾运动

很多肺栓塞患者的右室功能不全常表现为典型而鲜明的局灶性,即游离侧壁中段活动度下降而心尖部运动正常,此现象被称为"McConnel 征"。诊断肺栓塞时 McConnel 征具有较高的特异性(94%)和阳性预计值(96%)。在疑似肺栓塞的胸痛患者中,超声心动图出现右室过负荷/功能障碍对间接诊断肺栓塞具有良好的阳性预计价值,但较小的肺栓塞则敏感性和特异性较低。以上征象还可在其他能够引发右室牵张增加的疾病中观察到,如急性呼吸窘迫综合征、哮喘、慢性阻塞性肺疾病、气胸和肺炎。

下壁心梗、脓毒症、心肌挫伤、未分化右室心肌疾病也可出现右心功能障碍。对于已确诊心肺疾病的患者,右心过负荷标准的特异性可下降约80% ~ 20%。另一方面,McConnel 征的特异性和阳性预计值可达100%。右室梗塞时室壁的局灶运动可能与 McConnel 征类似,此时必须经超声心动图探查肺动脉高压和压力过负荷以避免做出错误诊断。

将右室扩张/功能障碍加入临床诊断模型中可显著改善风险的分级,即30 天无事件生存率,同样也可用于病情稳定的肺栓塞患者。不仅如此,对心搏骤停,特别是无脉性电活动患者,经胸超声心动图(TTE)或经食管超声心动图(TEE)显示右室扩大对肺栓塞具有非常高的阳性预计价值,此时进行溶栓或其他更为积极的治疗是恰当的。

因为右室的急性过负荷不能产生较高的压力,肺动脉收缩压多有轻或中度升高,在40mmHg 左右。肺动脉压超过45mmHg 常提示慢性病程或者在慢性肺病基础上并发急性肺栓塞。严重肺动脉高压(大于50mmHg)多与随访中持续存在的肺动脉压升高有关。

血流动力学稳定而超声心动图未见右室过负荷表现者不能排除肺栓塞的诊断,其敏感性在60% ~ 70%左右,特别是对临床中、高度疑似患者;不过这也有助于鉴别低危患者。

由于能够床旁快速诊断,超声心动图对病情严重的患者特别有价值,既避免了标准影像学诊断流程的搬运问题,还可进行休克的鉴别诊断。若不存在右室过负荷/功能障碍征象,则提示肺栓塞不是引起休克的病因,反之则高度提示肺栓塞并应积极治疗。其他引起休克的病因,例如心包填塞、急性瓣膜功能障碍、大面积心梗、急性心肌梗死的机械性并发症和严重低血容量也能够被快速地探查到。

TTE 中,右心、下腔静脉和肺动脉主干的栓子并不能经常看到,但我们通过 TEE 探查中心型或右侧肺动脉栓子的敏感性和特异性可分别达到92%和100%。就治疗而言,超声心动图有助于判断药物对右室功能、肺动脉压力、左室充盈和栓子消融等的疗效。

33.1.2 如何操作

心尖四腔切面

二维超声心动图可见右室增大,并能观察到游离侧壁活动度显著下降,典型者右心尖活动减弱,收缩期房间隔与室间隔向左室偏移。卵圆窝的活动度如超过1cm 可诊断中隔动脉瘤,本病与卵圆孔未闭及右向左分流无明显关联。冻结图像后可进行右室和左室舒张末期内径及面积测量。舒张末期内径为心内膜侧壁与室间隔之间的距离。若 RV/LV 内径或面积之比在0.6:1 ~ 0.9:1之间则提示 RV 中度扩张,如大于0.9:1则提示重度扩张,且院内病死率增加。还可测量右室舒张末期和收缩末期面积及其变化分数。M 型超声可用于探查三尖瓣瓣环,并记录三尖瓣环收缩期位移(TAPSE)。如右室面积变化分数低于30% 且 TAPSE 低于1.6 则可确诊右室功能障碍(图 33.2)。

肺动脉收缩压可通过测定连续多普勒超声图像上的三尖瓣反流速度并经简化伯努利方程计算而得。经三尖瓣的血流可以通过颜色形象地显示出反流,连续多普勒超声对齐反流后可冻结图像并测定流速,选择最佳的图像轮廓并圈绕后即可测定右房-右室收缩压压差。右房压是通过测定下腔静脉直径获得的,其加上压差峰值既得肺动脉收缩压。若频谱多普勒图像不佳,可使用 10ml 生理盐水-空气混合液行多普勒超声发泡试验。三尖瓣反流速度通常为2.5 ~ 3.5m/s,对应的肺动脉收缩压为40mmHg。

室间隔左侧移位可减少左室充盈,肺动脉高压可降低左室前负荷。左室功能障碍的程度可通过舒张功能和心输出量进行评估。可将脉冲多普勒声束先置于二尖瓣左叶,随后向后转向左室流出道,测量 E 波和 A 波以及减速时间。若减速时间延长且 E/A 比值大于0.5,则提示左室充盈异常。脉冲多普勒显像的水平位于左室流出道,正处于主动脉瓣膜下方。左室流出道的开口显示后,可自动计算主动脉流速时间积分(VTI)。每搏输出量为 VTI 乘以主动脉瓣面积,后者在胸骨旁长轴切面获得。

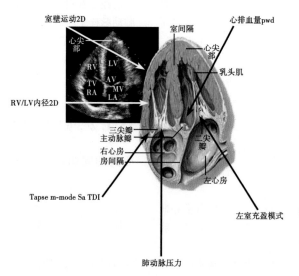

图 33. 2　肺栓塞，心尖四腔心切面。AV,主动脉瓣；cwd,连续多普勒；2D:二维；LA,左心房；LV,左心室；MV,二尖瓣；pwd,脉冲多普勒；RA,右心房；RV,右心室；Sa,瓣环收缩期运动；Tapse,三尖瓣环收缩期位移；TDI,组织多普勒显像；TV,三尖瓣(引自 Atlas of echocardiography,Yale University)

胸骨旁长-短轴切面

　　长轴切面可用于测量右室直径及主动脉瓣区面积以计算每搏输出量。右室直径是在舒张末期用 M 超声测量,若大于 33mm 提示右室扩张。主动脉瓣面积根据收缩期 LVOT 直径通过公式计算而得。左室水平的短轴切面是显示二维室间隔矛盾性左移以及左室充盈缺损程度的理想切面。舒张末期还可测量前下及中隔侧的直径,其比值——偏心指数——小于 1 是后负荷严重增加的标志。多数病例在主动脉瓣水平将探头向头侧移位可以显示肺动脉干及其分岔,以及左、右肺动脉的近端。某些患者还能在肺动脉主干发现栓子(图 33. 3)。

剑突下切面

　　剑突下切面非常适合测量下腔静脉直径。M 型超声垂直于腔静脉的管腔可测量最大与最小直径,右心房压可以通过表 33.1 计算。在某些病例中探头顺时针旋转还可以显示肺动脉干及其分岔。

　　经食管超声(TEE)常用于中心型肺栓塞的确诊,以评估栓子是否足够靠近肺动脉近端以确保能

表 33. 1　右心房压(RAP)的计算

IVC 直径(cm)	SNIFF	RAP(mmHg)
<1. 5	塌陷	0 ~ 5
1. 5 ~ 2. 5	>50%	5 ~ 10
	<50%	10 ~ 15
>2. 5	>50%	15 ~ 20
	<50%	>20

IVC,下腔静脉；SNIFF,深吸气

够外科取栓,同时也观察卵圆孔是否有任何开放的情况。获得肺动脉栓子的主要切面为食管上段切面,食管中段切面可探查右室流入/流出道。在食管上段能够观察到肺动脉干、右肺动脉及其分支。旋转探头后可观察到左肺动脉近端。由于左主支气管内的气体,左肺动脉中段的探查要更为困难。但孤立的左肺动脉栓子并不常见,因此 TEE 的敏感性仍保持在较高水平(90% ~ 95%)。根据超声所见栓子可分为两种类型:活动性低回声或静止性高回声。就体外溶栓效果更好且体内血流动力学获益更佳而言,第一种血栓越新鲜,则溶栓药物效果越好。

右心或肺动脉血栓二维图像

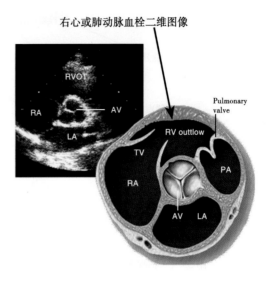

室间隔左向运动二维图像

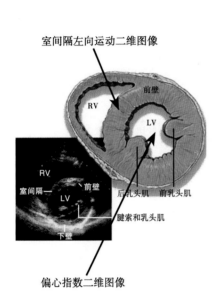

偏心指数二维图像

RAP,下腔静脉M型图像

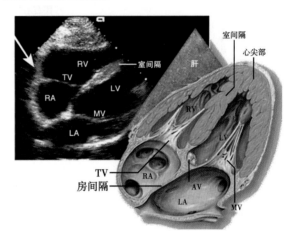

图 33.3　肺栓塞,胸骨旁及剑突下切面。PA,肺动脉;RAP,右心房压(引自 Atlas of echocardiography, Yale University)

　　最后,食管超声探头可再向下数厘米达到食管中段双腔静脉切面,从而观察到卵圆窝。可发现骑跨于卵圆窝的血栓,尽管并不常见,但这会令机体处于全身性血栓的高度风险中。

33.1.3　风险分层与决策制定

　　根据超声心动图和相关的临床所见进行风险分层有两个目的:①发现低危的可门诊治疗的患者;②发现血流动力学稳定但处于高危的适合溶栓治疗的亚组人群(图 33.4)。

　　右室口径及功能正常,血流动力学稳定且肺动脉正常的患者为低危患者,住院病死率小于 1%。

这些患者不需要收入重症监护病房(ICU),可早期出院于家中以低分子肝素治疗。

　　病情稳定但右室扩张/功能障碍的中危患者的治疗存在争议。这些患者住院病死率无疑要高于前一部分患者,大约在 5%～10%,但目前缺乏压倒性的溶栓改善生存率的证据,静脉输注肝素仍然是普遍选择。由于缺乏试验研究,且研究病例数较少、结论存在争议等原因,溶栓不推荐作为常规应用。但如果某些患者出血风险没有增加,溶栓或可有选择地用于某些患者,特别是右室严重扩大(右室/左室>0.9)且心肌肌钙蛋白 I 超过 0.1ng/L,因为这类患者的 30 天病死率可达 38%(图 33.5)。

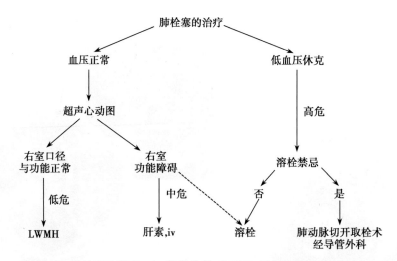

图 33.4 肺栓塞的管理。iv,静脉注射;LWMH,低分子量肝素;RV:右室

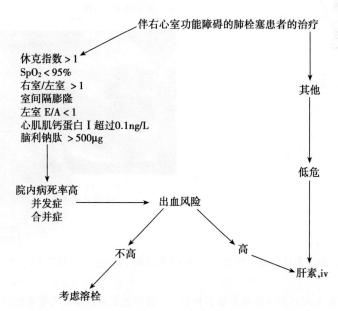

图 33.5 伴右心室功能障碍的肺栓塞管理。E/A,跨二尖瓣
血流多普勒频谱 E 峰/A 峰;iv,静脉注射

目前,对超声心动图有严重右室功能障碍而血
压正常的患者可否通过早期应用正性肌力药物减缓
休克的进展或降低住院病死率目前尚不清楚。

对低血压或休克的高危患者,务必收入 ICU;除
非有绝对禁忌证,溶栓是一线治疗。若溶栓绝对禁
忌或血流动力学无改善,外科或经皮肺动脉取栓术
是有价值的选择。因 TEE 可显现出肺动脉主干栓
子而成为紧急情况下的唯一的影像检查措施。

超声心动图还能够显示高危肺栓塞患者以及死
亡风险增加的另外两个特异性标志:卵圆孔未闭和
右心栓子。卵圆孔未闭可导致右向左分流,并引发
两个后果:①加重低血氧、肺动脉高压和右心负荷;
②右侧栓子进入全身循环造成脑血栓或外周血栓。
根据国际注册调查,自由漂移的右心栓子的病死率
为 21%,而非自由漂移的右心栓子的病死率
为 11%。

33.2　急性冠脉综合征

33.2.1　适应证

　　ST 段抬高的患者进行 TTE 的两个主要适应证为：①鉴别急性心肌梗死（AMI）与心肌炎（局部室壁运动异常）和急性心包炎（室壁运动正常，部分患者心包积液）；②床旁快速定量化评价室壁运动异常的实际程度。ST 段抬高的导联数量与超声心动图梗死程度不匹配的情况并不常见，因此超声心动图检查对初级医院决定是否就地溶栓（无并发症的小梗死）或转院行经皮肺动脉介入（大范围梗死）十分有用。

　　对于前壁 ST 段压低的患者，TTE 可以鉴别需要早期再灌注治疗的后壁透壁性 AMI（后壁室壁运动异常）的亚组患者。若基线心电图不能提供诊断信息，室壁运动的异常则高度提示 AMI 或急性心肌炎。

33.2.2　如何操作

缺血的诊断

　　心肌缺血是以室壁局灶性运动异常为特征，称之为运动减弱、无运动和运动障碍，并根据程度分为 1（正常）至 4 级（运动障碍）。运动减弱的定义为心肌运动的降低和收缩期室壁增厚；运动消失是指心肌内向活动的缺失以及收缩期室壁增厚；运动障碍是指外向活动以及收缩期室壁膨出，通常由一束（厚度<5mm）的瘢痕（较高亮度）心肌引起。

缺血的部位

　　自心底部至心尖，左室可分为三部分：基底部、中间部和心尖部。胸骨旁长轴切面可观察到前室间隔及左室后壁的底部和中部（图 33.6）。而短轴切面可观察到左室的底部至心尖部，顺时针方向依次为前壁、侧壁、后壁、下壁室间隔下部和前部。在四腔心切面能观察到室间隔下部、心尖部以侧壁；在两腔心切面可见前壁、下壁、心尖下部；三腔心切面可见室间隔前部和后壁（图 33.7）。在肋骨下四腔心切面则可见间隔下部和侧壁。

从缺血部位判断狭窄的冠状动脉

　　冠状动脉解剖部位与局灶的室壁运动关系如下：室间隔前部（间隔支）；前游离壁、心尖前部和侧壁（对角支）由左前降支供血。若左前降支继续延伸至心尖，则该血管病变时常累及下壁的心尖部分。侧壁和后壁由回旋支供血。右室（右室支）；间隔下部（后降支）和下壁及后壁接受右冠供血。室壁运动的方式会受到供应血管的解剖变异、侧支循环以及既往心外科手术的影响。

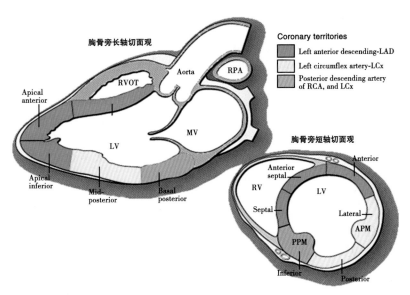

图 33.6　冠状动脉血管，胸骨旁切面。APM，前乳头肌；PPM，后乳头肌；RCA，右冠状动脉；RPA，右肺动脉；RVOT，右室流出道；LAD，左前降支；LCx，左回旋支（引自 Atlas of echocardiography，Yale University）

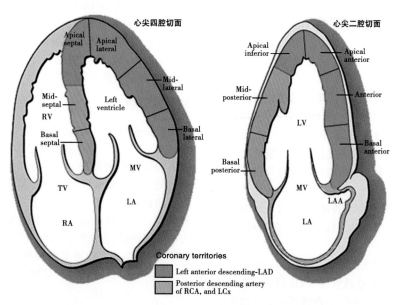

图 33.7　冠状动脉血管,心尖切面。LAA,左房区;LCx,左回旋支;RCA,右冠
状动脉;RV,右室(引自 Atlas of echocardiography,Yale University)

33.3　应激性心肌病、心尖球囊综合征、章鱼罐综合征、心碎综合征

应激性心肌病的病因是由于儿茶酚胺介导的心肌顿抑造成。心尖球囊综合征为一种独特的可逆性的急性心肌病,常由应激事件引发,其病因也与儿茶酚胺介导的心肌顿抑有关。尽管临床表现与 AMI 难以区别,但应激性心肌病的特点是冠脉造影正常。心尖球囊综合征在所有表现为急性冠脉综合征患者中占 1%~2%。

典型的心尖球囊综合征以女性多件,多由严重的情绪应激诱发,室壁运动异常涉及心尖和中部,而心底部的运动正常。80% 为绝经后女性,据估计急性冠脉综合征的女性中约 6% 为应激性心肌病。心尖球囊综合征中约 40% 的患者在发病前有情绪应激、急性疾病或外科手术。胸前导联出现 ST 段抬高,其升高程度较 AMI 的冠脉闭塞程度轻,但目前并无心电图标准区别心尖球囊综合征与前壁 ST 抬高的心肌梗死。

TTE 可用于研究心尖球囊综合征并发现并发症。在典型的病例中,左室的心尖部和中部出现室壁运动异常(运动减弱或运动消失),心底部运动正

常,但也可能因为任何单一冠状动脉分布变异而变化。若与 ST 段升高及心肌肌钙蛋白升高幅度相比,不同步面积的程度常常不成比例。还应注意到其他可能的变化,此点正被逐渐认识,即运动减弱或运动消失局限于基底部和中部,而心尖部运动正常(定义为逆向章鱼罐综合征)。最终的诊断依赖于冠脉造影未见血管闭塞。

通过 TTE 可以发现该综合征的三种主要并发症:

1. 右室受累:占 25%~30%。最常累及部位为心尖、侧壁(心尖四腔切面)和前壁(胸骨旁长-短轴)。右室功能障碍造成左室射血分数降低(35%~45% 之间),并可导致充血性心衰、血流动力学不稳定、主动脉内球囊置入、心肺复苏和住院时间延长。大多数右室受累者常有胸腔积液。

2. 动态的 LVOT 阻塞(LVOTO):因基底部的运动增强使二尖瓣在收缩期前向移动,造成二尖瓣反流。低血压和急性心衰的患者该机制作用显著。LVOTO 的高危人群为室间隔基底-中部异常增厚(所谓 S 型室间隔)且因向心性左室肥厚造成左室腔减小的老年妇女、高水平儿茶酚胺或急性低血容量的患者。

3. 运动消失的心尖部形成左室壁血栓:较为少见,但应知道这类病患需要抗凝。也有少数报道机

械性并发症,如室间隔和乳头肌断裂,这必须经 TTE 排除,特别是血流动力学不稳定的患者。

33.3.1　超声引导的决策制定

诊断前需要高度临床怀疑,特别是对于没有导管诊查设备的医院。不适当的使用溶栓药物不仅不会有任何益处,反而产生有害的后果。目前也没有相关临床研究的数据,因此,最佳的治疗方案并未确立,但支持治疗通常有助于较快或自发性康复。这部分患者的院内病死率约在 1%～2%。根据发病机制(儿茶酚胺介导的心肌顿抑)没有充血性心衰和(或)左室/右室功能严重下降的患者可以经验性地应用 β 受体阻滞剂。β 受体阻滞剂可作为 LVOTO 的治疗首选,但对于输液或小剂量使用去甲肾上腺素的低血压患者需谨慎。充血性心衰患者可使用利尿剂。心源性休克在排除 LVOTO 后可使用正性肌力药物和主动脉球囊反搏。急性起病后 4～8 周几乎所有的患者的超声心动图检查都发现局灶性室壁运动异常和心室功能异常完全恢复。

33.4　主动脉夹层

一旦怀疑主动脉夹层,应尽快行全部切面(即左、右胸骨旁、心尖、肋骨下、胸骨上和腹部)及非切面的 TTE 检查,以及仰卧、左右侧卧位检查以尽可

能评价全部的胸部血管。

TTE 可用于诊断主动脉夹层及其并发症:主动脉瓣反流、主动脉破裂征象(心包或胸腔积液、细胞填塞)以及冠状动脉受累。(但)TTE 对主动脉夹层的诊断价值有限,其敏感性 35%～80% 之间,特异性 39%～86% 之间,以上数据源自的研究还是某些影像技术,例如谐波成像和多频传感器尚未发明的年代。近年来超声技术的发展使得诊断质量显著提高。超声造影剂是安全的并进一步提高了检查的敏感性,其结果与 TEE 相似。此外超声造影剂可消除人工伪影,利于发现真腔并改善对撕裂口的定位。

33.4.1　主动脉夹层的诊断

评估如以 TTE 开始,有三种超声心动图征象高度提示 A 型主动脉夹层(图 33.8):升主动脉的扩张、新发的主动脉瓣反流以及心包积液。2D 彩超显示出升主动脉(A 型)或腹主动脉(B 型)上或两者的内膜片隔开真腔和假腔即可诊断主动脉夹层。TTE 的特异性较高,达 95%,但部分患者由于胸窗透过度不佳或实际经验不足使其敏感性降低,因此,TTE 的诊断常常需要进一步确认,特别是疑似 B 型主动脉夹层而 TTE 腹主动脉成像不佳的时候。TEE 还能为外科手术提供更多的信息。对于有经验的医生而言,TEE 的敏感性和特异性的敏感性和特异性可达 100%。位于食管和升主动脉上段之间的气管造成了 TEE 的盲区,但发生于此处的夹层极少,故实际上这并不是问题。

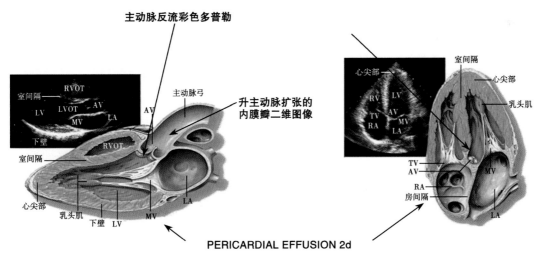

图 33.8　疑似主动脉夹层的经胸超声心动图探查。AV,主动脉瓣;2d,二维;LA,左房;LV,左室; LVOT,左室流出道;MV,二尖瓣;RA,右房;RV,右室;RVOT,右室流出道;TV,三尖瓣(引自 Atlas of echocardiography,Yale University)

33.4.2 鉴别诊断

TTE 能够有助于确定或排除其他诊断,例如心肌梗死(局灶性室壁运动异常)、心包炎(心包积液)和肺栓塞(右室扩张)。ST 段抬高且局灶性室壁运动异常会与冠脉血栓导致的 AMI 相似,特别是涉及下壁者,这有可能是 A 型主动脉夹层累及右冠开口的后果。这种并发症并不常见,但需要提高认识以避免因不适当地溶栓或导管治疗而导致主动脉破裂的风险。心包炎的心包积液量一般不多,而在主动脉夹层中积液量较大并有心包填塞的征象。

33.4.3 并发症

升主动脉夹层的心包积液发生率可达 20% ～30%,这可能是由于主动脉破入心包或主动脉内膜血肿刺激了脏层心包膜。心包填塞的预后不佳,院内病死率达 50%。B 型夹层者,左侧胸腔积液代表着一组主动脉破裂的高危患者。

TTE 和 TEE 均能够准确地定量化评估升主动脉直径以及主动脉反流的程度。但 TEE 通常能够提供更多有关瓣膜关闭不全的机制信息,可区分出因几何变形而需要修补的瓣膜病变与需要替换的器质性瓣膜疾病。

A 型主动脉夹层的冠脉受累是由于夹层推进至冠脉开口(多为右侧),或由于既往存在的冠脉疾患。局部室壁运动异常多提示冠脉受累。TEE 可以直观显示冠脉开口及其与夹层片的立体关系。TEE 能够明确冠脉开口是否源自真腔或假腔以及夹层是否累及冠状动脉。室壁运动异常若缺乏冠脉开口受累的证据则提示患者既往曾患有冠脉疾病。考虑到冠脉造影的危险性(例如主动脉破裂,肾功能不全)或并不常规使用造影手段,TEE 提供的这些信息对于制定治疗决策以尝试是否需要用外科方法再通血管将极具价值。

TEE 对主动脉弓和颈部血管窦的显示优于TTE。当考虑用外科方式处理主动脉弓夹层病变时,评估主动脉弓内膜撕裂的表现、鉴别是入口型撕裂亦或折返型撕裂,以及考察无名动脉和左颈总动脉的血流来自于真腔或假腔将十分重要。

主动脉周围血肿只有 TEE 能够显像,表现为在撕裂附近包绕主动脉周围的液体。血肿是主动脉行将破裂的前兆。

33.4.4 如何操作

经胸超声心动图

胸骨旁长轴切面。二维彩超中 A 型主动脉夹层可通过扩张的主动脉上的内膜片或其他具有高度提示意义的间接征象诊断,这些间接征象包括:升主动脉的扩张、新发的主动脉瓣反流、心包积液。心包积液表现为在产生回声的心包和心脏之间的无回声暗区。心脏在心包液体中摇荡并伴有奇脉者提示心包填塞。显示心包填塞时血流动力学改变的最佳切面为心尖四腔切面。

二维彩超能够立即显示扩张的升主动脉。主动脉直径(主动脉瓣环、Valsalva 窦、窦管交界和主动脉管)可通过 M 型超声或二维彩超冻结图像后测量并记录扩张的程度与部位。夹层形成后的内膜血肿可造成主动脉扩大,并常位于升主动脉的主动脉管部。累及 Valsalva 窦的主动脉扩张在年轻的结缔组织病变的患者较为常见。某些病例右胸骨旁或左胸骨旁高位对升主动脉的显示可能更佳。

将彩色取样框置于左室流出道血流处可发现主动脉反流,并可通过射流紧缩理论进行量化。高速射流的方向也许有助于鉴别不同瓣膜反流的机制(见 TEE)。胸骨旁短轴切面主动脉瓣水平能够评价瓣叶的形态学、双叶式主动脉瓣以及主动脉直径。探头向左室尖部成角就可以对心包积液程度以及局部室壁运动和功能进行评估。也非常容易体会到主动脉破裂所致心包填塞时的心脏摆动。

心尖部切面。可用于评估心包积液、局部室壁运动,左室和右室功能以及主动脉关闭不全。在四腔心切面可以立即发现心包填塞后的右心腔塌陷。左、右室功能通过左室射血分数、右室 TAPSE 和右心室面积变化分数进行评价。通常左、右室(在主动脉夹层时)是正常的。射血分数下降可能是由于严重的急性主动脉瓣反流造成(弥漫性运动减弱),静脉输注 β 受体阻滞剂(弥漫性运动减弱),既往 AMI 导致的局灶性室壁运动异常(运动消失或瘢痕),或即将发生的心肌缺血(运动不同步但无瘢痕)。右室功能障碍即可由右侧冠脉入口的急性夹层造成——可从心尖双腔切面观察到下壁不对称运动,也可既往肺部病变所致的右心室肥厚和扩张造成。室壁运动异常可从四腔、三腔和双腔心切面观察到。下壁不对称运动提示右冠夹层。其他室壁运动异常通常与冠状动脉疾病有关。主动脉瓣是否反流及其程度可在四腔和三腔心切面通过彩色多普勒成像观察到。

剑突下与腹部切面。这些部位能够非常容易地观察到心包积液（可与胸膜积液鉴别）以及心脏摇摆显像。旋转探头至垂直位,可观察到腹主动脉以及分隔开真腔与假腔的内膜片。

胸骨上切面。该切面可观察到主动脉弓、颈部血管和升主动脉近端,也可能观察到内膜片或撕裂口。患者取坐位并将探头沿着胸廓背部探查能够观察到胸膜。胸腔积液表现为探头与肺脏之间的无回声区域。胸腔积液的出现提示 B 型夹层。

经食管超声

TEE 是主动脉夹层诊断的金标准,特异性和敏感性为 100%（图 33.9）。

主动脉夹层的诊断: 主动脉瓣扩张
位置、撕裂程度及内膜瓣情况
主动脉反流的机制和程度
右冠状动脉开口处阻塞程度

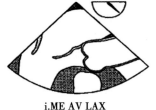

i.ME AV LAX

ARCH INVOLVEMENT
Rentry or entry tear

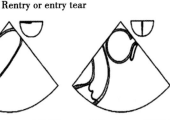

s.UE aortic arch LAX   t. UE aorticarchSAX

MORPHOLOGY of
the AORTIC VALVE

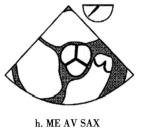

h. ME AV SAX

REGIONAL WALL MOTION
LV/RV FUNCTION

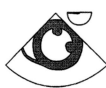

d. TG mid SAX

a. ME four chamber

DIAGNOSIS of TYPE
B DISSECTION

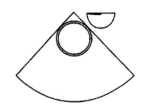

q. desc aortic SAX

图 33.9 主动脉夹层的经食管超声心动图探查。AV,主动脉瓣;LAX,长轴;LV,左室;ME,食管中部;RV,右室;SAX,短轴;TG,经胃;UE,食管上部（引自 Atlas of echocardiography,Yale University）

升主动脉的食管中段长轴切面。TEE 的检查由此切面开始是因为能够诊断 A 型夹层。事实上,二维检查能够显示经典的主动脉夹层图像,即分隔真腔与假腔的呈活动性线样回声的内膜片。在多数 A 型夹层中仔细观察能发现内膜撕裂口,即在冠脉入口上数厘米的升主动脉管部处可见穿越内膜片的湍流样的彩色血流。稍少见的情况还有夹层蔓延至 Valsalva 窦及右冠开口,但也容易发现。若升主动脉和主动脉弓未发现内膜撕裂,则其通常为盲段。冻结图像后升主动脉的全部直径都应进行测量:主动脉瓣环、Valsalva 窦、窦管交界和主动脉管部。若 Valsalva 窦直径超过 45mm 可能需要更复杂的复合移植术。二维超声对瓣尖的形态和活动的观察有助于鉴别反流是器质性还是功能性,并调查关闭不全的机制。双叶型瓣膜的出现可能与联合瓣尖在收缩期隆起有关,瓣尖脱垂或夹层片都能较好地显示。彩色多普勒血流图中出现的流颈可预测反流的严重性;此外,射流的方向（向心或离心）结合形态学的特点有助于区分反流的机制。

食管中段主动脉短轴切面。短轴切面与长轴切面互补,但在鉴别正常与病变瓣膜方面优于长轴切面,尤其是评价主动脉瓣双瓣叶时。在收缩期和舒张期可很好地显示开口缝隙。瓣膜开口特点为椭圆状"鱼嘴型"。

食管中段经胃短轴切面。有助于评估局部室壁运动和心包积液。

胸主动脉降支。若探头转向升主动脉,胸部脉和腹主动脉的夹层以及折返性撕裂都能显示。

主动脉弓。探头升主动脉撤开,主动脉弓可很好地显示,并有可能对颈部血管血流源自真腔还是假腔、夹层蔓延至无名动脉与左颈总动脉口的程度,以及血管的撕裂进行辨别。为了制订最佳的外科治疗计划,最基本的是将常见的折返式破口(原发破口在升主动脉)与进入式破口(升主动脉无破口)进行鉴别。

真腔与假腔。真腔通常较小,血流较快,收缩期血流为顺行性,内膜片朝向假腔。超声对比或血栓形成是假腔的特征。若破口较大,则真腔和假腔的血流较为相近。

33.4.5　序贯检查的时机

超声心动图的基本目的是尽快辨别内膜片以及胸部夹层的程度,并将其分为需外科治疗的 A 型夹层和需内科治疗的 B 型夹层。A、B 型夹层诊断后应尽快确定是否合并胸腔积液,并立即通知心外科医生,且应该毫不拖延地做好术前的全部必要准备。同时,进行二次评估为麻醉和外科手术提供重要的信息。检查的次序务必根据具体的临床情况来制定。

低血压的患者(对全部上肢进行血压测量以确定没有假性低血压)建议先从肋骨下切面开始检查以便同时显示心包填塞和腹主动脉的内膜片。若两种情况都出现,则诊断为 A 型主动脉夹层伴破入心包腔,为外科急症。较为少见的情况是观察到了内膜片但无心包填塞(的低血压患者),务必进行心尖五腔心切面探查以发现其他引发低血压的常见病因,例如巨大的主动脉反流或严重的左室功能障碍。

对"稳定"的患者,可按照标准 TTE 程序进行或从肋骨下和胸骨上切面开始以便在尽可能短的时间内发现主动脉夹层。

TTE 完成后,需要行 TEE 以确诊主动脉夹层或对其他类型的主动脉综合征进行鉴别,并为制定决策提供进一步的信息。

若高度怀疑 A 型夹层,在确保救命性的心外手术能立即实施的情况下可进行 TEE 检查。为降低插入食管时出现主动脉破裂这样的灾难性后果,需要进行持续动脉血压监测和深度镇静。

33.4.6　超声主导的决策制定

A 型夹层的外科治疗目标是用人造血管替代升主动脉的主动脉管部,以避免主动脉破裂、冠脉夹层以及主动脉瓣关闭不全导致的早期死亡。要知道更多的复杂修补术。诸如主动脉瓣瓣膜置换术、冠脉再通术、复合移植术以及主动脉弓置换术并不影响院内病死率,但能改善中期-无事件-生存率。除了年龄和并发症外,上述手术的适应证要根据夹层的程度、破口部位以及外科技巧决定。

夹层类型

急性 A 型夹层是高度致死性疾病,早期病死率约为每小时 1% ~ 2%。对于多数 A 型夹层患者升主动脉的急诊置换术可能是唯一的治疗选择。内科治疗常作为 B 型夹层起始治疗,但如果超声心动图提示有主动脉即将破裂(胸腔积液、心包血肿),则应考虑干预治疗(支架或外科)。

真腔与假腔

当冠脉和(或)颈部血管源自假腔(见后),则真腔与假腔的差别是有外科意义的。这对于指导 A 型夹层中安全置管和 B 型夹层中血管内移植物置入也非常有用。

液体外渗

心包或胸腔积液以及心包血肿都是主动脉破裂即将破裂的迹象。所有围术期的措施都应尽快准备,即刻外科手术是务必的。B 型夹层,胸腔积液有可能导致内科治疗向外科治疗演变。避免应用 β受体阻滞剂和冠脉造影。麻醉诱导应轻柔,为体外循环实施股动脉和腋动脉置管后实施胸部切开术。

主动脉反流

若主动脉瓣关闭不全为急性(主动脉瓣形态正常)且反流程度严重,则肺水肿的危险增加,可能需要气管插管。现在这种情况下,应避免 β 受体阻滞剂。老年人以及既往患有冠脉疾病者,血管扩张药的应用一定要慎重,这是由于主动脉舒张压进一步下降会导致心肌缺血。严重主动脉反流者,即使瓣尖正常,也最好进行主动脉瓣瓣膜置换术(5 年无事件,生存率较佳)。较为不常见的是(约 5% 的病例),由于既往瓣膜疾病需要进行瓣膜置换术。

主动脉根部

若主动脉根部有动脉瘤（大于 45mm），常源自马凡综合征或夹层累及 Valsalva 窦，可由有经验的外科医生施行复合移植置换术（约占 10% 的患者）。术式方面，是选择保留瓣膜（David 术式）还是瓣膜置换（Bentall 术式）取决于主动脉的形状和主动脉瓣反流的程度。David 术式多用于主动脉瓣尖形态正常且反关闭不全程度较轻者，反之，则推荐 Bentall 术式。

主动脉弓裂口

对于折返式或进入式裂口，外科处置意见时不同的。不影响颈部血管的 Emiarch 置换术是最容易实施的手术，适于主动脉弓近端折返式裂口。更为复杂的主动脉弓整体切除术联合颈部血管再植入术用于原发进入型破裂或扩张大于 45mm。对于合并马凡综合征的年轻患者，部分有经验的外科医生会选择主动脉弓扩大修补术以减少后期主动脉弓切除的需要。

心肌缺血

TTE 中室壁运动异常患者的治疗并未标准化。可以行冠脉造影，但有危险（假腔贯通）并且较为费时（症状出现后的最初数小时主动脉破裂的危险极高）。多数外科医生会根据室壁运动异常的部位以及冠脉血管的显像选择冠脉重建术。

（黄伟 译，胡才宝 校）

参考文献

1. Shanewise JS, Cheung AT, Aronson S et al (1999) ASE/SCA guidelines for performing a comprehensive intraoperative multiplane transesophageal echocardiography examination: recommendations of the American Society of Echocardiography Council for Intraoperative Echocardiography and the Society of Cardiovascular Anesthesiologists Task Force for Certification in Perioperative Transesophageal Echocardiography. Anesth Analg 89:870–884

扩展阅读

Fremont B, Pacouret G, Jacobi D et al (2008) Prognostic value of echocardiographic right/left ventricular end-diastolic diameter ratio in patients with acute pulmonary embolism. Results from a monocenter registry of 1,416 patients. Chest 133:358–362

Meredith EL, Masani ND (2009) Echocardiography in the emergency assessment of acute aortic syndromes. Eur J Echocardiogr 10:131–139

Scridon T, Scridon C, Skali H, Alvarez A, Goldhaber SZ, Solomon SD (2005) Prognostic significance of troponin elevation and right ventricular enlargement in acute pulmonary embolism. Am J Cardiol 96:303–305

Torbicki A, Galie N, Covezzoli A et al (2003) Right heart thrombi in pulmonary embolism: results from the International Cooperative Pulmonary Embolism Registry. J Am Coll Cardiol 41:2245–2251

Tsai TT, Trimarchi S, Nienaber CA (2009) Acute aortic dissection: perspective from the International Registry of Acute Aortic Dissection. Eur J Vasc Endovasc Surg 37:149–159

第 34 章　急性呼吸困难

Gino Soldati

呼吸困难（dyspnea）是一种呼吸艰难、费力或者不适的主观感觉，同时是入住 ICU 患者的常见主诉。气道、肺实质、胸膜腔、胸壁或者肺血管的病症都可能是造成呼吸困难的原因。（表格 34.1）所以很难快速对呼吸困难的发病原因作出鉴别诊断。利用超声检查辅助诊断及鉴别诊断呼吸困难是很有趣的，主要原因有以下几个方面：

1. 更多的了解正常胸膜组织及病变胸膜组织不同的超声影像学特点有助于创建一种通过简单的双项选择法（即回答"是"或"否"）来帮助判断呼吸困难的原因。

2. 超声检查是一种简单、可重复、无创的床边检查技术。所以，它应该作为临床体格检查中的一部分。

3. 超声心动图可在同一时间检查心脏、胸膜、肺脏，所以当患者具有相似症状时（如急性左心衰和胸腔积液时），可通过影像中不同的病理生理学改变来进行鉴别。

表 34.1　急性呼吸困难和其鉴别诊断

急性呼吸困难	鉴别诊断
胸膜部分病变	气胸
	血胸
	胸腔积液
肺实质病变	心源性肺水肿
	非心源性肺水肿
	间质性肺炎
	肺实变（急性）
	弥漫性肺实质病变（急性）
	创伤（挫伤）
气道阻塞性疾病	哮喘
	慢性支气管炎
肺血管阻塞性病变	肺栓塞

34.1　胸廓超声检查：何地？何时？

肺部超声检查是一种常用的检查方法。临床医生

发现患者的症状后（呼吸困难），利用影像学的方法，从病人体格检查中得到的结论更加准确。因为有的患者疾病已经进展到相当严重的阶段，但是当时临床表现却较轻或者仅仅表现为初始症状。超声影像学的结果是非此即彼的。因为在检查结果中，某种疾病的超声影像学征象要么存在，要么就不存在。所以，这样的推导方式就引出了最有可能的诊断结果。因此，超声影像学是临床推理中的一部分。并且，无论临床症状在什么时候，什么地方出现，都应该进行超声检查。

在 ICU 中肺部超声波检查完全可以与胸部 X 线检查相媲美。事实上，在 ICU 中，胸部 X 线检查仅仅表现一次透射的结果，这往往是不够充分的。对于胸膜疾病诊断的准确性就会下降（甚至有报道敏感性仅为 50% 左右）。除此之外，只有在血管外肺水增长超过 30% 时，胸部 X 线检查才能辅助明确诊断。在部分原因相似但诊断图像混浊时也会存在鉴别诊断困难，我们很难明确病变究竟在胸膜腔还是肺间质或者是肺泡，甚至有时还可能是膈下原因造成的。

肺部超声检查是在胸部应用超声波的一项检查手段。气胸和胸腔积液时，胸腔超声特点的研究已经进行很长一段时间。但其中最具有革新一面的是对于伪影的研究。这种伪影的存在是可以引起胸膜下积气的肺部疾病的典型表现。在后续的章节中，对于间质性或实质性病变的肺部超声伪影的特点将会详细介绍。这种伪影会在肺水肿时出现，因此它是心源性或者非心源性肺水肿尤其是在初始还未发生实变阶段的特征表现。关于胸腔积液、气胸、肺实变和肺栓塞诊断的影像学特点将会在第 45 章介绍。

肺泡间质综合征是一种肺实质发生的病变，这种病变的特点是肺组织密度的增加，但并未发生实变。肺实质密度的增加还不足以引起图像呈现的解剖结构发生变化。但此种改变已经可以影响胸膜下肺组织的几何形状和密度，产生伪影。这样产生的伪影，也就是我们熟知的 B 线（图 34.1），可能存在密度的变化，甚至发生伪影之间的融合，形成"白

肺"的图像(图 34.2)。患者出现急性呼吸困难同时伴有弥漫的超声间质综合征应考虑存在超声影像学表现为肺实质高密度影的病变,但排除可引起肺实变的相关疾病。存在呼吸困难但无间质综合征的患者可排除肺源性,心源性或非心源性肺水肿以及其他肺间质病变。

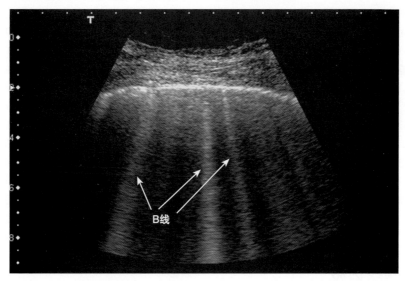

图 34.1　心源性肺水肿患者肺部超声中的 B 线。他们是垂直射线状的伪影并延伸至屏幕下端的边缘。该图像为 5MHz 的凸阵探头所扫描

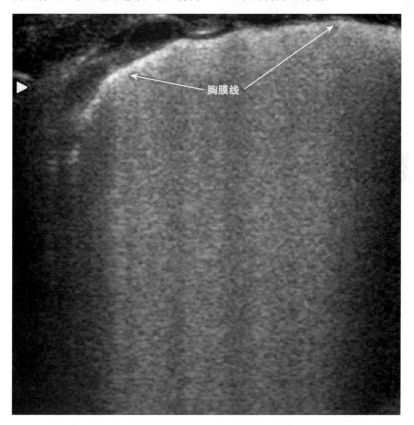

图 34.2　急性呼吸窘迫综合征(ARDS)患者肺部超声中聚合的 B 线形成了白肺反应。这是胸膜下回声野掩盖的 A 线。该图像为 7.5MHz 的线阵探头所扫描

34.2　相关设备

如今,配备有凸阵和线阵探头(频率在 3.5 ~ 10MHz)的普通超声机就可以进行胸部超声检查。低频率的超声(使用凸阵探头)能较深的穿透肺实变组织,并且能显示垂线的伪影图像(即 B 线)。线阵探头能准确地搜寻到胸膜的表面,面积较小的凹凸不平的胸膜下实变部分和 B 线在胸部的起始点。没有证据表明胸部超声检查会使用到一些先进的超声特点(例如,谐波)。

超声探头置于肋间部分,通过超声扫描,在扫描的图像上可以看到从正常的胸壁平面到胸膜线的所有部分。脏层胸膜在图像上表现为随呼吸运动移动的规则回声线。

34.3　胸膜线伪影

正常肺脏组织由于大部分含有气体,其总体

密度为 0.15g/ml。胸膜线是肋下的高回声影线。脏层胸膜就像一面镜子一样可以将接收到的 90% 的声波能量反射回传感器。因此,胸膜腔在超声影像上是虚拟的,并且形成了水平伪影(即 A 线)。水平伪影声波在垂直于声束的表面和胸腔之间反复反射而形成的(图 34.3)。肺组织密度的增加(由于间质水肿的加重,肺部空气的降低或者两者同时存在)使胸膜线的声波穿透性也随之增加。超声波可以通过扩大肺间质的空间穿透进入肺组织。因此,超声波可以和剩余的气体或多或少的集中和均匀分布。在此时多种重复信号就被送至感受器处,超声机会将这些信号翻译成非真实图像。B 线并不代表真实的解剖结构,而是代表了胸腔声影图像中密度依赖的不连续声影。他们将肺实变时肺组织的高回声影部分的密度定为 0.9 ~ 1g/ml。白肺图像(图 34.4)是在 CT 上显示为肺实质密度均匀升高的"毛玻璃影"。

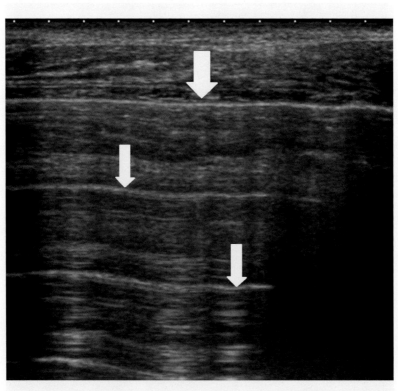

图 34.3　正常氧合的肺组织。图中粗的白色箭头所指的为胸膜线。细的白色箭头所指的是水平重复线,即 A 线。它们代表了混响伪影,这些伪影是胸膜线在深处的多次反射。该图像为 10MHz 的线阵探头所扫描

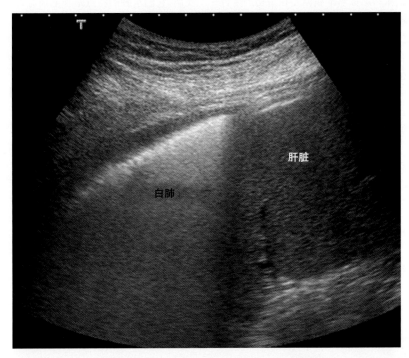

图34.4　炎症反应性肺水肿患者右肺底的白肺反应。这种胸膜下部分的改变从出现 A 线到人为的回声野不等,这些征象都提示高密度但非实变肺组织。该图像为 3.5MHz 的凸阵探头所扫描

34.4　间质综合征的临床应用

肺部超声出现 B 线和白肺效应可以提示存在肺部间质性疾病,并且这些征象同时也可用于诊断急性呼吸困难的病因。在间质性肺炎和肺挫伤时,间质综合征可能是局部的(任意某一部分的表现)。在静水压升高的肺水肿或者急性呼吸窘迫综合征(ARDS)中,肺部超声影像学可能表现为两肺对称的或者弥漫的间质综合征。出现这些影像学表现的呼吸困难患者,他们的病因表现都可以总结为出现肺实质改变但非肺实变疾病。B 线和白肺效应并不是特异的征象,因为它们可以出现在所有间质性疾病中,包括弥漫性肺实质疾病如:原发性或者继发性的肺纤维化或者肉芽肿性肺疾病。

对于通过肺部超声诊断真正有用的是不存在 B 线。这就可以将呼吸困难的临床诊断直接导向至支气管炎,胸膜的或者肺血管的疾病。

34.5　心源性肺水肿

心源性肺水肿是一种由于静水压升高导致的水肿,这种类型的水肿在肺部超声上会显示不同密度的 B 线,甚至产生 B 线的融合。这些 B 线起源于胸膜线并像激光束样延伸至屏幕下方边缘处。B 线随呼吸时胸膜的滑行而移动,这是这种类型的水肿的特征。在心源性肺水肿时胸膜线一般是规则的,超声影像学征象是胸膜线与两边的组织是紧邻的,中间不存在空余的区域。通常,这类病人都存在少量的胸腔积液。在进行肺部超声检查时同时进行心脏超声检查可以协助诊断心脏起源。

B 线的密度与心源性肺水肿的严重程度和肺水肿影像学评分相关。同时 B 线密度的数值与患者的 BNP 和 pro-BNP 数值紧密相关。不仅如此,B 线还与纽约心脏协会心功能分级、射血分数、心脏收缩功能障碍、肺动脉楔压和血管外肺水都存在相关性。

肺水肿的临床和影像学本质就是在最初产生分散的伪影(间隔综合征)。起初只是在肺底部出现较多的伪影,之间发展到整个肺表面,肺组织呈现出众多伪影的融合。

B 线经常在肺栓塞和症状不明显的肺水肿病人中出现。这可能是因为发生了小静脉的阻塞和胸膜下肺间隔水肿。在应用利尿剂或者血管舒张剂治疗后,这些伪影倾向于很快消失。肺间质密度的增加解释了充血性心衰患者在运动或者进行超声应力实验时,出现间质综合征表现的现象,这也和肺动脉楔压的升高有关。

34.6　急性肺损伤/ARDS 水肿

急性肺损伤(ALI)和 ARDS 都是炎症反应性肺

疾病,它们水肿的特点是肺毛细血管细胞膜的改变。它们表现出间质渗出和实变两个阶段(肺泡),急性和慢性(纤维化)。CT 可以清楚地展示病变是如何不均匀的,有的区域是正常扩张的,有的是低扩张的,而有的是实变的。ARDS 患者肺部实变的超声影像学研究表明密度区域表现出实体组织样特点。这些特点可能包括支气管充气征或者仍然通气的肺泡。无论高密度区域肺空隙是否减小,间质综合征始终都是存在的,并且可能表现出融合的 B 线或者白肺。有一些特点可以将 ALI/ARDS 从静水压增高型肺水肿中鉴别出来。对于非心源性肺水肿,胸膜线变得凹凸不平,失去了规则线性特点(图 34.5)和它的生理运动(滑动)。同时,超声肺野中出现一些空余区域(在弥漫性间质疾病的肺野中相对正常的区域),若出现白肺区域则更具有代表性,并且出现肺实变(图 34.6)。

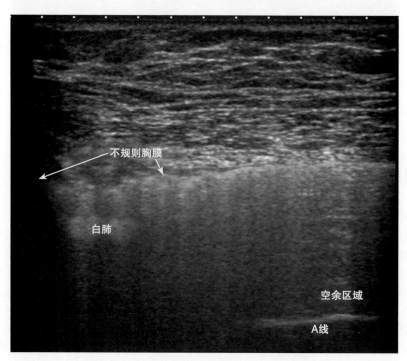

图 34.5　非心源性肺水肿。胸膜线是不规则的。在整个图像右侧是正常的水平混响伪像(空余区域)。在图像的左侧,胸膜下回声区域为病理性表现(许多融合的 B 线形成白肺)。该图像为 7.5MHz 的线阵探头所扫描

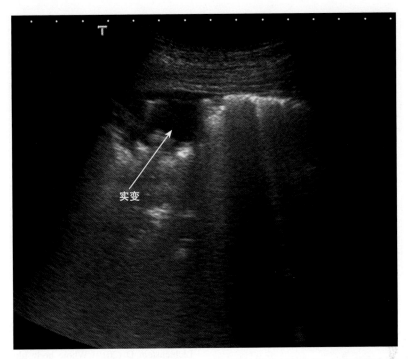

实变

图 34.6　ARDS 患者肺部重力依赖区。肺组织的机化(肝样变)表现为整个肺野的实变表现和后方回声影的增强。在整个图像右侧是间质性肺病的表现。该图像为 5MHz 的凸阵探头所扫描

34.7　超声间质综合征的鉴别诊断

上文已经详细介绍了心源性肺水肿和 ALI/ARDS 的超声表现的不同点。单独胸膜区域 B 线和(或)白肺是局部间质疾病的特点。以上表现可以出现在间质性肺炎、肺泡实变或者甚至在没有实变的肺挫伤或者肺实质破裂时。弥漫性间质性肺疾病的患者会出现双侧肺组织间质性改变,并且在这些患者中肺组织纤维化和(或)胸膜结节状改变是常见的。与心源性肺水肿患者相比,这些患者的胸膜线是不规则的,可以清晰地发现不规则改变或者肺组织表面的结节。与此同时,B 线和白肺也会出现。

34.8　急性呼吸困难:超声影像学诊断

呼吸困难的诊断是基于近期进行的肺部超声影像学检查上。它们都在初始鉴别诊断时,提供存在超声影像学上综合征(或者 B 线区域)的证据,并且根据现有症状推测患者可能存在的肺部疾病(图 34.7)。存在滑动胸膜线但不存在 B 线,并且存在水平混响(A 线区域)是正常肺组织,哮喘,肺栓塞和慢性阻塞性肺疾病的特征表现。胸膜线的滑动消失并有垂直的伪影是气胸的典型表现(详见第 45 章)。出现局灶性间质性改变或者肺泡实变可以诊断为肺炎或者肺挫伤。双侧肺间质综合征改变的可诊断为肺水肿或弥漫性间质性肺病。在整体鉴别诊断中,同时进行心脏功能和血流动力学超声检查至关重要。

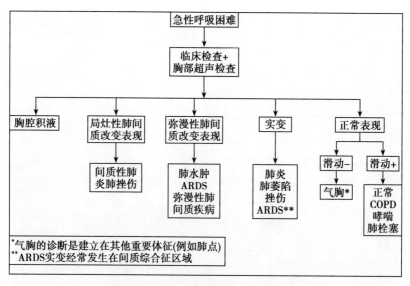

图 34.7   急性呼吸困难鉴别诊断流程图

（刘玲 译，胡才宝 校）

扩展阅读

Copetti R, Soldati G, Copetti P (2008) Chest sonography: a useful tool to differentiate acute cardiogenic pulmonary edema from acute respiratory distress syndrome. Cardiovasc Ultrasound 6:16

Jambrik Z, Monti S, Coppola V et al (2004) Usefulness of ultrasound lung comets as a nonradiologic sign of extra-vascular lung water. Am J Cardiol 93:1265–1270

Lichtenstein D (2010) Whole body ultrasonography in the critically ill. Springer, Berlin

Lichtenstein D, Mezière G, Biderman P et al (1997) The comet-tail artifact: an ultrasound sign of alveolar-interstitial syndrome. Am J Respir Crit Care Med 156:1640–1646

Mathis G (2008) Chest sonography. Springer, Berlin

Soldati G (2006) Sonographic findings in pulmonary diseases. Radiol Med 111:507–515

第 35 章　原因不明的低氧血症

F. Luca Lorini, Bruno Rossetto, and Francesco Ferri

35.1　引言

在重症医学科超声对评估原因不明的低氧血症和患者脱机困难的原因具有潜在应用价值。我们能利用超声来诊断低氧血症的原因,包括心内的右向左分流、肺栓塞和一些导致左心功能障碍的原因如左心室收缩和(或)舒张功能障碍、引起肺水肿的二尖瓣异常。如果通过超声检查没有发现心功能不全(心室或瓣膜功能障碍),这时我们必须考虑是否有右向左分流,最常见的原因是卵圆孔未闭(patent foramen ovale,PFO)。

35.2　卵圆孔未闭

实际上,在超声影像技术发展之前,我们基本上不能在活体上发现卵圆孔未闭并对反常性栓塞作出临床诊断。在临床实践中,反常性栓塞的诊断几乎总是假定和依靠间接征象如存在卵圆孔未闭和动脉栓塞的诊断。在过去的 20 年间,从最初有研究报道通过心脏超声造影这种非侵入性的方法来发现右向左分流,后面有许多的临床研究关于卵圆孔未闭与一些病理过程(包括不明原因的脑卒中、周围血管的栓塞、脑脓肿、减压病、斜坡呼吸综合征和脂肪栓塞综合征)之间的联系。在这些研究中,卵圆孔未闭被确认为是空气、血栓、脂肪栓子造成的反常性栓塞的来源。

尽管卵圆孔未闭引起的右向左分流有时可以表现为右心血流动力学正常,但亚大块和大块肺栓塞以及那些有肺动脉高压和有心功能不全的卵圆孔未闭患者可能是反常性栓塞的高危人群,同时对他们的住院发病率和死亡率产生重大的影响。

尸检中,成人卵圆孔未闭的患病率在 25% ~35%

之间,在健康志愿者中患病率在 5% ~31% 之间。正常心脏的卵圆孔大小在 1 ~19mm 之间,平均为 4.9mm。

35.3　卵圆孔未闭的诊断

卵圆孔未闭的患者一般没有相关的病史,临床症状、心电图或胸片也无特异性改变。侵入性或非侵入性的方法能发现心内的分流。常规右侧和左侧的心导管检查通常是不适合来确诊卵圆孔未闭,需要专门的技术来诊断分流。

超声心动图是诊断卵圆孔未闭的主要影像学方法。经胸超声心动图(Transthoracic echocardiography TTE)和经食管超声心动图(transesophageal echocardiography TEE)可以通过三种不同方法发现这种心脏的异常:

1. 彩色多普勒分析
2. B 型模式分析
3. 心脏超声造影-微气泡

35.3.1　彩色血流分析

现代多平面食管超声心动图的彩色多普勒分析和变异的 Nyquist 极限能发现几乎所有的成人卵圆孔未闭。我们不能通过单一平面的彩色多普勒来发现卵圆孔未闭;为明确诊断需要进行食管中段两腔及四腔切面检查。

在房间隔校准多普勒取样容积,超声心动图能记录彩色血流穿过房间隔缺损处。一般情况下,脉冲多普勒将会显示左向右的低速血流,从收缩期的中段一直延续到舒张期中段,第二阶段的血流与心房收缩一致。注意不要将低速分流血流与正常静脉和房室瓣血流相混淆(图 35.1,图 35.2)。

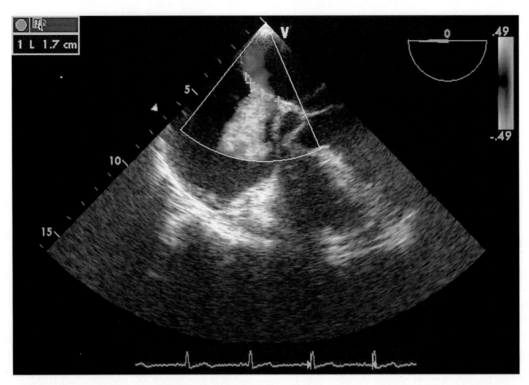

图 35.1 经食道超声上的房间隔显像。机械通气条件下,彩色多普勒显示左向右分流(来自 Sarti[1])

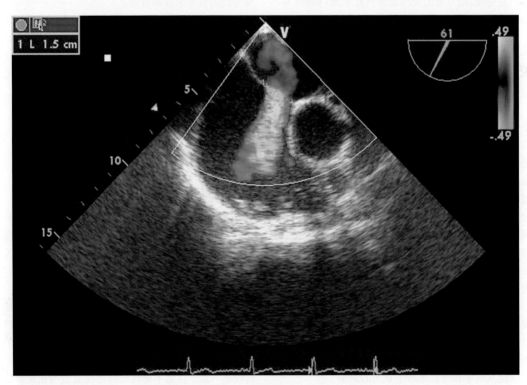

图 35.2 经食道超声主动脉瓣短轴切面。需要将探头稍微旋转以便将房间隔显示在图像的中央。一位正在做 Valsalva 动作的年轻患者,彩色多普勒显示有左向右的分流。(来自 Sarti[1])

彩色多普勒分析将会发现有血流经过房间隔。因为心房间的压力梯度很小，所以分流血流的流速较低（常低于 1~1.5m/s）而且反流发生在心室收缩晚期和舒张早期。分流比值不需要计算。如果有右心室的扩大则表明有血流动力学显著分流，这种情况下右心心输出量超过左心心输出量的 50%。这时必须把测量右心室峰收缩压作为超声检查的一部分。最好的三尖瓣反流多普勒信号应该从多个平面获取。通过应用修改的伯努利方程式来计算三尖瓣反流的峰流速，从而获得右心室和右心房之间的压力差。

35.3.2　B 型模式分析

为了避免混淆，辨别正常的解剖学变异很重要。这些解剖学变异包括房间隔动脉瘤，腔静脉瓣（与下腔静脉流入右心房的入口有关），Chiari 网（一种条索状的结构，从上腔静脉入口延伸至下腔静脉）。

当心尖四腔切面上超声声束平行于室间隔时，卵圆孔的超声信号将发生缺失。这种情况会出现间隔缺损的假象。然而，经胸超声心动图偶尔也能发现卵圆孔未闭，经食道超声心动图能非常详细地显示房间隔，且很容易辨认各种解剖学结构，卵圆孔未闭的实际大小也能测量。

房间隔的食道超声标准切面介绍如下：

1. 食道中段四腔切面（见图 35.2）。这个切面可显示第二中隔孔和原中隔孔的缺损。

2. 食道中段两腔切面。这个切面可以显示窦静脉的缺损和发现肺静脉的异常。

3. 食道中段主动脉瓣短轴切面（见图 35.2）。这个切面需要稍微旋转，以便将房间隔显示在图像的中央。

经胸超声心动图同样需要。用生理盐水作为造影剂。经胸超声诊断右向左分流的敏感性不如经食道超声。然而，从不同的切面来观察心脏，以对比为基础的二尖瓣多普勒技术的发展和二次谐波成像的应用都提高了经胸超声的诊断准确性。

35.3.3　心脏超声造影

心脏超声造影包括刺激手法是发现卵圆孔未闭的最敏感的方式。静脉注射生理盐水，如果超声心动图在左侧心腔内发现有微气泡可作为诊断卵圆孔未闭的诊断依据。这些微气泡在正常人会被肺毛细血管所滤过。

静脉注射 5~10ml 的生理盐水（或者任何其他的无菌溶液，包括血液），在血液里产生大量的微气泡，这些微气泡经过正常的血液循环从右心腔到达肺动脉。正常情况下，这些微气泡从肺毛细血管逸出，所以左侧心腔内不会出现微气泡。如果存在右向左分流，这些微气泡则会绕过肺循环并且在它们出现在右侧心腔后立即（在一个心动周期内）在左侧心腔内显像。静脉注射造影剂后，左心房内发现三个微气泡则可诊断 PFO。通过"刺激"手法增加右心房的静脉回流和增加右心房压力或降低左心房压力，右向左分流量会明显增加。这种机制包括 Valsalva 动作的释放阶段、Müller 动作、咳嗽、抬高下肢、按压肝脏。经食道超声心脏超声造影副作用的风险很小。然而，也有文献描述了几例使用生理盐水进行食道超声心脏超声造影后，Valsalva 动作引起的神经功能缺损。

只有结合各种经食道超声技术，从不同的心房平面获得的影像学资料才能完整的诊断 PFO。因此，使用多平面的经食道超声对房间隔进行有步骤的检查来发现 PFO 应该包括以下几点：

第 1 步：使用二维超声模式从不同的平面检查房间隔，以便排除发现任何的心房间隔缺损。

第 2 步：如果第 1 步检查是阴性的发现，这时需要在至少两个不同的平面对房间隔进行彩色多普勒超声检查，最好在食管中段四腔心平面和食管中段两腔心平面。Nyquist 极限应该连续下降到大约 20~40cm/s。

第 3 步：如果第 2 步检查仍是阴性发现，这时我们需要心脏超声造影和利用刺激手法释放气道正压来协助诊断。

第 4 步：如果第 3 步是阴性发现，需要在无刺激手法的情况下再次行心脏超声造影检查，因为这样同样能发现 PFO。

35.3.4　三维超声心动图

实时的三维超声心动图（经胸或者经食道）比经胸或经食道超声造影更加准确，而且大部分患者不需要注射盐水造影剂，特别是对于那些有更高不良事件和手术并发症风险的大面积 PFO 患者，实时三维超声心动图可能是更好的选择。实时的三维心超能够快速地获取锥形器官的动态数据集，而大部分人的心脏是呈锥形。获得的数据库能够被切成多个平面并且旋转，这样就使得观察者能可视化心脏的结构，比如从左侧和右侧来观察房间隔的"正面"能让我们更好地理解它与相邻结构的解剖学及空间关系。三维彩色多普勒血流成像不但能可视化房间隔异常解剖有关的分流血流而且能精确定位喷射血流的起源和房间隔缺损的大小。

实时三维超声心动图的不足是现有的技术还不能提供一个最优的时间和空间的分辨率。当小的房间隔缺损导致的分流或分流仅在 Valsalva 动作/咳嗽时显像,实时三维超声心动图的准确性有时可能会受到帧率的影响。

35.3.5   房间隔缺损的封堵

用封堵器封堵房间隔缺损时经食道超声同样是必需的。经食道超声在识别房间隔缺损的形态学变异及病人的选择方面是非常重要的。它可以清楚的显示缺损,应用于手术过程,精确测量延展直径,指导封堵器的放置,稳定封堵装置的位置。这对那些大面积或房间隔多处缺损的患者以及那些合并有房间隔动脉瘤的患者是非常重要的。有了经食道超声心动图,那些定位不准的封堵装置能在任何并发症发生之前被发现,以便重新调换。

（龚仕金 译,严静 校）

参考文献

1. Kronzon I (2006) Patent foramen ovale: echocardiographic evaluation and clinical implications. Isr Med Assoc J 8(11):793–797
2. Alp N, Clarke N, Banning AP (2001) How should patients with patent foramen ovale be managed? Heart 85(3):242–244
3. Meier B, Lock JE (2003) Contemporary management of patent foramen ovale. Circulation 107(1):5–9
4. Di Tullio MR (2010) Patent foramen ovale: echocardiographic detection and clinical relevance in stroke. J Am Soc Echocardiogr 23(2):144–155
5. Kronzon I, Ruiz CE (2010) Diagnosing patent foramen ovale: too little or too much? JACC Cardiovasc Imaging 3(4):349–351
6. Sharma VK (2010) Diagnostic strategies for patent foramen ovale. Echocardiography 27(1):100–101

扩展阅读

Seller C (2004) How should we assess patent foramen ovale? Heart 90(11):1945–1947

第 36 章 脓毒症和脓毒性休克

Armando Sarti，Simone Cipani，and Germana Tucci-nard

36.1 引言

尽管近年来在了解脓毒症和脓毒性休克的病理生理和分子生物方面取得了很大的进步，脓毒症和脓毒性休克仍然是患者入住 ICU 的主要原因和死亡的首要原因。取决于患者免疫应答的类型和疾病的发展进程，脓毒症的发展过程中呈现不同的血流动力学变化。心血管功能，包括中心和外周循环血量、前负荷、后负荷以及左右心泵功能的所有因素，可以同时或在不同的时间受脓毒症的进展过程影响。脓毒性休克往往与血管麻痹、微循环功能障碍以及大量的液体渗漏出血管有关。严重的脓毒症和脓毒性休克的病理生理后果包括由于组织间液的损失造成的绝对血容量减少或（和）血容量在中心和外周分布异常引起的相对血容量不足。无论血容量不足是绝对的还是相对的，都会导致心脏灌注不足从而引起平均动脉压和心输出量减少。收缩血管机制的失效导致血管舒张。一氧化氮的活性可能在收缩血管机制失效方面发挥主要作用。脓毒症过程中血管内皮功能被破坏，导致凝血、抗纤溶和中性粒细胞黏附状态、红细胞变形能力丧失、微循环停滞或分布异常。细胞内线粒体功能发生障碍。

左心室（LV）收缩和（或）舒张功能不全很常见。因为急性肺损伤（ALI），或急性呼吸窘迫综合征（ARDS）和伴随的正压通气造成的原发或继发的肺动脉高压导致的右心室（RV）功能不全，也很常见。血液中循环因子如内皮素、内毒素和细胞因子，尤其是 IL-1、IL-6 和 TNF-α 可以抑制心肌收缩力。心肌细胞水肿和凋亡也可导致左心室功能不全。左室收缩功能不全也可能反映肾上腺素功能不全。左心室舒张功能不全可能单独发生或合并有心肌收缩

力降低，这与心肌细胞水肿和增强的细胞因子活性，特别是 IL-10，IL-8 和 TNF-α 相关。左室收缩功能不全时，增加舒张末期容积可能作为一种适应性机制，从而维持心输出量。目前关于这个现象能否提高生存率还存在争议。左室舒张功能不全显然增加病死率。只有在心脏能够保持足够至少是可接受的心肌收缩力和左右心的灌注压时，并使用大量的液体初始复苏时，典型的血液高动力状态才能出现。早期广谱抗和初始生素液体复苏因为能够改善生存率而被纳入治疗指南。

36.2 超声心动图在脓毒症和脓毒性休克的临床现状

由于血流动力学指标力学不稳定是严重脓毒症和脓毒性休克的主要特征，超声心动图成为最重要的评估，治疗和再评估循环衰竭的有效手段。事实上，心血管超声检测已经在许多 ICU 中完全取代右心导管成为血流动力学监测的重要手段。现在越来越多的重症监护专家提倡超声心动图作为血流动力学不稳定的患者的首要诊疗措施。而不是目前作为临床诊断和其他血流动力学监测的辅助手段。

最初的超声心动图可帮助诊断心脏异常，如左室舒张功能不全、肺心病和心包积液，这通常意味着治疗计划的改变。此外，心内膜炎和血管导管、人工植入心脏瓣膜或其他技术设备也可以通过超声心动图作出明确诊断。超声技术还可以在床前帮助查找胸腔里、腹部和四肢的感染源。

目前，我们对于血流动力学不稳定的脓毒症患者的标准监测方法是使用超声来评估和检查产生变化，同时通过使用中心静脉导管监测中心静脉血氧

饱和度和微创动脉插管并根据动脉波形监测心输出量。

36.2.1 液体反应

扩容是脓毒症患者的液体初始复苏的一个基本组成部分。恢复器官灌注对于防止血流动力学衰竭是必不可少的。脓毒症发生时的每一分钟组织低灌注状态都可能导致多器官衰竭。另一方面,考虑到脓毒症和脓毒性休克的毛细血管渗漏综合征的影响,当前负荷达到合理的水平时,如果继续增加前负荷,并不能增加组织血氧水平,反而会引起不良反应,如肺水肿和其他组织水肿,从而导致器官功能不全。初始前负荷要依据临床症状。补液不能等待更详细的临床信息,同时我们也知道决定补液量和维持液量是不容易确定的。超声心动图可以明确地帮助我们决定补液量和维持液量。

传统意义上的测量血管充盈压的静态参数,例如中心静脉压和肺毛细血管楔压(PCWP),在指导液体复苏时是不可靠的。严重血容量不足时的临床指征在超声心动图帮助下可以明确诊断:高动力状态下心动过速伴随血流量减少时,各个房室以及上腔静脉(经食管超声心动图,TEE)和下腔静脉(经胸超声心动图,TTE)舒张末期面积或容积减少。如果没有明确的血容量不足,还是需要判断扩容是否会增加心输出量。超声心动图的动态参数(基于心脏和肺的相互作用)测量脉压的变异来决定补液反应是否有效已经被作为指南来指导临床实践。

评估补液反应最有用的超声检查参数是呼吸变化导致的腔静脉直径变化和每搏量变异(详见第 28章)。首先,充分了解这两个参数的临床适应证和局限性是非常重要和必要的。窦性心律是前提,患者必须是处于使用机械通气(潮气量 8ml/kg)而没有任何自主呼吸状态下,即便是在患者肺顺应性降低情况下(成人呼吸窘迫综合征),小潮气量仍可能产生足够的呼吸变异。异常腹内压力可能会干扰下腔静脉的直径和呼吸变化。最重要的是,在右心舒张功能不全时机械通气会产生干扰:例如肺心病和右心室功能不全时液体反应的假阳性。如果这些干扰因素不能被排除,只有被动抬腿实验才能准确预测补液反应。被动抬腿实验,作为临时测试补液反应的手段,甚至可以在自主呼吸患者中使用。有经验的重症监护医师可以使用经胸超声心动图测量下腔静脉直径呼吸时变异决定补液反应。下腔静脉呼吸变异指标阈值为 12% 时可以预测 15% 的心输出

量增长,这个指标具有良好预测价值。更有经验的重症监护医生可以通过经食管超声心动图测量上腔静脉直径和变化(塌陷性指数 36% 或更高),并使用多普勒通过两种(经胸,经食管)测量左室每搏量变异。峰值速度变化指数大于 12% ,和速度时间积分大于 18% 可以预测到心输出量增加。

36.2.2 左室收缩功能不全

"射血分数"(EF)不等于"收缩力",EF 是指每搏输出量占心室舒张末期容积量的百分比。因此,正常的或增高的 EF 可能意味着低心输出量,而很低的 EF 可能意味着正常心输出量,取决于收缩和舒张末期容积。传统意义上超声心动图的收缩功能指数,如 EF,是依赖于前、后负荷的。左心功能不全时,血容量减少和血管扩张引起的后负荷降低时,必须先用液体和(或)升压药纠正。对于感染性休克患者,在急诊科就诊时,EF 可能正常,甚至增高,但这只是全身外周血管阻力降低对于左室功能产生的影响。因此,使用液体复苏和去甲肾上腺素后,进一步的超声心动图检查可以发现心肌收缩力下降,从而显示"真正的"EF 下降,这是后负荷恢复后最常见的,并提醒临床医生要考虑使用强心剂。对于临床上收缩功能不全的休克患者,应评估肺毛细血管楔入压,从而鉴别诊断区分于心源性休克:肺毛细血管楔入压($E/E_0>15$)在脓毒性休克时是正常的、接近于正常、或下降($E/E_0<8$)。

只有当重症超声心动图专家进行目测估计时,EF 是可靠的。如果只具备基本经胸超声心动图能力,最好使用心尖四腔切面和两腔切面舒张和收缩末期的心内膜边界偏移来测量 EF。可能存在的局部收缩功能不全也必须首先检测出,这样可能还需要专家晚些时候进行更精确地评分和局部功能不全定位。如果局部收缩功能不全未观察到比较容易检测的面积变异分数或缩短分数,可以分别使用胸骨旁短轴观或胸骨旁长轴视图(经食管超声心动图)快速评估收缩功能。

重症监护医生进行超声心动图检查时还必须辨别出两种收缩功能不全特殊表现模式,因为当出现这两种表现时需要马上进行临床干预。室间隔增厚和二尖瓣前叶收缩期前移导致的动态左心室流出道(LVOT)梗阻发生。左心室肥厚(最常见的原因是原发性高血压、主动脉瓣狭窄),心肌收缩力增高,低血容量,低外周血管阻力都是诱发因素。当发生左心室流出道梗阻时,必须立即停用强心剂,使用一

定量的推注液体,添加一种升压药必须纳入治疗计划。另外一种需要辨别的是左心室心尖球囊综合征,也被称为 Tako-tsubo 心肌病(又称应激性心肌病)。Tako-tsubo 心肌病的主要特征为可逆的左心室室壁运动异常而无冠状动脉的异常。强烈的身体刺激或情绪刺激都可能导致球囊型心尖,这与内源性或外源性儿茶酚胺水平升高有关。可以考虑使用 β-受体阻滞剂。

心输出量需要和其他组织灌注参数放在一起进行考虑,包括静脉血氧饱和度,动静脉血二氧化碳浓度梯度差,乳酸水平和器官功能不全的其他指数。无论病情轻重,存活患者的这些指数在几个星期内都得到明显的改善。

36.2.3　左室舒张功能不全

需要牢记于心的是多普勒测量的前锋二尖瓣血流(E 和 A 波)取决于负荷的大小。此外,左室充盈模式取决于患者的年龄。大多数情况下,舒张早期舒张松弛是心脏参与脓毒症发展过程中一种积极方式。心肌强直可以和左室顺应性降低共同存在。E/A 比值超过 2 通常与肺动脉压力大于 18mmHg 有关。LV 舒张功能可以由二尖瓣环(E_0)朝向心脏基部长轴的运动速度(组织多普勒成像)得到更好的评估,因为这与负荷无关。E/E_0 比例与 PCWP 密切相关。在脓毒症的初始阶段对舒张功能进行评估后,经过补液治疗后,必须重新测量,以避免过量补液,从而增加了肺水肿风险,特别是急性肺损伤或急性呼吸窘迫综合征的患者,或者是发病前就有 LV 功能不全的患者。如果患者存活下来,那么脓毒症引起的左室舒张功能不全一般都会恢复正常。

36.2.4　右心功能不全

右心像左心一样可能会受到损害。右心功能不全,无论是原发还是继发的,总会影响药物治疗和机械通气参数设置。右心功能不全可能在正压机械通气伴有或不伴有呼气末正压时变得更明显。严重的右心功能不全可能提醒临床医生要考虑静脉血栓栓塞的可能性或其他诊断。心尖四腔切面观测右室舒张末期扩张,RV/LV 面积比,与室间隔矛盾运动(运动功能不全)或扁平(和压力超负荷有关)能够帮助诊断右心功能不全。在区分由脓毒症的炎症因子直接引发右室功能不全还是由慢性阻塞性肺疾病后负荷增加所致,或其他因素比如酸中毒缺氧、ALI/

ARDS 和正压机械通气间接引起的右室功能不全时,通过超声多普勒检测三尖瓣反流速度来测量肺动脉收缩压是至关重要的。原发收缩功能不全时进行强心治疗,连同升压药用以维持冠状动脉灌注压。肺动脉高压时要降低后负荷。肺血管舒张剂,如氧气、一氧化氮、西地那非、和前列腺素,可用于降低肺动脉压力。与此同时,在维持动脉血氧饱和度和预防呼吸性酸中毒的前提下,可以调整机械通气参数,从而尽可能降低吸气平台压力和呼气末正压。

36.2.5　升压药及强心剂

超声心动图所提供的整个心血管功能的信息,可以极大地帮助合理使用升压药、强心剂和血管舒张剂。连续进行血流动力学超声心动图监测在休克患者的病情进展和治疗中是必要的,尤其是当治疗方案变动时。研究人员尚未发现理想的血管升压药,目前还是需要对患者的病情和临床症状进行综合判断。当心律失常风险性增高时,使用去甲肾上腺素比多巴胺更合适。最近的研究结果表明,血管加压素可以替代去甲肾上腺素尤其是当去甲肾上腺素治疗失效或者需要使用高剂量和危险剂量时。一些学者认为,可以使用血管加压素而不是去甲肾上腺素作为首选升压药。但是,血管加压素增加动脉压和多巴酚丁胺增加心输出量的前提均是要有足够血管充盈压。多巴酚丁胺治疗有效的反应是心率降低。如果其他药物无法恢复心泵功能和动脉压力时,可以考虑使用肾上腺素。钙增敏剂左西孟旦在不增加心肌耗氧量的情况下能够改善心室收缩和舒张功能。然而,该药可刺激血管内皮细胞一氧化氮的释放,这可能会加剧脓毒症时外周血管阻力下降从而导致低血压恶化。左西孟旦和多巴酚丁胺似乎都能改善微循环。

左室射血速度时间积分与每搏输出量是密切相关的,因为 LVOT 面积不会急性改变。只要前、后负荷保持稳定,就可以用它们来监测心肌收缩力变化。心输出量是组织灌注的最终决定因素。可以通过调节液体和药物的使用,根据所有相关的临床和血液动力参数达到以下治疗目标,如:

- 适当的混合静脉血氧饱和度(70% 以上)
- 中心静脉和动脉血二氧化碳浓度梯度低于 6mmHg
- 可接受的尿量
- 降低乳酸水平
- 恢复器官功能

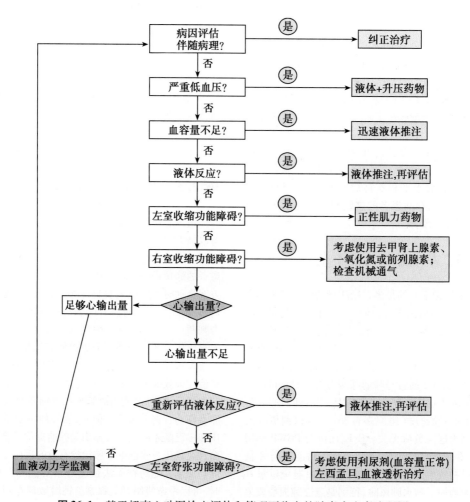

图 36.1   基于超声心动图检查评估和管理不稳定的脓毒症患者流程图

（苏福宏 译，蔡国龙 校）

扩展阅读

Dellinger RP, Levy MM, Carlet JM et al (2008) Surviving Sepsis Campaign: International Guidelines for Management of Severe Sepsis and Septic Shock. Critical Care Med 36:296–327

Funk D, Sebat F, Kumar A (2009) A systems approach to the early recognition and rapid administration of best practice therapy in sepsis and septic shock. Curr Opin Crit Care 15:301–307

Gerstle J (2010) Echocardiographically derived parameters of fluid responsiveness. Int Anesthesiol Clin 48:37–44

Griffee MJ, Merkel MJ, Wei KS (2010) The role of echocardiography in hemodynamic assessment of septic shock. Crit Care Clin 26:365–382

Pinto B, Reheberg S, Ertmer C et al (2008) Role of levosimendan in sepsis and septic shock. Curr Opin Anaesthesiol 21:167–168

第 37 章　胸部创伤

Fabio Sangalli, Lucia Galbiati, and Roberto Fumagalli

37.1　引言

创伤是全球导致发病和死亡的最主要原因,也是 1～41 岁人群的主要死因,同时还在总体死亡原因中位居第五。多发伤患者中 2/3 发生胸部创伤,包括钝挫伤和贯通伤。在创伤相关死亡中,胸部创伤占 15%～35%。根据不同的受伤机制,胸部创伤分为气胸、血胸、肺挫伤或纵隔损伤。肺实质损伤如肺挫裂伤等发生在 30%～70% 的胸部钝挫伤患者中,为胸内损伤的主要类型,但胸部创伤的死亡原因却多是主动脉或大血管的损伤。同时,虽然仅有 15% 的胸部创伤者需要手术治疗,但是仍有很多患者因为其他可救治创伤没有得到充分或及时的救治而死亡。

心脏超声,特别是经食道心脏超声(transesophageal echocardiography, TEE)是胸部创伤诊断流程中的关键部分。它比经胸心脏超声的敏感度和特异度更高。在有经验的操作者操作下,其敏感度为 91%～100%,特异度为 98%～100%(见表 37.1)。除了能准确和实时地提供心脏和胸腔内大血管的形态学信息及进行功能评估,TEE 还能在床旁进行检查,同时不干扰其他能帮助稳定患者病情的监测手段。由于心脏超声的快速和便携的特点,使得其较其他影像学检查如 CT、动脉造影、MRI 等更有吸引力(表 37.2)。TEE 在诊断创伤性主动脉损伤(traumatic aortic injury, TAI)方面的敏感性和特异性与 CT 相似,却能进一步检查是否同时存在心脏损伤,并且能比 CT 更敏感地发现内膜损害。在有经验的心脏超声医师的情况下,TEE 已成为大多数医疗机构中不稳定胸部创伤患者的主要诊断工具。

超声也应用于鉴别诊断肺部病变中,可辨别肺部病变及评估治疗效果。肺部超声技术将在本书的其他章节讲述。

表 37.1　创伤患者超声心动图检查适应证

类别	证据级别
严重的胸部钝挫伤或胸部贯通伤	I
多发创伤或胸部创伤的机械通气患者	I
血流动力学不稳定的多发创伤患者,没有可见的胸部创伤,但可能存在心脏或主动脉损伤的受伤机制(例如,减速伤或挤压伤)	I
纵隔扩大或者怀疑创伤后主动脉损伤	I
怀疑或者明确存在瓣膜或心肌疾病的创伤患者	I
肺动脉导管监测数据与临床不符的多发创伤或胸部创伤患者的血流动力学评估	IIa
胸部钝挫伤或贯通伤患者的随访研究	IIa
可能存在心肌挫伤但血流动力学稳定且 ECG 正常的患者	III

表 37.2 胸部创伤中的影像检查技术

	TEE	CT	MRI	动脉造影
优点				
便携性(床旁)	×	–	–	–
快速性	×	×	–	–
无放射性	×	–	×	–
显像整个主动脉及其分支	–	×	×	×
特殊优点	评估心脏功能及心脏瓣膜,真假腔血流情况			
缺点				
侵入性	–	–	–	×
需要操作者经验	×	–	×	–
价格昂贵	–	–	×	×
要求造影剂	–	×	–	×
特殊风险	影响不插管患者的呼吸破坏内脏结构(非常少见)	造影剂所致潜在的肾脏功能损伤	获取时间较长不能 24 小时随时使用有金属假体的患者禁止使用	夹层范围扩大如果假腔形成血栓出现假阴性造影剂所致潜在的肾脏功能损伤

37.2 胸部的钝挫伤和穿通伤

胸部创伤根据不同的受伤机制分为钝挫和贯通伤(表 37.3,图 37.1)。

胸部钝性损伤所致心脏和胸腔内大血管损伤虽然发生率较低(低于创伤性血管损伤的 5%),但是其有极高的死亡率,是创伤患者中除颅脑创伤外的主要死亡原因。而其发生率也很有可能被低估,因为多达 80% 的 TAI 患者在到达医院前死亡,并且仅主动脉破裂就在机动车事故死亡患者中占了近 18% 的比例。及时准确的诊断和抢救治疗对于减少由于不恰当治疗或救治延迟所致的不必要的死亡非常重要。

穿通伤是胸腔的完整性受到外源性破坏时导致的损伤,由两个不同的受伤机制造成:其一是直接侵入性损伤,其二是由于穿通物和包绕周围的组织间的能量的交换而导致邻近结构的损伤。后者受伤的程度与能量交换的多少有关,而能量交换的多少又与穿通物的速度有关。

表 37.3　胸部创伤的分类

	受伤机制	常见原因	累及结构	临床后果
钝性伤	胸骨与脊柱压缩 突然胸腔内压改变 快速减速的剪切 腹部器官向上移位 冲击伤	机动车事故 压榨 坠落撞击 运动损伤 爆炸	纵隔前部(右侧心腔 及主动脉)最常受累	心脏挫伤 游离壁及室间隔破裂 心包填塞 主动脉损伤(程度从壁 内血肿至破裂) 腹部器官疝入胸腔
穿通伤	刺入物的直接损伤 邻近组织的破坏与能 量交换的量有关(主要 取决于刺入物的速度)	穿刺 枪伤 低速及高速投射伤	取决于穿通部位和 速度以及穿通物在 胸内的走行情况	心室及心房的穿通损伤 心包填塞

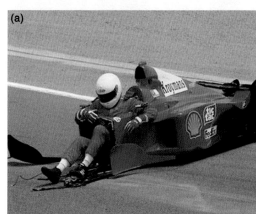
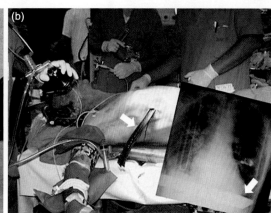

图 37.1　胸部钝挫伤(a)及穿通伤(b)示例

37.3　胸部创伤中的心血管损伤

　　尽管几乎所有可能的心血管损害都可在创伤患者中出现(图 37.2),但是最常见的创伤相关胸腔内损伤仍然是 TAI,心肌挫伤,心脏破裂和瓣膜损伤。而由这些损伤所致的最常见,最危及生命的临床表现是出血性休克,心包填塞及心律失常。

37.3.1　创伤性主动脉损伤

　　创伤性主动脉损伤虽然少见但很致命,也是不稳定胸部创伤患者最常诊断的损伤。高速行进中的机动车碰撞或者从高处坠落所致的减速伤是最常见的受伤机制。如前所述,约 80% 的患者会死于创伤性主动脉损伤,而且其中超过 50% 是因为没有得到迅速的诊断和治疗在入院后 24 小时内死亡。预后主要与损伤程度及正确处理的速度有关(表 37.4)。

表 37.4　创伤性主动脉损伤的分级

1 级	浅表损伤,保守治疗安全有效
2 级	外膜下损伤需要进行修复手术(时机 取决于临床情况)
3 级	主动脉损伤伴出血或主动脉阻塞并 缺血,需要立即修复手术

　　大多数损伤出现在主动脉狭部,即在左锁骨下动脉和第一肋间动脉之间;这是因为升主动脉相对活动,而这一区域则是由于产后 Botallus 管的闭锁形成的动脉导管将其部分固定所致(图 37.3)。

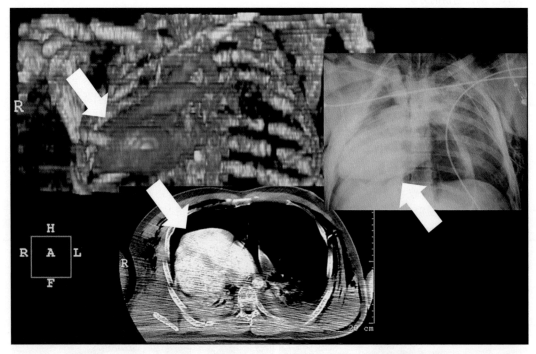

图 37.2　创伤后心脏移位,心腔旋转至右侧胸腔(箭头所指)

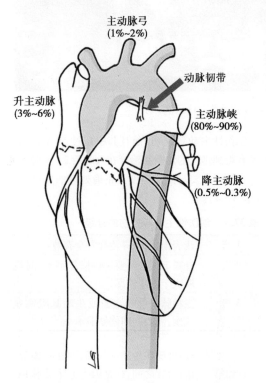

图 37.3　胸主动脉,创伤性主动脉损伤的
相关部位分布

导致主动脉破裂的三个因素是剪切力、弯曲应力和扭转应力。随着减速的发生,主动脉狭部承受来自主动脉弓的移动与相对固定的降主动脉间所产生的应力梯度差所形成的张力,随之产生的剪切力导致其破坏或撕裂。弯曲应力是心脏向下牵引主动脉弓导致其过度弯曲而形成。而胸廓的前后压缩加之心脏向左移动就形成了扭转应力。上述三种力量的综合作用而产生的最大应力即作用于动脉导管处主动脉(主动脉狭部)这个最受固定位置并导致损伤。

创伤性主动脉损伤主要分为:①内膜出血;②内膜出血并撕裂;③动脉中层裂伤;④完全的主动脉撕裂;⑤假性动脉瘤形成;⑥血管周围出血。

大多数动脉破裂的患者出现死亡,而未完全撕裂的被送至医院的病人则可因多变的临床表现而出现与病情不相符合的症状。因此我们需要对所有可能存在 TAI 的创伤患者保持高度的警觉性,哪怕是没有胸部创伤证据的患者。

超声心动图表现

之前已经提到,TAI 可以表现为多种类型的损伤,从内膜损伤到主动脉壁内血肿,假性动脉瘤,主动脉夹层及主动脉破裂。

完全的主动脉断裂会当场死亡,而部分断裂的患者将有机会送至医院救治。当撕裂还没有累及动脉的外膜的时候,就可能形成假性动脉瘤。动脉壁的不完全破裂通常可以通过 TEE 检查,表现为从降主动脉开始的主动脉弓的连续性中断,并常常能看到裂口和游离的断端(图 37.4)。血管周围血肿较常见,但是进出假性动脉瘤的血流并不一致(图 37.5)。当主动脉横向损伤导致血流梗阻的时候,多普勒成像可能检查到损伤部位前后的血流梯度。

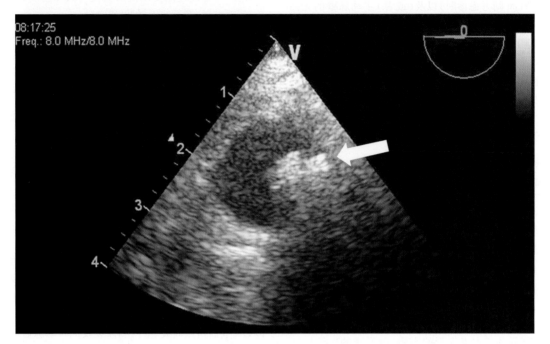

图 37.4 经食道超声主动脉峡水平短轴切面示一名青年伤者创伤后主动脉不全横断伤血管腔内见破裂的主动脉壁(箭头示)

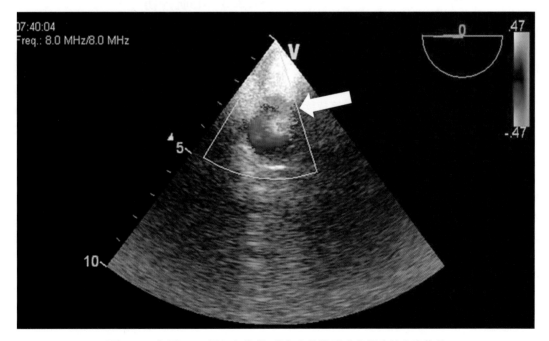

图 37.5 与图 37.4 同一名伤者,彩色多普勒示进出假腔的血流信号

不太严重的主动脉创伤随着壁内血肿的进展可能导致血管壁内膜撕脱；这种情况的特点是通常伴有稳定的血流动力学及较好的转归。超声征象与自发性主动脉夹层类似，包括主动脉壁的增厚（>7mm 则考虑诊断）以及（或者）主动脉壁的无回声区的出现。伴有动脉粥样硬化的患者，除非能够清晰得看见撕裂，其鉴别诊断可能更复杂。撕裂部位需精确地检查有无血管周围血肿（这是病变迅速进展的危险因素之一）以及主动脉周围血管的开放。

使用 TEE 所能获取的信息对于主动脉夹层的治疗至关重要（详见表 37.5）。

表 37.5　TEE 用于创伤性主动脉损伤检查获得的基本信息

夹层的范围 夹层破口的位置 心包积液或（和）心包填塞 主动脉反流的出现、原因与程度	冠脉入口是否受累及 主动脉周围血管开放 心室收缩及舒张功能障碍 其他心脏形态及功能改变

TEE 在诊断 TAI 中主要的局限性表现在其由于气管及右主支气管的影响，所形成的"盲点"，这使得降主动脉远端及主动脉弓横段很难扫及。而文献报道这个区域损伤的发病率在所有的 TAI 中已升至 20%，这就要求，如果怀疑主动脉创伤可能性很大时，我们需要仔细地检查，甚至可能需要结合另外的影像学检查（例如 CT 扫描）。

除了在诊断 TAI 阶段的基础作用，TEE 也在手术期间扮演关键的角色。它不仅仅能够持续监测心脏功能及血流动力学，同时可以在外科手术或血管介入治疗的术中及术后的早期评估中提供帮助。

在过去的十年里，血管内介入治疗在急性和亚急性发病的创伤性主动脉损伤的治疗中起到越来越大的作用。TEE 及血管造影术在区别真假腔，导丝定位，植入物定位及安置，以及在测定主动脉周围血管开放及是否有支架周围漏等情况中起到了重要的作用（图 37.6，表 37.6）。

37.3.2　心脏钝性损伤

心脏损伤通常是由于直接撞击、运动损伤、工业

表 37.6　内漏的分类

Ⅰ 型	内漏起源于支架近端（Ⅰa 型）或远端（Ⅰb 型）
Ⅱ 型	血液经侧支反流入其他区域如肋间动脉、肠系膜下动脉、腰动脉
Ⅲ 型	因支架的问题出现的内漏，或覆膜支架内外漏
Ⅳ 型	支架穿孔造成内漏

中的挤压、爆炸、迅速减速或从高处跌落所致。直接心前区的撞击使得心脏被挤压向脊柱。由于心脏的前后活动相对自由，快速减速事故产生的动力使得心脏单纯地在同一条直线上向前运动，最终撞上胸骨内侧壁。造成心脏钝性损伤的力量包括：脊柱和胸骨对心脏的挤压，胸腹腔压力的急剧波动，迅速减速时候的剪切及爆炸冲击。此外，肋骨骨折的碎片可直接伤及心脏。

心脏钝性损伤包括了心脏挫伤和震荡伤（心脏震荡）、心腔破裂（游离壁，室间隔，乳头肌，腱索）及瓣膜破坏。右心更容易受损，可能是因它的位置更接近于前胸壁。尸检发现心室损伤最多见，而其他诸如瓣膜脱落或破裂、室间隔撕裂及冠状动脉血栓形成则较为少见。

37.3.3　心肌挫伤

由于缺乏清晰的定义及公认的检查标准，使得诊断心肌挫伤很困难。这导致各种文献报道的心肌挫伤的发生率从 3% ~ 56% 不等。右心是最容易受伤的，可能是因为它的位置更接近于前胸壁。临床症状可能同心脏钝性挫伤无关，而轻微的损伤可能无临床症状。其他用于定义心肌挫伤的标准，例如心率失常、肌钙蛋白释放，可能受患者基础病情或者非胸部创伤的影响。

超声心动图表现

显著的心脏挫伤与心肌缺血及梗死类似，故心脏超声能很好的检查出弥漫和节段房室壁运动异常，舒张改变及其他合并损伤如血栓形成——心包积液和瓣膜病变。

37.3.4　心脏破裂

心脏破裂是心脏钝性损伤最严重的表现形式。

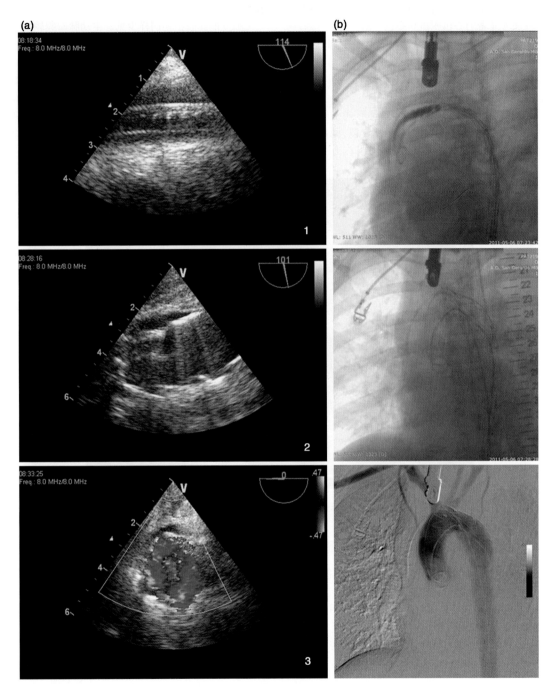

图 37.6 介入手术修复创伤性主动脉峡部损伤的术中心脏超声(a)及血管造影(b)。支架延伸至降主动脉覆盖受伤部位,支架端出现在左锁骨下动脉汇入部以远(1),支架随即安放在所需部位(2),最终支架完成定位、主动脉周围血管开放、查实没有出现漏,操作完成(3)

由于完全的主动脉横断,绝大多数患者由于心腔的破裂而在院前死亡。迟发性心脏破裂可能在钝性损伤数周后发生,可能是由于挫伤或者梗塞区域的坏死所致。

能存活的心脏破裂患者,大多是依靠完整的心包。心包完整或者撕裂非常小的时候可避免快速的出血。这些患者存活时间可能不同,但是他们最终会发展为显著的心包积血和心包填塞。

心房破裂的发生率远较心室低,多是同解剖结构和低顺应性有关,而且其表现也可延迟而不那么激烈。右心房破裂占顿挫伤后房室壁破裂的 10%,而左心房破裂更加少见。

室间隔损伤非常少见且表现形式多样。室间隔损伤可能是极微小的撕裂或破裂,同时可能伴有瓣膜损伤。临床上可能有急性心力衰竭的表现。

孤立的瓣膜损伤同样少见。主动脉瓣膜较常受累(图 37.7),其次是二尖瓣和三尖瓣。瓣膜损伤包括:瓣叶撕裂、乳头肌或腱索的部分或全层撕裂。其临床表现因损伤类型不同而不同,但是会因急性瓣膜功能不全出现的部位而出现右心或左心功能衰竭的临床表现。室间隔或瓣膜损伤的治疗通常是外科手术,其手术时机依赖于患者的病情是否稳定及合并存在的其他损伤。

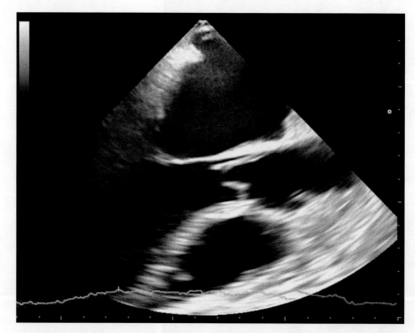

图 37.7   创伤性主动脉瓣损坏,主动脉瓣尖在舒张期脱垂入左室流出道

超声心动图表现

创伤重点超声评估(已在本书他处讨论)可在不稳定的创伤患者中发现显著的心包积液。当排除心包填塞后,超声心动图(特别是 TEE)可用来检查是否存在房室壁运动异常,从而决定患者是需要液体复苏还是正性肌力治疗,同时可检查是否存在需要治疗干预的其他损伤。需要特别注意发现心包积液及进行动态监测,以便预测或避免心包填塞。游离房室壁的不连续性的识别比较困难,因为它们通常表现为心肌层内的细小的管样的裂缝,而不是线性裂隙。若诊断特别需要,可使用多普勒血流成像和(或)超声造影。室间隔的损伤的检查方式也是一样,对此还应辨明是否出现心内分流、方向、程度及是否存在右心容量负荷过重的情况。对于右心,一种混匀少量空气的胶体液形成的微气泡作为静脉

用对比剂,当微泡持续通过肺循环到达左心时就产生对比效果。这些介质含有的微小气泡($1 \sim 8\mu m$)里填充满了高分子全氟化碳,这种物质能持久地存在于血液当中(对比效果可持续 10 分钟以上)。需要指出这种对比剂是没有被美国食品和药品管理局及欧洲药品注册机构所临床试验认可的。

瓣膜损伤形式多样,可以从小的龟裂、瓣叶的穿孔到整个瓣膜结构的破坏。这类病变的超声心动图的检查,与平常在标准的超声心动图检查时的心脏瓣膜评估内容一样。同时需要检查是否存在由这些损伤所致的容量或压力过负荷表现。

37.4   胸部创伤患者的诊断程序

为了确保对创伤患者的评估一致性和可重复

性,诊断流程的实施是非常重要的,因其可在紧急的时刻,最大程度减少由于个体评估差异和时间的浪费。该诊断流程详见图 37.8,这也是我们医院的指南。

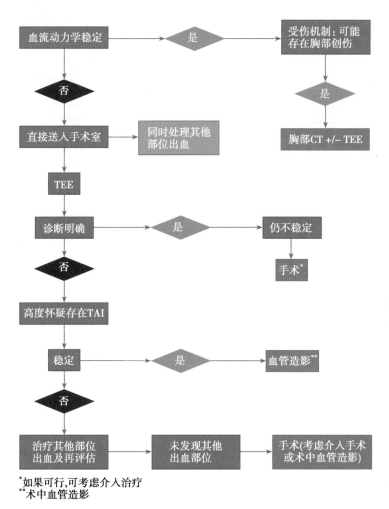

*如果可行,可考虑介入治疗
**术中血管造影

图 37.8 胸部创伤患者人的诊断流程

37.5 总结

虽然胸部创伤非常常见,但严重创伤比较少见。然而心脏和胸腔内大血管的损伤却有极高的死亡率,其中许多病人的死亡是由于未能及时发现和处理所致。

超声心动图,在这里是指 TEE,在熟练的操作下,可持续监测复苏效果,具有针对心血管结构的形态学和功能状态的床旁诊断和监测的能力,故其在胸部创伤患者的急性期处理中非常有价值。同时 TEE 也是术中评估治疗方案是否恰当的基本监测设备,特别是在主动脉介入手术中,其与术中血管造影结合,能够优化手术流程,推进手术的合理进行。

虽然在稳定的患者中,CT 仍然在胸腔动脉形态学评估中占有一定优势,但是尽管如此,也需要结合一些只能通过 TEE 获取的心脏形态学、功能及血流动力学状态的信息。

我们可以看出,在稳定的患者中,TEE 和 CT 是可以互补的诊断技术,但在不稳定的危重的创伤患者中,TEE 因其便携性和能及时获得抢救治疗需要的重要信息而表现更佳。

(康焰 译,张茂 校)

扩展阅读

Evangelista A, Flachskampf FA, Erbel R et al (2010) Echocardiography in aortic diseases: EAE recommendations for clinical practice. Eur J Echocardiogr 11:645–658

Hiratzka LF, Bakris GL, Beckman JA et al (2010) 2010 ACCF/AHA/AATS/ACR/ASA/SCA/SCAI/SIR/STS/SVM guidelines for the diagnosis and management of patients with thoracic aortic disease: a report of the American College of Cardiology Foundation/American Heart Association Task Force on Practice Guidelines, American Association for Thoracic Surgery, American College of Radiology, American Stroke Association, Society of Cardiovascular Anesthesiologists, Society for Cardiovascular Angiography and Interventions, Society of Interventional Radiology, Society of Thoracic Surgeons, and Society for Vascular Medicine. Circulation 121:e266–e369

Meredith EL, Masani ND (2009) Echocardiography in the emergency assessment of acute aortic syndromes. Eur J Echocardiogr 10:i31–i39

Neschis DG, Scalea TM, Flinn WR, Griffith BP (2008) Blunt aortic injury. N Engl J Med 359:1708–1716

Ting JYS (2003) Blunt traumatic aortic injury traumatic aortic injury. A review of initial diagnostic modalities and a proposed diagnostic algorithm. Eur J Trauma 29:129–138

第 38 章　急性心房颤动与其他类心律失常

Vanni Orzalesi, Silvia Marchiani, and Armando Sarti

38.1　背景

超声心动图已被成功用于 ICU 中心律失常患者的诊断、监测与治疗。由于各种急性心律失常的诊断和预后意义都取决于其对血流动力学的影响及与其相关的任何一种心脏结构改变,因此超声心动图显得格外重要。

心律失常能够改变心脏收缩与舒张功能,影响每搏输出量,导致循环和呼吸功能衰竭。如果任何一种快速性心律失常持续足够长的时间,那么我们就可以观察到心腔的急性扩张,并最终导致扩张性心肌病,对这种心律失常进行有效的干预可以逆转心腔的扩张,因而,对心律失常患者需经常进行血流动力学评估。

心电图是诊断心律失常最重要的工具,但是超声技术可以为作出正确的心电图诊断和制定管理方案带来帮助。

38.2　心房颤动

房颤(AF)是重症监护病房和手术后患者最常见的室上性快速性心律失常,其在普通人群中的发病率为 1%～2%,并且随着年龄的增长发病率升高。在手术后病房,房颤影响着约 30% 的心脏术后患者。房颤与死亡率的升高、血栓栓塞事件、中风、心力衰竭、左室功能不全相关,超声心动图在治疗房颤中扮演着非常重要的角色。在急诊和 ICU 中,面对急性房颤患者时必须考虑四个问题(图 38-1):

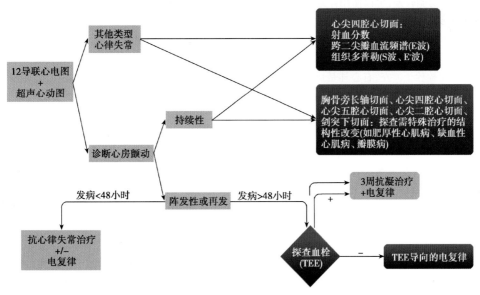

图 38-1　房颤的超声心动图流程

1. 评估血流动力学稳定性和控制心室率；
2. 寻找并解决潜在的原因；
3. 控制心率和心律；
4. 考虑血栓形成的风险及抗凝剂使用。

以上每一个问题均需要我们仔细考虑：

1. 心脏收缩功能的评估。在四腔心切面（经胸超声心动图的心尖四腔心切面和经食管食道中段 0-20 的四腔心切面）中，可以通过计算射血分数或者组织多普勒 S 波来评估收缩功能，S 波的波速<8cm/s 代表中度收缩功能不全，<3cm/s 代表重度收缩功能不全。心输出量可以通过左室流出道面积和射血血流的流速-时间积分（VTI）计算得到（TTE 的心尖五腔心切面及 TEE 的经胃深部切面）。评估舒张功能时，经二尖瓣血流的脉冲多普勒缺乏 A 波可以支持房颤的诊断。结合组织多普勒的 E' 波，脉冲多普勒 E 波波峰、波形及加速时间可以用于评估舒张功能。E/E' 率用于评估左室充盈压，E/E'>15 用于判断高左房压和高肺动脉楔压具有较高的敏感性和特异性。

2. 寻找引起房颤的心脏结构性病因。左房扩张是引起房颤的最重要的危险因素。与左房扩张相关的主要结构改变有左室肥厚型心肌病，收缩舒张功能异常和二尖瓣病变。

3. 心率及心律的控制。抗心律失常药物的使用取决于临床状况，受体阻滞剂与钙通道拮抗剂能有效控制心率，但有负性肌力作用并禁用于 Wolff-Parkinson-White（W-P-W）综合征（预激综合征）。如果探查到心室功能较差，可以使用洋地黄类及胺碘酮，对于非心肌缺血患者，弗卡尼是转复窦律的一个很好选择，普罗帕酮可以用于预防复发。电击常用于血流动力学不稳定的患者。

4. 寻找血栓栓子。左、右心耳是血栓形成的常见部位。对于有经验的操作者，TEE（90 的食管中段两腔切面可见左心耳）是定位血栓的最可靠的非侵入性方式，敏感度达 100%。对于未进行适当抗凝治疗又难以控制的房颤患者，TEE 对其早期电复律起一定作用，只有在未探及心房血栓时对房颤进行电复律才是安全的。TEE 介导的心脏电复律与抗凝治疗 3 周后电复律具有相似的血栓栓塞风险。相似的方法同样可用于评估其他室上性或室性快速性心律失常，特别对于室性心律失常，超声心动图有助于诊断结果异常，如：

- 局部室壁运动异常，可见于缺血性疾病、心肌炎、其他心肌病；

- 左室收缩舒张功能障碍；
- 瓣膜病；
- 心肌病；
- 左室输出道梗阻；
- 致心律失常性右室发育不全。

38.3　缓慢性心律失常与房室传导阻滞

超声心动图同样有助于识别出引起心动过缓或房室传导阻滞的大多数原因，比如：

- 急性缺血：局部室壁运动异常。
- 低血容量：Bezold-Jarisch 反应（血管-迷走反射），包括室壁吻合，下腔静脉（TTE）和上腔静脉（TEE）吸气时陷陷，明显的主动脉血流（流速-时间积分，VTI）变化。
- 浸润性病变如淀粉样变：心房扩张，伴有增厚的房间隔和房室瓣；左室向心性肥厚；颗粒状光点及强回声心肌层。
- 瓣膜病：主动脉瓣狭窄。

心脏传导系统的缺血是另外一个引起心动过缓的重要原因，1/3 的急性心肌梗死患者可发展为心动过缓。其预后主要取决于潜在缺血的范围及左室功能不全的程度，而不是取决于传导系统疾病的存在。

Ⅰ度、Ⅱ度房室传导阻滞的发生提示右冠状动脉缺血，90% 患者的房室结由其供血。下壁的室壁运动异常（运动减弱/无运动）可以通过心尖两腔心切面（TTE）和 90 的食管中段两腔心切面（TEE）探及。右室结构可以通过胸骨旁短轴切面或心尖四腔心切面（TTE）和 0 的食管中段四腔心切面或右室流入-流出道切面（TEE）探及。超声心动图探及心房、心室运动完全不同步可证实心电图发现的Ⅲ度房室传导阻滞（心尖四腔心切面）。

冠状动脉左前降支的缺血可引起左束支传导阻滞，超声心动图可见房室间隔运动减弱或无运动及房室间隔运动不同步（采用 TTE 胸骨旁长轴切面的 B 型或 M 型，或 TEE140 食管中段主动脉长轴）。出现右束支传导阻滞时，超声心动图同样有助于寻找原因，如肺动脉栓塞或肺动脉高压（右心系统扩张和室间隔运动不同步），和致心律失常性右室心肌病（右室心肌层被脂肪和纤维组织所取代）。

（李莉 译，章仲恒 校）

扩展阅读

European Heart Rhythm Association, European Association for Cardio-Thoracic Surgery, Camm AJ, Kirchhof P, Lip GYH et al (2010) Guidelines for the management of atrial fibrillation. Eur Heart J 31:2369–2429

Morady F, Zipes DP (2011) Acute management of atrial fibrillation. In: Zipes DP, Libby P, Bonow R, Mann D (eds) Braunwald's heart disease: a textbook of cardio-vascular medicine, 9th edn. Saunders, Philadelphia

Olgin J, Zipes DP (2011a) Tachyarrhythmias. In: Zipes DP, Libby P, Bonow R, Mann D (eds) Braunwald's heart disease: a textbook of cardiovascular medicine, 9th edn. Saunders, Philadelphia

Olgin J, Zipes DP (2011b) Bradyarrhythmias. In: Zipes DP, Libby P, Bonow R, Mann D (eds) Braunwald's heart disease: a textbook of cardiovascular medicine, 9th edn. Saunders, Philadelphia

Wann LS, Curtis AB, January CT et al (2011) 2011 ACCF/AHA/HRS focused update on the management of patients with atrial fibrillation (updating the 2006 guideline): a report of the American College of Cardiology Foundation/American Heart Association Task Force on Practice Guidelines. Circulation 123(1): 104–123

第39章 多器官捐赠和移植患者

F. Luca Lorini and Lorenzo F. Mantovani

39.1 捐赠患者的评估

在器官供体极度紧缺的全球背景下,临床医生已经付出很大的努力尽可能地增加移植数量,并且在最大程度上获取移植物。在这一前提下,充分的移植前受体评估以及正确的供体器官功能与血流动力学管理最为重要。

对此,一般采用经胸检查。但基于此时这些患者都处于机械通气(不利于回声窗),并且需要排除不合适移植的重要性,我们认为在没有严重禁忌证时应该常规选择经食道检查。

理想状况下,移植会诊医师或心脏移植专家应该对患者做移植前的评估。但在很多国家,因后勤困难导致这方面通常不可能做到。有时候心脏普通医师都难以马上叫到。此时,重症医师通常非常重要,我们可以对心脏做以下两方面的评估:

1. 移植物本身的功能
2. 排除心脏直接损伤

此外,应特别重视的是尽可能地对移植物前后影像进行对比,试图尽快地识别术后早期的移植物功能不全。

39.2 移植物功能

考虑到心脏向全身灌注和供血两方面,多器官捐赠者良好的心功能至关重要。心功能不全则提示临床医师需要转而评估其他潜在可供移植的脏器。

心脏检查应评估标准超声心动图参数和心室壁局部运动障碍的面积与分布。如出现心房或心室缺损应常规排除移植,但应切记心房局部缺损经外科修补后仍然是移植的一个选择。

很明显,我们推荐仔细检查心脏的所有瓣膜,评估是否出现相关的瓣膜疾病,包括瓣膜钙化。无论如何,应该切记的是发现二叶式主动脉瓣并不能作为移植禁忌。在瓣膜疾病伴有血流动力学不稳定的情况下,供体心脏仍可用作移植。有时主动脉弓修复、主动脉瓣膜置换或二尖瓣关闭不全经修复后再移植也可获得较好的预后。

心肌功能和冠脉树应予以尽快评估,尤其是当前或既往有高脂血症、高血压、糖尿病、吸烟、年龄>50岁等相关风险。超声心动图提示室壁运动异常或尽管利用正性肌力药物优化血流动力学后左室射血分数低于40%者应排除移植。

尽可能地评估冠脉左前降支血流。检查应包括评估收缩期末和舒张期末左室直径(M超或二维超声)、射血分数、室间隔和左室后壁厚度以及心室壁局部运动障碍。还有一个重要的项目是评估供体心脏大小(测量左室直径)。它通常与左室质量指数具有良好的相关性,对于供-受体体重指数偏差可能超过20%的情况来说是非常重要的。无论如何都要切记:超声心动图评估的成人心脏大小和体重的相关性并不足。这种情况下的患者在术后需要严密监护,正性肌力药维持以及血流动力学监测的时间应该延长。

供体心脏表现为左室肥厚时提示术后早期需要给予心脏保护剂(如血管紧张素转换酶抑制剂,血管紧张素受体拮抗剂,钙离子拮抗剂)。研究发现心脏移植后只有在室壁厚度超过14mm时早期死亡率才会增加,并且与ECG异常表现有关。

最后,左室壁厚度相比前次测量时有所增加一般为抗体介导的排斥反应所致。

应常规利用脉冲波多普勒超声心动图评估二尖瓣血流,包括对舒张期尖瓣间血流、舒张早期快速充盈峰值流速(E)和舒张晚期充盈峰值流速(A)的比值(E/A)、E波减速时间进行采样。但应切记,通常情况下受、供体之间E、E/A参数与瓣膜反流的不协调是引起移植前后容量状态差异的原因,所以供体心脏的异常表现不应排除由摘取本身所致。

从临床决策方面来说,供体移植物摘取前的超声心动图检查扮演的角色较为重要。如在颅内疾病时左室功能不全是较为常见的发现(约 20%),较为奇怪的是不管有无冠脉疾病,多个冠脉分布区域表现为局部室壁异常。而特殊情况下,尽管心脏其他部位发生局部异常,左室功能仍然不受影响,这很可能是因为缺乏去甲肾上腺素,导致对儿茶酚胺暴发敏感性降低,尤其是在蛛网膜下腔出血时。因此发现这一特征时推荐做冠脉造影以便进一步地评估。此外,如果冠脉造影提示阴性发现,需要切记这种心室功能异常已被证明即使是在移植数天后(30 天)仍然可逆。为鉴别供体这种表现是否为暂时的,可利用多巴胺应激超声心动图试验联合血浆肌钙蛋白 I 水平进行判断。初步研究表明应激试验伴低肌钙蛋白水平后功能障碍可逆时器官移植会成功。另一个值得关注的方面是延长供体器官管理时间,做一系列超声心动图检查(直到左室功能改善)。所有上述内容都相当重要,尤其是对儿童重病患者的紧急评估(因供体心脏紧缺)。

总之,通过记录室间隔与左室前壁厚度、借助于 M 超和二维超声评估收缩末期和舒张末期左室参数,专业操作者可在 5~10min 内完成较好的围术期评估。左室射血分数可以通过 Biplane Simpson 法在心尖两腔心或四腔心切面进行测量。

39.3 直接心脏损伤的排除

排除直接的心脏损伤也是供体心脏评估的重要方面。其目的是排除直接或间接胸部创伤所引起的明显心脏损伤。检查应该排除心脏结构的直接损坏,如房室破裂及相关的急性心脏压塞或心包积液、瓣膜装置破坏所致的急性瓣膜反流(尤其是二尖瓣急性乳头肌破损,甚至是直接或间接主动脉损伤)、直接地心肌损伤导致急性心肌梗死。即便是医源性损伤也通常需要排除,如复苏或血管内监护-输液管路或设备相关的大血管或心脏损伤。切记:心脏损伤在减速型创伤后并不罕见,这也是通常引起脑死亡和需要进行移植的情况。

39.4 心肺移植围术期与术后监护

围术期超声心动图检查在大多数心脏手术(包括心脏移植)中已经成为标准方式。它可协助发现心腔内血栓,实时对除气过程中移植心脏、体外循环脱机、供体心脏移植关胸后进行评估。心室功能(尤其是右心室功能)、瓣膜功能以及手术吻合部位都应尽可能地评估。尤其地,当出现急性血流动力学不稳定时应注意排除急性排斥反应、右心室衰竭或心包填塞。

另一个特殊的情况是三尖瓣反流。有报道明显的三尖瓣反流对存活率存在有不利影响,也有再移植的需求。儿童心脏移植时,为了避免术后瓣膜反流,建议预防性做供体三尖瓣瓣膜成形术(De Vega),尤其是在使用双房吻合术时。

通常情况下,新移植的心脏左室收缩功能较好。但移植后如观察到早期急性左室功能不全则较为麻烦,应该排除是否有早期排斥反应或移植物质量或保存问题。更为常见的是可以观察到术后早期右室功能不全,通常在下列情况下可以预测到:伴有术前肺血管阻力增高、围术期出血量较大接受大量输血、肺水肿、移植期间右室保护不足、明显的供-受体不匹配、急性右冠空气栓塞(更常见)。

术后 12 小时内,即便是早期心功能较好,移植心脏可典型地表现为心室功能变差,这主要与缺血时间、再灌注以及心肌水肿有关,引起心脏收缩和舒张功能不全。围术期室壁增厚、体积增加以及限制性心脏充盈(经二尖瓣多普勒评估)并不少见。术后早期,连续性超声心动图监测对于指引临床决策非常有用,可用来鉴别短暂的良性过程和不良心功能。前者心输出量状态较好,后者心输出量不足而需要更长时间的正性肌力药维持,或者使用主动脉内球囊泵、右室或左室辅助设备。无论如何,即便单一的超声心动图特征不能确认排斥反应,但有足够的证明表明等容舒张时间少于 90ms 及脉冲多普勒 E/A 比>1.7 是同种异体心脏移植急性排斥反应的显著预测标志。这一诊断需要根据临床、血生化线索进行确认,并铭记在正确的部位做心内活检才是金标准。

另一个需要考虑的重要的方面是心脏移植期间的手术术式。根据 Lower 与 Shumway 术式,原位心脏移植最常与双房吻合搭配。近年来则采用双腔和全心术式以改进心脏的解剖和生理功能。但双腔术式使心房扩大、改变心房几何结构,易引起腔内血栓形成。

二尖瓣血流 E/A 比值升高可由左房吻合术后心房功能受损引起,而不是真正由心房充盈受限所致。这与看起来正常的舒张早期二尖瓣环运动速度联合考虑可避免误诊为舒张功能不全进展。后者通常与急性排斥反应有关。

心脏移植超声心动图评估的关键要点

　　1. 术前评估

—心功能有效性不足应提示临床医生转而评估其他潜在的移植器官。

—超声心动图上显示室壁运动异常或给予正性肌力药优化血流动力学后左室射血分数仍低于40%时应排除移植。

—供体心脏左室肥厚提示需要早起给予心脏保护剂。

　　2. 术中评估

—心脏移植后发生早期急性左室功能不全尤为麻烦,需要排除早期排斥反应或移植物质量或保存问题。

—移植术后更常见的会发现右室功能不全,可根据术前肺血管阻力增高进行预测。

　　3. 术后评估

—术后早期,连续性超声心动图监测对于临床决策非常有用。

—有足够的证明表明等容舒张时间少于90ms及脉冲多普勒 E/A 比值>1.7是心脏移植物急性排斥反应的预测标志,但这些并不能取代心内膜心肌活检发现。

39.5　异位心脏移植

　　异位心脏移植是指植入供体心脏而不切除受体心脏,用于期望受体心肌可以恢复的患者。现在它用在严重肺动脉高压的患者,因为预处理的受体右心室应该能更好地解决高的跨肺压梯度。此外,它可以允许使用较小的移植物,甚至有时候是心脏大小不匹配的患者。如此一来,心脏移植就扩大了捐赠范围。

　　移植时将供体心脏放置于胸腔右侧,居于本体心脏右侧,与其成90度夹角。供体左右心房与受体心房相连通,二者主动脉进行吻合。供体肺动脉可连于供体右房(左室辅助结构)或肺动脉(组成双室结构)。生理上本体和供体心房共享循环和肺静脉回流血液。供体的肺动脉和主动脉与各自相应的受体血管相吻合,同时接受本体和供体的血液来源(图 39.1)。

　　临床经验提示,由于两个相吻合的心脏占据较大的空间,很难获得单个的覆盖整个解剖范围的成像图片,因而正确识别单个结构非常重要。此时可根据两个心脏的不同朝向与角度以及各自的功能,利用经食道超声心动图(transesophageal echocardiography,TEE)逐步检查可准确识别各个房室。通常在本体心房还可能会发现吸烟样效应,而本体左侧心室则出现扩张和明显的收缩功能不全。

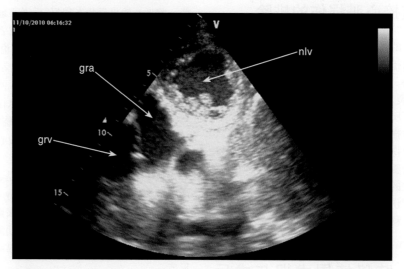

图 39.1　异位心脏移植回声。nlv,本体左心室;gra,移植物右心房;grv,移植物右心室

39.6　肺移植

由于心脏与肺之间的紧密关系,术中监护采用 TEE 评估被认为是在麻醉过程中非常具有价值的工具。诱导和机械通气可加剧先前的肺动脉高压,导致急性右室衰竭。术前严重的肺气肿(常出现在 α1-抗胰蛋白酶缺陷者)可导致急性肺压塞。术中单侧通气可引起心脏缺血,因此 TEE 是告知麻醉师启动体外生命支持必要性的恰当工具。肺再灌注时可能会出现冠脉空气栓塞。此外,TEE 还常规用于评估血栓、血管狭窄及肺静脉血管缝合后的渗透性。

39.7　结论

总之,TEE 在移植手术环境中是标准监测和诊断的基本工具。由于能早期预警,它在节省或保存移植物上有不同的作用。与传统的诊断手段相比,因为它能床边使用,所以能尽快地帮助制定临床决策。术前、术中及术后做精心安排的评估策略对于麻醉和重症监护单元的成功救治起到重要作用。

(蒋守银 译,张茂 校)

扩展阅读

Costanzo MR, Dipchand A, Sterling R et al (2010) The International Society of Heart and Lung Transplantation guidelines for care of heart transplant recipients. J Heart Lung Transplant 29(8):914–956

Hashimoto S, Kato TS, Komamura K, Hanatami A (2011) The utility of echocardiographic evaluation of donor hearts upon the organ procurement for heart transplantation. J Cardiol 57:215–222

Serra E, Feltracco P, Barbieri S (2007) Transoeshopageal echocardiographic during lung transplantation. Transplant Proc 39(6):1981–1982

Sun JP, Abdalla IA, Asher CR, Greenberg NL, Popovic ZB, Taylor DO, Starling RC, Thomas JD, Garcia MJ (2005) Non invasive evaluation of orthotopic heart transplant rejection by echocardiography. J Heart Lung Transpl 24(2):160–165

Venkateswaran RV, Bonser RS, Steeds RP (2005) The echocardiographic assessment of donor heart function prior to cardiac transplantation. Eur J Echocardiogr 6:260–263

第 40 章 病情不稳定患者的新发心脏杂音

Michele Oppizzi and Marco Ancona

伴有新发心脏杂音的血流动力学不稳定有着不同的临床表现和原因,包括:

- 急性心肌梗死(AMI)的机械并发症
  - 游离壁破裂
  - 室间隔穿孔(VSD)
  - 乳头肌断裂
- 左心室流出道(LVOT)梗阻
  - 二尖瓣收缩期前向运动(SAM)
- 腱索自发性断裂所引起的二尖瓣反流(MR)
- 心内膜炎
  - 二尖瓣反流(MR)
  - 主动脉瓣反流(AR)
- 主动脉夹层
- 人工瓣膜功能障碍

40.1 急性心肌梗死的机械并发症

出现机械并发症的高危患者一般都是既往未有心绞痛病史并首次出现 ST 段抬高型心肌梗死(STEMI)的老年患者,患者往往未及时送至急诊室并且未得到及时的再灌注治疗或无再灌注治疗。

40.1.1 游离壁破裂

40.1.1.1 临床表现

游离壁破裂通常出现在上述人群发生 ST 段抬高型心肌梗死时的几天内:这些患者在小范围心肌梗死后的几天内突然出现循环衰竭,通常伴有心动过缓。游离壁破裂是一个紧急情况,因为它会导致心脏压塞及死亡。体格检查时,心脏压塞可表现为颈静脉怒张、奇脉、心音低钝,偶尔可引起隔壁破裂或乳头肌断裂。

40.1.1.2 超声诊断

经胸超声心动图(TTE)足以诊断游离壁破裂。对于循环衰竭患者,通常出现:①心包积液(二维超声;心尖部的,胸骨旁的,或剑突下切面);②室壁无运动,通常为下壁(二腔切面)或侧壁(四腔切面);③其他节段室壁运动增强时,必须高度怀疑心室游离壁破裂。梗死远端室壁收缩增强导致心室内高压;而之后的溶栓治疗将缺血性坏死转变为出血性坏死,二者共同引起梗死处室壁破裂。游离壁破裂发生在正常心肌与坏死心肌之间。冠状动脉左前降支供血不足所致的大范围前壁 AMI 通常不会引起游离壁破裂,因为它主要引起严重的左心收缩功能障碍,而这类心室不能引起足够的室内高压而导致游离壁破裂。

通常在心室中部的前壁或侧壁位置,一股强烈的收缩期血流(彩色多普勒成像)通过无运动室壁,这一现象可以确诊游离壁破裂。对于有些患者,游离壁破裂不完全或破裂口受破裂的游离缘所遮盖,通常超声心动图也无法很好探查。血性心包积液通常引起心脏压塞:右心室和双侧心房出现压塞且舒张充盈受损(心脏游离征象)。

40.1.1.3 超声导向治疗

游离壁破裂需紧急手术;这种情况如果没有得到及时治疗通常是致命的。术中主要排空心包积液,用脱脂棉缝合线修复撕裂的心肌。

40.1.2 室间隔穿孔

40.1.2.1 临床表现

室间隔穿孔(ventricular septal defect,VSD)症状

包括突发胸痛、气短和血流动力学状态的迅速恶化：低心排、心源性休克。对于尚未接受再灌注治疗的患者，症状通常出现在梗死后的 3～7 天，如果已经接受溶栓治疗，其室壁破裂通常更早出现（平均 24 小时）。通常情况下，半数患者可触及胸骨旁震颤，并在胸骨边缘可闻及新发的高调响亮的全收缩杂音，并可以传导至右侧胸骨旁区域。并出现左心和右心衰竭症状。对于心源性休克患者，很难去识别震颤还是杂音，因此休克往往误认为 AMI 的范围扩大。目前对 VSD 的明确治疗方法是采用补片进行手术修补，对于某些特定患者，通过经皮植入装置可能修复室间隔缺损。

40.1.2.2 如何进行超声导向治疗

超声心动图有助于诊断间隔穿孔，进行破裂口定位，评估左向右分流，评估左、右心室功能，探测程度不一的二尖瓣反流。

室间隔穿孔的彩色多普勒成像表现为收缩期室间隔运动消失处的一股左向右血流，且通常伴有其他节段室壁的运动增强，这些彩色多普勒成像的表现能够诊断室间隔穿孔，其敏感性和特异性均约 100%。室间隔穿孔的大小从几毫米到几厘米。因此大范围的室间隔穿孔在二维超声上表现为室间隔的回声连续缺失。对于前壁 AMI 患者，室间隔穿孔的形态相对规则（室间隔两侧同一水平直接连通），且位于室间隔前份，通过四腔切面可很好探测。对于下壁 AMI 患者，其室间隔穿孔形态较为复杂（呈不规则和波形），通常累及下后部室间隔的基底段，毗邻三尖瓣和二尖瓣瓣膜，它可通过 TTE 或 TEE 的四心腔切面和胸骨旁短轴切面探测基底部室间隔而观察到。有时可出现多发室间隔穿孔。考虑到保守治疗的患者死亡率较高，因此诊断为 VSD（即使病人是稳定的）即是紧急手术的指征。以往关于外科手术时机的争论已不再是个问题。

在大多数情况下，由于左向右分流和（或）右心室梗死的作用，在四腔心切面和长轴切面可以观察到右心室扩张。右心房压力可在剑突下切面观察下腔静脉直径及塌陷程度来评估，其值可能是增高的。伴右胸导联 ST 段抬高、心动过缓，及右心功能指数下降的下壁 AMI 需要高度怀疑右心室梗死，其超声表现为：右室弥漫性运动功能减弱，三尖瓣瓣环平面收缩期位移小于 1.8cm 及组织多普勒成像的收缩期速度小于 10cm/s。

对于后壁 VSD 和右心室功能障碍患者，尤其是合并右心房高压，超声心动图探测效果不佳。心源性休克更常见于右心室功能障碍的患者。外科手术关闭复杂的后壁 VSD 有更高的技术要求和更高的复发风险。经皮修补并不一定都可行：封堵器设备可能损伤二尖瓣和三尖瓣瓣膜，导致严重反流。前壁和后壁 VSD 患者住院死亡率分别是 10%～15% 和 30%～35%。

通过右心室流出道和左心室流出道的脉冲式多普勒成像可测量右心和左心的输出量之间的比例，来评估从左到右分流：由于现在所有的病人都推荐早期手术，而不考虑分流的数量，因此其临床相关性有所下降。然而，对于外科修复后再发间隔穿孔患者这一方法是有价值的：对于这些病人，当分流分数大于 2 时提示需要再次手术。

通过四腔切面测量射血分数来评估左心室功能通常是轻度降低。术前血流动力学状态比左心室射血分数能更好地预测结果。

对于 VSD 患者，出现乳头肌梗死或功能不全并继发明显自发性二尖瓣反流的发生率高达 20%，这可通过四腔、两腔切面及胸骨旁长轴切面探查及评估。如果反流严重，则需要及时进行瓣膜修补术或置换术。

在手术室里，经食管超声（TEE）应用于体外循环旁路撤机后，用来评估隔膜和二尖瓣修补术后的完整性及效果，如果应用了正性肌力药或机械通气支持，可以用来评估其对右心和左心室功能的作用效果。在手术后期间，TTE 被推荐用于指导停用药物或脱离某些设备，如果怀疑 VSD 复发（新发杂音，血流动力学恶化），TTE 同样可被推荐。

40.1.3 乳头肌断裂

40.1.3.1 临床表现

有乳头肌断裂风险的人群与其他 AMI 机械并发症相同。完整的乳头状肌切除会导致死亡。累及后内侧乳头肌的小范围下壁心肌梗死易致部分乳头肌断裂。后内侧的乳头肌破裂的发生率是前外侧乳头肌的三倍，因为前者仅由右冠状动脉供血，而后者通常由左前降支及回旋支两支血管供血。乳头肌破裂的临床表现与 VSD 类似，如突然出现的呼吸急促、低血压。但是乳头肌破裂的发病率更低（约 1%），发病于早期（平均 1 天），并发肺水肿更常见、更严重，右侧心脏衰竭的症状（如颈静脉怒张）消失。乳头肌断裂时，体格检查不能触及震颤，心脏杂音更为柔和并向左腋下传导。

40.1.3.2 如何行超声心动图检查

TTE(心尖和胸骨旁切面)彩色多普勒成像可用来快速识别二尖瓣反流,而通常表是现为严重的偏心性的反流、并伴发严重的局部室壁(常为下壁)无运动,患者可以出现在急性容量过负荷后的高动力性心脏运动。继中部乳头肌或侧部乳头肌的头端断裂后,二尖瓣前叶或二尖瓣后叶(更为常见)脱垂进入左心房。TTE 可以经常探测到乳头状肌头端脱入左心房,但对于一些患者则需要 TEE 来确诊(食管中段的二尖瓣切面和经胃长轴切面)。

40.1.3.3 超声引导疗法

部分乳头肌断裂患者是需要紧急手术。选择修补术还是置换术取决于外科医生手术偏好和技巧,

而不是超声心动图数据。

40.2 左心室流出道梗阻和二尖瓣收缩期前向运动

40.2.1 临床表现

左心室流出道梗阻是由二尖瓣前叶被吸入(文丘里效应)或推动(拖曳力)所引起的二尖瓣收缩期前移(SAM)导致的动态的、功能性流出阻梗。这些力量产生于以下因素的总和:①左心室的致病性解剖特点,比如室间隔基底部中、重度肥厚,在某些情况下还伴有乳头状肌前位、左室小心腔和左心室运动亢进;②易感因素,如高动力性状态和前负荷下降(图 40.1)。

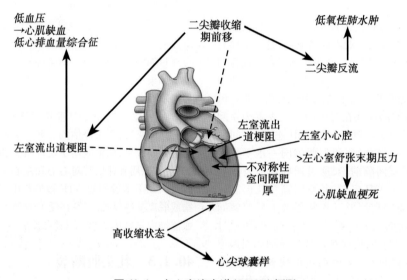

图 40.1 左心室流出道(LVOT)梗阻

LVOT 梗阻是典型的肥厚性梗阻型心肌病。但是,它也常出现于高血压性心脏病患者中,尤其是老年女性、嗜铬细胞瘤、心尖球形综合征、二尖瓣修复术后或脑出血患者,在这些情况下表现患者为高儿茶酚胺水平和(或)较低的左心室前负荷状态(低血容量、使用硝酸酯类、心包积液等)。

高危人群包括:
- 肥厚性梗阻型心肌病;
- 非对称性左心室肥厚,伴有较小的左心室容积及左室运动亢进

引起左心室充盈不足、心动过速和左心室收缩增强的所有原因均为高危因素,如:

- 低血容量;
- 前负荷降低;
- 后负荷降低;
- 高血流动力状态;
- 应用儿茶酚胺。

二尖瓣收缩期前向运动会导致两种情况:

1. LVOT 梗阻。严重的 LVOT 梗阻,可能导致心输出量减少、低血压、心肌缺血和因心室纤颤所致的心脏骤停。

2. 二尖瓣反流。当高危患者伴有高危因素时,所有致病的先决条件都已齐全。典型的临床表现是患者出现低血压,伴或不伴心电图的 ST 段改变或肺

水肿。如果扩容后血流动力学尚无改变，但药物无效，或动脉压仍然很低，此时首选儿茶酚胺治疗。此时，麻醉师可能会放置 Swan-Ganz 漂浮导管；但肺动脉导管所测到的血流动力学数据将带来致命性的误导，因为将低心输出量（由于 LVOT 梗阻）和左房高压（由于二尖瓣反流）常被解释为严重的左心室收缩功能障碍，并因此开始加大肾上腺素药物剂量并使用呋塞米。LVOT 梗阻会由于正性肌力作用而持续恶化，如果超声在指导诊断不能中断该循环，最终会导致心脏骤停。

40.2.2　如何执行

SAM 引起的 LVOT 梗阻只能通过超声心动图来诊断，超声也可以用来评估压力梯度。通过 TTE 和 TEE 很容易诊断 SAM。首先，二维超声心动图首先需要探查的是收缩期二尖瓣前叶突入 LVOT。更有用的切面是胸骨旁左室长轴切面、心尖五腔心切面和 120° 的食管中段主动脉长轴切面。在这些切面，彩色多普勒成像通常会显示两支同期的收缩期花色混杂血流：一支流向 LVOT，即梗阻，一支流向左心房，即二尖瓣反流，这两种都由二尖瓣收缩期前向运动引起。在心尖五腔心切面和深部经胃切面，彩色多普勒成像可通过测量压力梯度来量化梗阻程度。由二尖瓣收缩期前向运动形成的心脏收缩期压力梯度呈典型"匕首状"，其压力在收缩期逐渐升高，并在收缩末期达到峰值（图 40.2）。其形态与主动脉瓣狭窄的压力梯度形态完全不同，后者峰值在收缩中期。压力梯度峰值高于 30mmHg 定义为临界压力梯度。

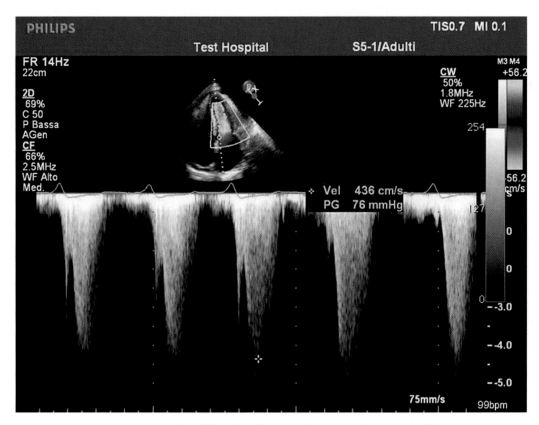

图 40.2　连续波多普勒成像评估压力梯度。Vel，速度；PG，压力梯度

二尖瓣反流和 LVOT 梗阻形成的强烈血流可以非常接近，通过彩色波多普勒成像很难辨别正在测量哪支血流。为了区别他们，要记住 LVOT 梗阻时"匕首状"的血流频谱，而二尖瓣反流的血流速度更高。

40.2.3　超声导向治疗

对低血压患者的 LVOT 梗阻诊断是至关重要的：在这种情况下，必须避免使用任何一种正性肌力药,因为这些药会加重梗阻。去甲肾上腺素和低剂量的 β-受体阻滞因会导致血容量增加和前后负荷增加,故而称为 SAM 的正确治疗药物(图40.3)。

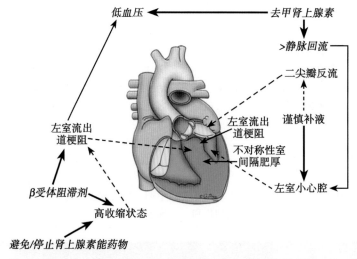

图 40.3　超声心动图引导下治疗 LVOT 梗阻

40.3　腱索自发性断裂所引起的二尖瓣反流

当患者腱索自发性断裂,伴有二尖瓣黏液样变性(连枷样)时,容易引起严重的二尖瓣反流,导致患者短期内发生心力衰竭。

40.3.1　超声心动图发现

- 在二维超声上,瓣叶失去突向左心室的正常形态,而变成连枷样或瓣膜在收缩期外翻呈甩鞭式脱入左房(图 40.4)。
- 二尖瓣腱索断裂时,收缩期瓣叶突入左房。

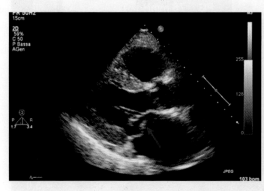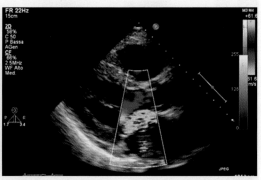

图 40.4　胸骨旁左室长轴切面显示:二尖瓣后叶腱索断裂

- 彩色血流显示与小腱索断裂的二尖瓣相对应的"偏心性"二尖瓣反流束(即后叶小腱索断裂,彩色反流束沿前叶向左房内侧走行),严重程度多为中度以上。

40.3.2　如何执行

自发性腱索断裂,临床上虽可根据 TTE(胸骨旁切面和四腔心切面)来判断,但不能确诊,而 TEE 直观性更好,可用来确诊腱索断裂(图 40.5)。

40.3.3　注意事项

前后瓣叶联合处的腱索断裂表现为"偏心性"反流束,其特点为沿腱索断裂对侧的瓣叶水平走行

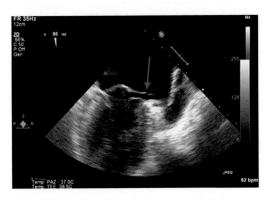

图 40.5 经食管超声心动图(两腔心切面):二尖瓣后叶腱索断裂

的血流束;这 TTE 上不易探及,需要 TEE 来确诊是否存在腱索断裂。

40.4 心内膜炎

当感染性心内膜炎脓毒症状态和(或)血流动力学不稳定时,通常表现为低血压和急性充血性心力衰竭:如重度的二尖瓣反流或主动脉瓣反流,人工瓣膜破裂或梗阻、心脏分流或心脏压塞、瘘管形成。当诊断感染性心内膜炎时,TEE 的敏感性高于 TTE,特别有助于检出人工瓣膜和(或)瓣环的赘生物。感染性心内膜炎合并急性充血性心力衰竭是紧急手术指征。

40.4.1 自体瓣膜心内膜炎

赘生物是瓣膜感染性心内膜炎的超声心动图特点。在二维超声心动图上,表现为形状不规则的低回声团块,通常呈高频振动,并附着于心脏瓣膜,好发于主动脉瓣的瓣尖心室面或二尖瓣的瓣叶心房面(图 40.6)。当主动脉瓣有疣状赘生物时,可引起二尖瓣前叶"对吻伤"。虽然心脏其他部位的类似于疣状赘生物的团块(如 Libman-Sacks 病、非典型疣状心内膜炎、非细菌栓塞性心内膜炎、瓣膜黏液样变、腱索断裂、Lambl 赘疣等)也可以引起反流,但只仅当并发自发性腱索断裂时,才会导致急性重度反流,并引起血流动力学改变。

自体瓣膜感染性心内膜炎引起急性重度反流可通过三种途径:穿孔,瘘管形成(主动脉瓣),腱索断裂(二尖瓣)。

引起感染性心膜炎伴急性重度反流最常见的原因是穿孔:穿孔发生时间较早,通常起病于发热后一周内。在超声心动图上,心内膜炎可表现为瓣体或瓣尖的反流。瘘管形成的原因是瓣周组织的感染扩散至主动脉-心室交界区,形成心内分流,从而导致急性左或右心室超负荷。此类疾病人工动脉瓣膜患者的发病率偏高,而自体主动脉瓣心内膜炎相对少见。在胸骨旁或经食管中段主动脉短轴切面上,瘘管形成的超声成像表现为血管周围组织和心腔之间的彩色血流。在急性容量过负荷后,可出现高动力性心脏运动。当患者出现感染性心内膜炎合并瘘管

食管中段主动脉瓣长轴切面

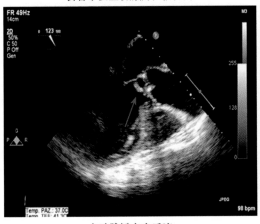

主动脉瓣右尖反流

食管中段四腔心切面

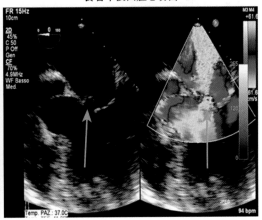

严重二尖瓣反流二尖瓣前叶缺失

图 40.6 主动脉瓣和二尖瓣心内膜炎

形成时,即使进行手术,仍可出现不良后果,包括心脏衰竭和死亡(40%)。当瘘管穿入心包腔时,可导致心脏压塞。

40.4.2　人工瓣膜心内膜炎

人工瓣膜心内膜炎是始发于瓣膜,并延伸至瓣周组织,最终导致人工瓣膜破裂、脓肿及瘘管形成。在 TTE 上,我们很难发现人工瓣膜并发的疣状赘生物和环形赘生物,因此通常行 TEE 检查。

超声心动图上可有三种表现:

1. 疣状赘生物附着。

2. 人工瓣膜破裂表现为人工瓣膜周围反流信号。可为重度反流,也可发生溶血现象。当出现大范围的破裂时,整个瓣膜呈"摇摆"运动。

3. 瓣周脓肿表现为人工瓣膜周围无回声的空腔,超声多普勒表现为无血流的空腔,但这一特点并不固定。瓣周脓肿是人工主动脉瓣感染的典型表现,通常位于后方局部范围内,即左或右纤维三角。他们可瘘入附近形成一个或多个空腔,如左心房后脓肿,右心房的横向脓肿,肺动脉前脓肿。

当人工瓣膜并发单个疣状赘生物和脓肿时,不一定出现血流动力学改变。然而,当人工瓣膜心内膜炎并发人工瓣膜破裂,伴有重度 AR 或 MR 时,可导致急性心力衰竭。

40.4.3　如何执行

对于自体主动脉瓣膜心内膜炎,TTE 可通过胸骨旁左室长轴切面探查及评估;对于二尖瓣膜心内膜炎,TTE 可通过心尖四腔心切面探查及评估。

当临床上高度怀疑心内膜炎时,必须行 TEE 检查人工瓣膜。可以在食管中段短轴和长轴切面评估自体和人工主动脉瓣膜:短轴切面评估脓肿和断裂,在食管中段的各个切面评估自体和人工二尖瓣膜。

40.4.4　鉴别诊断

通过 TTE 很难鉴别是二尖瓣叶赘生物还是连枷样二尖瓣。但行 TEE 可鉴别两者。人工机械瓣的赘生物和人工瓣环处的血栓鉴别诊断的要点:人工瓣环处的血栓的体积通常比较大,并有自发的回声显影。

40.5　超声诊断的实用方法

病情不稳定患者新发心脏杂音时,可有三种超声心动图表现:新发的二尖瓣反流,新发的主动脉瓣反流或者人工瓣膜功能障碍。接下来我们来进行鉴别诊断和分析原因。

40.5.1　新发的二尖瓣反流

二尖瓣反流的彩色多普勒成像表现为从左心室到左心房的收缩期血流。新发的二尖瓣反流的原因有:二尖瓣收缩期前向运动、感染性心内膜炎、合并 AMI 的乳头肌断裂或连枷样二尖瓣。超声须对其进行鉴别诊断(图 40.7)。

首先来检查 LVOT:正常时,LVOT 无收缩期反流。当 LVOT 出现新发的二尖瓣反流时,提示有 SAM:收缩期时,二尖瓣前叶被吸向 LVOT(文丘里效应),导致后者梗阻;当前叶移动到 LVOT 的位置,出现不能很好地对合时,可导致二尖瓣反流。新发的二尖瓣反流可导致心输出量减少、LVOT 梗阻和左心房高压。

通过超声心动图确诊 SAM 时,必须:

- 评价 LVOT 压力梯度:SAM 通常表现为"匕首状"压力梯度状态,并且它的峰值大于 30mmHg。
- 评估的二尖瓣反流的血流方向,通常流向左心房。

当排除 SAM 引起的 LVOT 梗阻时,我们应该评估二尖瓣瓣叶形态,特别是瓣叶的指向。

当收缩期二尖瓣瓣膜关闭时,正常情况下,二尖瓣瓣叶指向心室,可以看到腱索依附于瓣叶。当出现 AMI 合并乳头状肌断裂和连枷样二尖瓣瓣叶时,可出现二尖瓣瓣叶收缩期突入心房,并导致瓣叶外翻,引起二尖瓣反流。因此,当病情不稳定患者出现二尖瓣反流和二尖瓣瓣叶突入心房时,必须及时进行鉴别诊断。此时,我们应该注意有无左心室壁运动异常。后者常在患者 AMI 发病后几小时内出现,并伴有乳头肌断裂。在这种情况下,超声心动图可以探查到乳头肌通过腱索附着在二尖瓣瓣叶,随着左房收缩而运动。如果左心室运动是正常的,我们可以排除乳头肌断裂导致的心力衰竭。当二尖瓣反流的患者瓣叶突入心房时,可诊断为连枷二尖瓣瓣叶。通过 TTE 难以看到腱索断裂,因此需要 TEE 来确诊。

当已经排除 LVOT 梗阻、连枷样二尖瓣、乳头肌

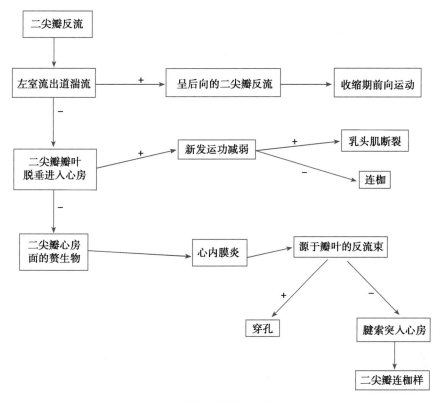

图 40.7　诊断二尖瓣反流的流程图

破裂时,我们应该考虑其他引起可血流动力学变化的原因,如:感染性心内膜炎。感染性心内膜炎在超声心动图上通常表现为变动的赘生物附着于二尖瓣的心房面。感染性心内膜炎导致二尖瓣反流的原因有两种:瓣膜穿孔或腱索断裂。不同原因所引起的反流,其反流束起源点不同。对于感染性心内膜炎患者,当合并瓣膜穿孔时,超声心动图上表现为二尖瓣反流束起源于瓣叶;当合并腱索断裂时,超声心动图上表现为二尖瓣反流束来源于瓣叶结合区,并出现腱索收缩期突入心房。TTE 诊断心内膜炎的敏感性约75%;当临床高度怀疑时,应该行 TEE 来确诊。当病情不稳定患者新发二尖瓣反流时,我们应该清楚其发生的机理,从而进行正确的治疗。其诊断过程包括三个步骤:①探查 LVOT;②评估瓣膜形态;③寻找疣状赘生物。

40.5.2　新发的主动脉反流

在彩色多普勒成像上,主动脉反流表现为从升主动脉开始,经过主动脉瓣,到达左心室的舒张期血流。导致新发的主动脉反流的原因可能是 A 型主动脉夹层或感染性心内膜炎(图40.8)。

当病情不稳定患者出现新发的主动脉反流时,首先应考虑 A 型主动脉夹层,因为它需要紧急手术,如果不及时治疗,24 小时内的死亡率为50%。在 TTE 上,可看到升主动脉夹层的直接征象,如内膜撕裂所形成的真腔和假腔,或夹层的标志性征象,如升主动脉扩张或有心包积液。TTE 诊断升主动脉夹层的敏感性仅为70%,而 TEE 高达100%。

首先,寻找夹层的直接征象。在胸骨上窝切面上,TTE 可以更好地观察主动脉弓;如果有夹层直接征象,必须尽快通知心外科医生进行手术治疗。

当没有主动脉夹层的直接征象时,亦具有指导意义。如果发现了夹层的直接征象,应尽快行 TEE 确诊主动脉夹层。如果既没有发现直接征象也没有可疑夹层征象,应该考虑导致新发主动脉反流的其他原因,如:心内膜炎。心内膜炎的超声心动图表现为赘生物附着在主动脉瓣瓣尖的心室面。在二尖瓣反流的患者中,当感染性心内膜炎出现瓣膜穿孔或糜烂时,可导致主动脉瓣反流。

由于 A 型主动脉夹层死亡率高,所以当出现急性主动脉反流时,首先必须排除主动脉夹层引起的

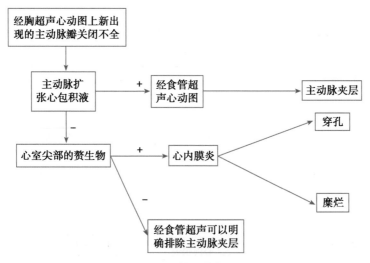

图 40.8 主动脉反流的诊断方法

急性主动脉反流:如果不能确定导致急性主动脉反流的原因,应行 TEE 检查来确诊。如果高度怀疑主动脉夹层,在 TEE 检查前,应让麻醉师给予镇静治疗,从而避免出现高血压增高导致主动脉破裂。

40.5.3 人工瓣膜功能障碍

对于人工瓣膜功能障碍的患者,首先必须排除两个并发症,第一:人工瓣膜血栓形成;第二:人工瓣膜破裂。在人工生物瓣膜,发生血栓的可能性较小,但必须要排除人工瓣膜破裂(图 40.9)。

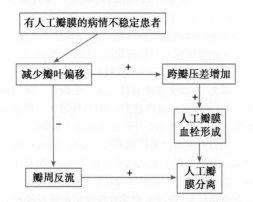

图 40.9 人工瓣膜功能障碍的诊断流程图

40.5.3.1 如何执行

首先,在 M 型超声心动图上探查和评估瓣叶的活动度:如果一个或两个瓣叶的活动度减少,提示可能有人工瓣膜血栓形成。

当血栓形成引起急性呼吸困难时,在连续波多普勒成像上,表现为人工瓣膜跨瓣压差增加。在人工瓣膜功能障碍的患者中,用连续波多普勒成像测量二尖瓣人工瓣膜的压力减半时间,这具有很高的临床意义:当压力减半时间大于 250ms 时,提示有血栓形成。在 TTE 上,我们可以测量跨瓣压差,而在 TEE 上我们可以直接清楚地看到血栓形成。

如果人工瓣膜活动正常或机械瓣的跨瓣压差在正常范围内,抑或是人工生物瓣膜,已经排除血栓形成后,必须考虑是否有急性人工瓣膜破裂。当感染性心内膜炎并发人工瓣膜破裂时,彩色多普勒成像可表现为瓣周瘘。由于人工瓣膜的存在,TTE 很难探查和评估左心房,因此可能漏诊二尖瓣破裂。所以当高度怀疑人工瓣膜破裂时,应行 TEE 来确诊和准确评估破裂的程度。

(胡才宝、孙玲玲 译,孔令秋 校)

扩展阅读

Beaulieu Y (2007) Bedside echocardiography in the assessment of the critically ill. Crit Care Med 35(Suppl):S235–250

Price S, Nicol E, Gibson DG, Evans TW (2006) Echocardiography in the critically ill: current and potential roles. Int Care Med 32:48–59

Lester SJ, Wilansky S (2007) Endocarditis and associated complications. Crit Care Med 35(Suppl):S384–391

第 41 章　ICU 超声心动图和无创血流动力学监测的综合应用

Carlo Sorbara and Valeria Salandin

41.1　左心室-动脉耦联

心血管系统的主要作用是输送能源和氧气到组织。外周血管能够自身调节血流以适应任何一个独立器官的代谢活动,但前提是毛细血管有适宜的灌注压和持续的血流。由于左室功能如同一个容量相位泵,近端动脉血管系统(大动脉)充当了一个具有高输出端阻力的大的电容器,就像一个液压过滤器那样将脉搏血流转化为持续血流(图 41.1)。因此,

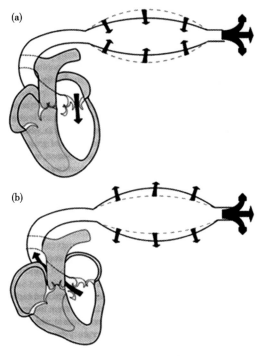

图 41.1　左心室-动脉耦联

理想的心血管功能需要左室和动脉系统适宜的耦联与二者间良好的交互作用。为了更好地理解心血管功能的病理生理学,我们需要能解释在密闭膈室中间断射血从而产生血流(心脏输出)的这样一个泵的概念的诊断和监测的方式。也就是说,我们需要一种能展示出左心室-动脉耦联或心室顺应性与动脉弹性间匹配情况的综合监测方法。低心输出量的低血压患者的临床困境在于是泵本身还是循环通路出了问题,抑或者是两者皆有。

为了分析左心室和动脉系统功能的交互作用,需要采用相似的术语来描述。

通过绘制心动周期的左心室压力-容积环可以很好的评估左心室(图 41.2)。每次心跳都可以绘制出一个完整的环。从舒张末期开始,环的第一部分是等容收缩期。当主动脉瓣开放、开始射血以及整个射血期,左心室容积减少而压力相对来说几乎没有变化。主动脉瓣关闭后是等容舒张期。当二尖瓣开放、左心室开始充盈使容积增加达舒张末期容积(end-diastolic volume, EDV),此阶段左心室压力上升幅度很小。左心室压力-容积环的右下转角处为舒张末期的容积和压力值;左上转角处是收缩末期的压力(end-systolic pressure, ESP)与收缩末期容积(end-systolic volume, ESV)。这是左心室达到最大硬度的点。舒张末期容积(EDV)和收缩末期容积(ESV)之差为每搏输出量(stroke volume, SV),而射血分数(ejection fraction, EF)为每搏输出量(SV)与舒张末期容积(EDV)间的关系。此环的面积为由容积和压力产生的心室有效的每搏做功(stroke work, SW)。每次心跳不同的负荷状态决定了每次的搏出量不同,因此不同的收缩末期容积有不同的收缩末期压力(图 41.3)。

不同负荷状态下每次心跳收缩末期点的连线决

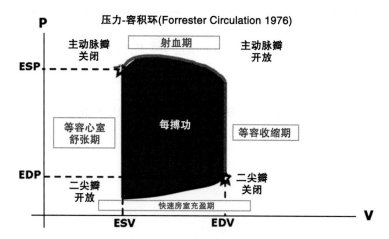

图 41. 2　心血管生理:泵。EDP,舒张末期压力;EDV,舒张末期容积;ESP,收缩末期压力;ESV,收缩末期容积;P,压力;V,容积

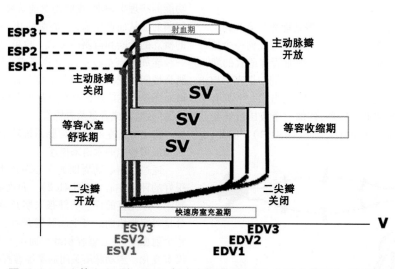

图 41. 3　心血管生理:泵。EDV,舒张末期容积;ESP,收缩末期压力;ESV,收缩末期容积;SV,每搏量;P,压力;V,容积

定了左心室收缩末期压力-容积关系(ESP-ESV rela-tion,ESPVR)(图 41.4)。这条线上的点指出了当收缩末期压力(ESP)增加的时候左心室收缩末期容积(ESV)会增加(和每搏输出量 SV 会减少)多少。它们之间这种关系的这条斜线即左心室收缩末期弹性度(end-systolicelastance,E_{ES})。这是心室本身的收缩特性,几乎不受容量状态的影响。原始的研究结果提示收缩末期压力容积关系与容积在轴上的截距(anintercept with the volume axis,Vd)呈线性关系。这一线性关系暗示着收缩末期压力容积关系(ES-PVR)的斜线,即左心室收缩末期弹性(E_{ES}),压力与容积的比值(mmHg/ml),是能够得到确定的。收缩

力的增加,比如在肾上腺素的作用下,会使这条关系线左移从而增加左心室收缩末期弹性,但容积截距(Vd)不变。左心室收缩末期压力-容积关系(ES-PVR)可以由收缩末期压力(ESP)和收缩末期容积减去容积截距(ESV-Vd)的比值算得。

在主动脉瓣的另一边,动脉系统也可以采用相似的方法进行评估[1]。不同的每搏输出量(SV)决定在不同收缩末期压力(ESP)下动脉系统的扩张程度不同(图 41.5)。每搏输出量越多,动脉收缩末期压力(ESP)越大,这取决于动脉树的顺应性与阻力(动脉的力学特性)。这种分析方法把动脉系统描述为每搏输出量与收缩末期压力(ESP)之间的关

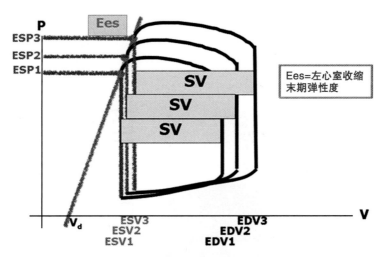

图 41.4　心血管生理：泵。EDV，舒张末期容积；ESP，收缩末期压力；ESV，收缩末期容积；SV，每搏量；V_d，容积截距；P，压力；V，容积；Ees，左心室收缩末期弹性度

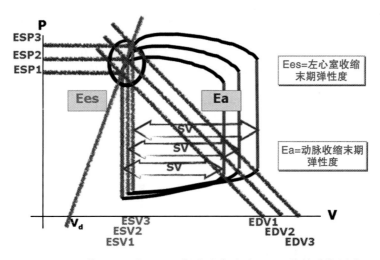

图 41.5　心血管生理：泵。EDV，舒张末期容积；ESP，收缩末期压力；ESV，收缩末期容积；P，压力；V，容积；SV，每搏量；Ees，左心室收缩末期弹性度；Ea，动脉收缩末期弹性度；V_d，容积截距

系。这个关系的斜线代表着有效动脉收缩末期弹力（arterial end-systolic elastance，E_A）；而 E_A 可由收缩末期压力（ESP）与每搏输出量的比值算得。

E_{ES}（心室功能）代表着左室收缩末期容积随收缩末期动脉压力变化而变化（以及每搏输出量随之变化而间接变化）[ESP/（ESV-Vd）]，而 E_A（动脉的机械特性）代表着动脉收缩末期压力随每搏输出量的变化而变化（ESP/SV）。

E_{ES} 斜线（代表心室功能）和 E_A 斜线（代表动脉机械特性）的交点即"耦联点"（图 41.6），表达左心室-动脉耦联的概念（E_A/E_{ES} 比值）：从血流动力学的角度来看，这个耦联点是当主动脉瓣刚刚关闭、射血末期相应的每搏输出量总量已经被射入动脉树时的收缩末期动脉压力。

因此，每搏输出量、每搏输出量做功以及收缩末期动脉压力取决于每次心跳 E_{ES}（描述心室功能）和 E_A（描述动脉系统）以及它们相应斜线间的平衡：E_A/E_{ES} 和它们的斜线不同决定了收缩末期动脉压力、每搏输出量和每搏输出做功不同（图 41.7，图 41.8，图 41.9）。

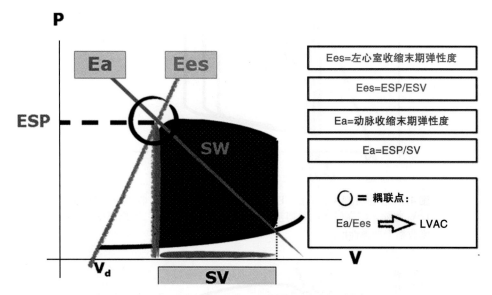

图 41.6　左心室-动脉耦联（LVAC）。ESP,收缩末期压力;P,压力;V,容积;SV,每搏量;SW,每搏功;LVAC,左心室-动脉耦联;Ees,左心室收缩末期弹性度;Ea,动脉收缩末期弹性度;V$_d$,容积截距

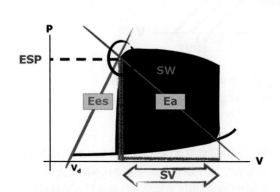

图 41.7　左心室-动脉耦联和每搏量、每搏功及动脉压力。P,压力;V,容积;ESP,收缩末期压力;SV,每搏量;SW,每搏功;Ees,左心室收缩末期弹性度;Ea,动脉收缩末期弹性度;V$_d$,容积截距

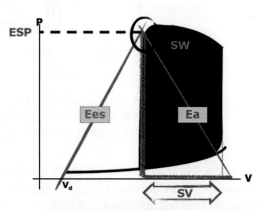

图 41.8　左心室-动脉耦联和每搏量、每搏功及动脉压力。P,压力;V,容积;ESP,收缩末期压力;SV,每搏量;SW,每搏功;Ees,左心室收缩末期弹性度;Ea,动脉收缩末期弹性度;V$_d$,容积截距

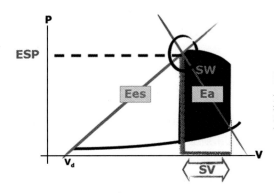

图 41.9 左心室-动脉耦联和每搏量、每搏功及动脉压力。P,压力;V,容积;ESP,收缩末期压力;SV,每搏量;SW,每搏功;Ees,左心室收缩末期弹性度;Ea,动脉收缩末期弹性度;V_d,容积截距

曾经有人提出 E_A/E_{ES} 比值即左心室-动脉耦联参数,当 $E_A/E_{ES}=1$,即 EA 斜线等于 E_{ES} 斜线时,额外功(机械功)最佳(图 41.10);而当 $E_A/E_{ES}=0.5$,及 E_A 斜线低于 E_{ES} 斜线时,心脏效率最高(图 41.11)。

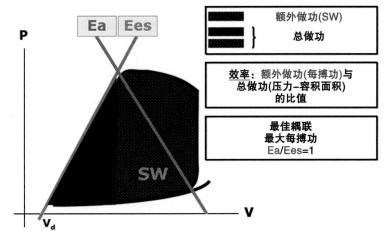

图 41.10 左心室-动脉耦联和最大做功与最佳效率。P,压力;V,容积;ESP,收缩末期压力;SW,每搏功;Ees,左心室收缩末期弹性度;Ea,动脉收缩末期弹性度;V_d,容积截距

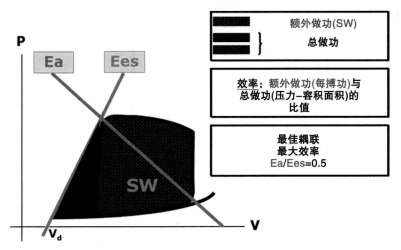

图 41.11 左心室-动脉耦联和最大做功与最佳效率 P,压力;V,容积;ESP,收缩末期压力;SW,每搏功;Ees,左心室收缩末期弹性度;Ea,动脉收缩末期弹性度;V_d,容积截距

临床实践中用到了许多简化的监测手段来确定这两个参数。

动脉弹性 E_A 可以通过以下方式来估测。收缩末期压力接近平均动脉压(图 41.12),超声心动图(2 维、3 维)或持续无创心输出量血流动力学监测系统(脉搏轮廓法)可以获得每搏输出量。我们可以用以下公式计算 E_A:动脉弹性(E_A)= 收缩末期压力/每搏输出量 ≈ 每搏平均动脉压/(心输出量/心率)。

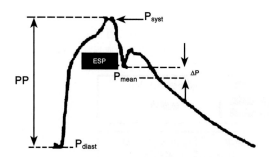

图 41.12 收缩末期压力。ESP,收缩末期压力;PP,脉压;P_{syst},收缩末期压力;P_{diast},舒张末期压力;P_{mean},平均动脉压

由公式 E_{ES} = ESP/(ESV - Vd) 可以算得左心室收缩末期弹力(E_{ES})。Vd(容积截距)是心脏在左心室收缩末期压力容积关系在 X 轴上截距的容积大小(当心脏收缩末期压力为 0 时的理想容积)(图 41.13)。收缩末期容积可以常规的由无创的超声心动图(2 维,3 维)测得,但 Vd 难以估测。为了得到容积截距的值,至少需要知道左心室收缩末期压力容积关系线上的另一个点。这需要改变舒张充盈,但在非常虚弱的患者身上并不可行。许多研究只是简单地假设 Vd = 0。

这个假设导致一个非常有趣的简化分析(图 41.14)。当 Vd = 0 时,左心室收缩末期弹力(E_{ES})= 收缩末期压力/收缩末期容积 = 收缩末期压力/(舒张末期容积 - 每搏输出量)。E_A/E_{ES} 比值变成了 E_A/E_{ES} =(收缩末期压力/每搏输出量)/[收缩末期压力/(舒张末期容积 - 每搏输出量)] =(舒张末期容积 - 每搏输出量)/每搏输出量 = 收缩末期容积/每搏输出量 =(1/EF)- 1。

需要强调的是,收缩末期压力也彻底消失了,只留下两种容积的计算,心脏内的收缩末期容积和每搏输出量,或射血分数,这一点很重要。它暗示着当 E_A/E_{ES} = 1、EF = 0.5 或当收缩末期容积和每搏输出量相等时机械做功最大。同样,当 E_A/E_{ES} = 0.5、EF = 0.67 或当每搏输出量大于收缩末期容积时,心脏做功效率最高。相比之下,当 E_A 超过 E_{ES},即 E_A/E_{ES} > 1 时,EF 值减小,收缩末期容积大于每搏输出量。

在收缩性心衰的患者中,E_{ES} 减小,外周血管阻力(并且因此 E_A)增加。这种情况下,左心室和动脉系统的耦联并非最优(E_A/E_{ES} > 1)。心率只要增加一点都可以更进一步增加 E_A 使此耦联效果更差。舒张血管的治疗可以降低 E_A,使 E_A/E_{ES} 比值回到接

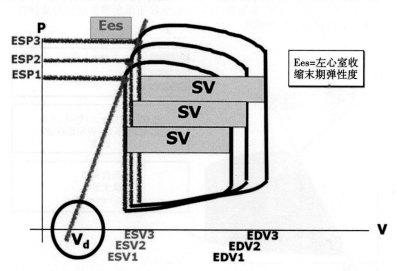

图 41.13 心血管生理:泵。P,压力;V,容积;SV,每搏量;ESP,收缩末期压力;ESV,收缩末期容积;EDV,舒张末期容积;Ees,左心室收缩末期弹性度;V_d,容积截距

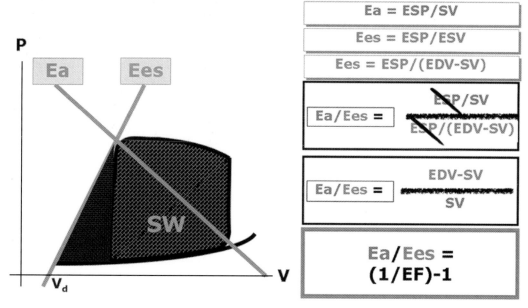

图 41.14　左心室-动脉耦联与射血分数。P,压力;V,容积;SW,每搏功;ESP,收缩末期压力;ESV,收缩末期容积;EDV,舒张末期容积;Ees,左心室收缩末期弹性度;Ea,动脉收缩末期弹性度;V_d,容积截距;EF,射血分数

近 1,改善耦联。另外,正性肌力药物治疗会增加 E_{ES},同样可以改善 E_A/E_{ES} 比值。因此,对于心衰的患者,左心室和动脉系统的耦联不合适,进一步降低了心脏机械做功和效率。收缩性心衰的患者这样的耦联和性能表现可以通过使用舒血管和(或)正性肌力药物治疗改善,通过综合超声心动图和无创血流动力学监测(脉搏轮廓法)的手段来监测。

这个认为 Vd 可以被忽略的假设简化了整个分析。然而,这个被忽略的 Vd 值难以证实,大部分不正确,必然会导致在某些非常虚弱的患者(扩张型心肌病)身上可能出现巨大的差错。

在无创评估左心室-动脉耦联时有多种潜在的错误来源。然而,这种综合的监测方法(收缩末期压力,每搏输出量,收缩末期容积)对左心室-动脉耦联给予了适当的关注,并且证明了通过无创超声心动图评估监测 E_A/E_{ES} 的可行性。虽然对于超声心动图实验室或心脏重症监护室的常规应用还不完备,这个领域必定值得进一步研究并可能最终改善我们对心脏功能紊乱的病理生理学的理解。进一步的研究可以集中于评估药物对左心室-动脉耦联[增加 E_{ES} 和(或)减少 E_A]、对左心室功能、对动脉顺应性和对左心室重塑的干预效果,从而得到正确的预后评估。

（金晓东　译,胡才宝　校）

参考文献

1. Sunagawa K, Maughan WL, Sagawa K (1985) Optimal arterial resistance for the maximal stroke work studied in isolated canine left ventricle. Circ Res 56:586–595

扩展阅读

Antonini-Canterin F, Enache R, Popescu BA, Popescu AC, Ginghina C, Leiballi E et al (2009) Prognostic value of ventricular–arterial coupling and B-type natriuretic peptide in patients after myocardial infarction. A five-year follow-up study. J Am Soc Echocardiogr 22:1239–1245

Binkley PF, Van Fossen DB, Nunziata E, Unverferth DV, Leier CV (1990) Influence of positive inotropic therapy on pulsatile hydraulic load and ventricular–vascular coupling in congestive heart failure. J Am Coll Cardiol 15:1127–1135

Borlaug BA, Kass DA (2008) Ventriculo-vascular interaction in heart failure. Heart Fail Clin 4:23–26

Chen CH, Fetics B, Nevo E, Rochitte CE, Chiou KR, Ding PYA et al (2001) Non-invasive single-beat determination of left ventricular end-systolic elastance in humans. J Am Coll Cardiol 38: 2028–2034

Hettrick DA, Warltier DC (1995) Ventriculoarterial coupling. In: Warltier DC (ed) Ventricular function. Williams & Wilkins, Baltimore, pp 153–179

Little WC, Cheng CP (1991) Left ventricular–arterial coupling in conscious dogs. Am J Physiol 261:H70–H76

Ohte N, Cheng CP, Little WC (2003) Tachycardia exacerbates abnormal left ventricular–arterial coupling left ventricular–arterial coupling in heart failure. Heart Vessels 18:136–141

Saba PS, Roman MJ, Ganau A, Pini R, Jones EC, Pickering TG, Devereux RB (1995) Relationship of effective arterial elastance to demographic and arterial characteristics in normotensive and hypertensive adults. J Hypertension 13:971–977

第五部分
超声在 ICU 其他领域中的应用

第42章 超声心动图与高级生命支持

Simone Cipani, Silvia Marchiani, and Armando Sarti

在急诊病房里,当出现威胁生命的状况时,重点超声评估可作为一种有用的诊断工具。当重症医师面对围停搏期的各种情况时,对临床状况快速、安全的解读可改善患者临床结局。

体格检查不利于鉴别低血压的原因是低血容量引起还是心源性因素。当面对血流动力学不稳定和低血压患者时,通过快速超声探查可获得哪些信息?

- 快速的心尖四腔切面探查可探测到左室收缩期和舒张期容积减小(室壁亲吻)和其他心腔腔室减小,并伴有瓣膜结构的开放受限。剑突下切面下可探测到下腔静脉直径减小,伴有吸气相塌陷,这有助于诊断低血容量,为进行积极快速的液体复苏提供有力证据。

- 对心包填塞的诊断主要依靠临床表现,包括颈静脉怒张、低血压所致心脏停搏、心动过速、呼吸急促、奇脉,但超声评估有助于做出正确诊断,并在出现血流动力学不稳定时能够证实心包填塞的可能。超声心动图表现为心包积液,影响着右心的舒张充盈和收缩功能,并导致心输出量减少,及多普勒超声下右心前负荷和收缩的明显呼吸位移。而且超声引导下的心包穿刺明显比盲穿更安全。

- 快速的超声评估能记录到右心系统的明显扩张,在排除明显的瓣膜疾病和既往心室或肺动脉疾病后,该超声成像可高度提示肺动脉栓塞可能。在超过三分之二的肺动脉血管床被栓子栓塞时会出现急性肺源性心脏病。诊断为血栓栓塞有明确的治疗指征(立即溶栓)。

- 冠心病和心肌梗死通常引起恶性心律失常和严重心功能不全,是心脏停搏的主要原因。在这种情况下,超声心动图通常可以探测到室壁运动异常,这往往与陈旧性或急性心肌缺血有关。尽管这些室壁运动的改变对诊断冠心病没有高度的特异性,但最终需要紧急的心血管支持治疗(主动脉反搏、快速血管再通)。

- 肺部超声评估在锁骨中线肋间隙水平也许可探

查到 B 线和胸膜"滑动"征消失。张力性气胸的超声心动图特点是出现"肺点",及因胸腔内高压致严重的血流动力学不稳定。为恢复心肺功能的稳定,超声引导下胸穿是必要的。

42.1 假性围停搏期和真性围停搏期

心脏运动消失,仅可通过超声心动图探见,有助于

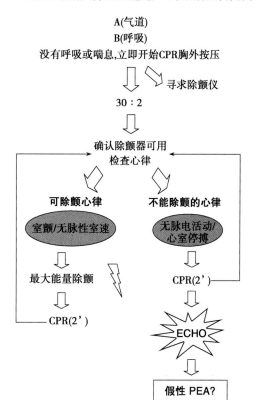

图 42.1 高级生命支持的超声评价

对中心动脉搏动消失的患者确诊为真性围停搏期(图
42.1)。确诊后,在维持基本生命支持及寻找潜在原因
的同时需立即应用血管活性药物(肾上腺素)。

　　假性围停搏期定义为中心动脉搏动消失,但存在
心脏局部室壁运动,这通常由于严重心源性休克及泵
衰竭所致。因此积极寻找致病原因并消除致病原因是
最重要的。与真性围停搏期相比,假性围停搏期的超
声回波图形更可能恢复至自主循环的超声回波图形。
通常推荐在心肺复苏过程中采用血管超声探查颈内
动脉的多普勒血流速度。在心肺复苏过程中,舒张末
期血流速度超过 20cm/s 可以保证足够的脑灌注。

(胡才宝 译,严静 校)

扩展阅读

Haas MM, Haas J, Allendorfer J, Allendorfer F, Walcher
　　F et al (2010) Focused examination of cerebral blood
　　flow in peri-resuscitation: a new advanced life support
　　compliant concept-an extension of the focused echo-
　　cardiography evaluation in life support examination.
　　Crit Ultrasound J 2:1–12
Hayhurst CC, Lebus C, Atkinson PR et al (2011) An
　　evaluation of echo on life support: Is it feasible? What
　　does it add? Emerg Med J 28:119–121
Hernandez CC, Shuler K et al (2008) CAUSE: cardiac
　　arrest ultrasound exam, a better approach to managing
　　patients in primary non–arrhytmogenic cardiac arrest.
　　Resuscitation 76:198–206
Nolan JP, Soar J, Zideman DA et al (2010) European
　　Resuscitation Council Guidelines for Resuscitation
　　2010. Executive Summary. Resuscitation 81:
　　1219–1276
Price S, Uddin S, Uddin T et al (2010) Echocardiography
　　in cardiac arrest Echocardiography in pacemakers
　　arrest. Curr Opin Crit Care 16:211–215

第 43 章　中央及外周静脉置管

Antonio Franco, Cecilia Pelagatti, and Laura Pera

43.1　引言

美国医疗保健研究与质量局（US Agency for Healthcare Research and Quality, AHRQ）、美国疾病控制及预防中心（US Center for Disease Control and Prevention, CDC）及英国国家临床技术研究院（UK's National Institute for Clinical Excellence, NICE）已就中央血管置管发布了超声指南。

遗憾的是，即使是有经验的操作者，按此程序操作仍会发生一定的并发症，主要是气胸和动脉穿刺，所以需要寻找一个替代"盲法"的更安全的置管方法，超声成像置管技术就应运而生。

超声辅助（ultrasound-assisted）技术与超声引导（ultrasound-guided）技术不同。前者在用针穿刺之前，用超声扫描来确定目标血管的存在及其位置；而在后者中，针的前进及穿刺点的选择由即时超声观察所得。可见超声引导技术在减小并发症、获取最佳效果中更胜一筹。但是，对初学者来说，手握超声扫描仪会使他们产生盲目的自信；事实上，在掌握一项技能的学习过程中，始终保持谨慎的态度是非常重要的。另一方面，目前尚无任何一个国际性的科学协会组织发布关于放置各类静脉导管的超声指南，仅有一些超声技术方面的专家意见和一般建议。

中央血管的选择为传统的两侧颈内静脉（internal jugular vein, IJV）（图 43.1）和锁骨下静脉（subclavian vein, SV）（图 43.2）。股静脉也常被使用，但因无法进行中心静脉压监测或混合静脉采血而不被当作中央血管；另外，其感染率也较高。

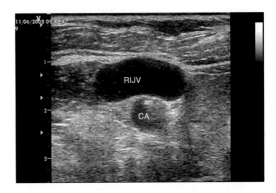

图 43.1　右颈内静脉（RIJV）重叠颈动脉（CA）（来自 Sarti[1]）

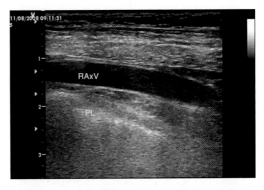

图 43.2　右腋静脉（RAxV）长轴切面与胸膜线（PL）下少许（来自 Sarti[1]）

43.2　操作程序

患者应获得明确的、全面的关于导管的收益及风险包括相关导管护理的口头及书面信息，并在置管前签署知情同意。普遍认为在放置导管而非经外周静脉中心静脉置管（peripherally inserted central catheter,PICC)前,血小板计数应大于 $50×10^3/L$,并且国际标准化比率(INR)应小于 1.5。

为比较血管的大小及探查血栓或解剖变异,必须进行初步的双侧超声检查。这是超声检查术体现其价值的地方,因为不适宜的患者可以排除在启动程序之前。软组织线性探头最为适宜,它不能太长(2~5cm),频率范围应在 7.5~13MHz 之间。因为

颈内静脉深度一般在 1~2cm,锁骨下静脉在 3~4cm 范围内。

操作者、探头和屏幕的位置(表 43.1)至关重要。屏幕应置于操作者的前方。为方便插管操作,探头应由非惯用手握住。并用与操作者同侧的基准(通常位于屏幕的左侧)定位,这样操作者可以看到正常的穿刺针行进路线,省去复杂的推测及计算。

表 43.1　以患者为参照,如何放置探头与屏幕

静脉	操作者位置	屏幕位置	探 头 位 置
右侧 IJV	患者头部的右后方	患者的左侧	探头始终与屏幕基准同方向对齐
左侧 IJV	患者头部的左后方	患者的右侧	
右侧 SV	患者的右侧	患者头部左侧	
左侧 SV	患者的左侧	患者头部右侧	

按压探头有助于区分静脉:静脉在压力下消失,动脉搏动则增强,其他组织不变。

另一个重要的注意事项是无菌:按照 CDC 指南,操作者必须进行外科洗手并采用最大无菌屏障(帽子、口罩、灭菌衣和无菌手套)。用 2% 氯己定异丙醇溶液(洗必泰)消毒后,在阻滞区铺无菌单。把超声探头放入无菌套膜或是里外都涂有凝胶的手套里。外部凝胶应为无菌,尿导管可用无菌凡士林替代。排除探头与凝胶间的气泡。

中心静脉穿刺时,屏幕视野显示针穿过组织并刺入靶静脉(图 43.3)。通过沿着长轴(通常表现为高回声线)的探头和沿着长轴(短轴)的血管(通常显示为低回声圈)之间的空间关系确定穿刺针的位置。横静脉和针轴(短轴-短轴)视野模式也可静脉穿刺,但不推荐,因为这里有很多需要避免的结构组织,如胸膜、颈动脉,超声波束覆盖组织面积小,针在短轴上显示为一个点,而血管为一个小圈。这种视

野模式(短轴-短轴)推荐在外周静脉穿刺(包括 PICC 和中线导管)中使用,届时更大的横向可视区域更为有用。

对于初学者来说,最大的问题是如何保持超声波束内的针,因为超声波束从 1mm 直径发射点扩散为圆锥状,所以探头一个小的倾斜或摇摆都有可能失去穿刺针行进最好的视野。

因其浅表(通常只有 1cm 深)、空间大、与上腔静脉直接相连,大多数人认为最宜选择右侧颈内静脉进行穿刺置管。

应用超声行静脉置管在方法学上进行了"哥白尼革命":以肌肉组织代替骨骼定位,以直接影像代替想象。最佳的超声引导下颈内静脉穿刺置管技术由 Jernigan 发明并经 Pittiruti 改良:这是一种低位、接近于锁骨切线、视野直接、安全的方法。它便于修整及之后的护理,与锁骨下静脉穿刺相比,患者有更佳的舒适感。

患者取仰卧位,头部转向对侧。进针点位于胸锁乳突肌锁骨头后缘,与血管呈小于 90 度夹角。用穿刺针在胸骨与锁骨头的间隙内滑动以寻找颈内静脉。穿刺针穿过各种腔壁到达颈内静脉。刺破血管时,回抽注射器内有回血。置入导钢丝,沿血管主轴方向小心退出穿刺针。接下来与传统置管技术相同,用扩张器扩张皮肤及皮下组织后,置入中心静脉导管。用此方法进行的中心静脉穿刺置管,基本消除了气胸的风险,虽然偶尔出现误穿颈内动脉,但可通过更加严格的进针路线和角度的控制加以避免。使用高回声的穿刺针,或让一些空气进入针内,均可增加穿刺针与其他组织的超声对比度。

脱水患者静脉塌陷或因呼吸导致静脉管腔形变

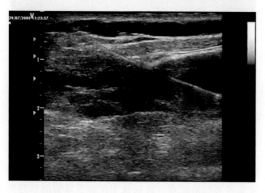

图 43.3　针进入静脉(来自 Sarti[1])

的情况下，即使使用超声技术，静脉穿刺也相当困难。这些病例如果进行盲法穿刺将十分危险。

许多麻醉师首选的锁骨下静脉置管技术，也能经由超声得到改进。虽然锁骨阻碍超声波的传递，但锁骨下静脉在锁骨下区仍可见，被称作腋静脉（axillary vein，AV），因其相对浅表（大约 2 ~ 2.5cm），所以便于在超声引导，特别是在长轴-长轴模式下，进行穿刺置管。与颈内静脉相比，腋静脉更小、更深、更接近胸膜包，所以腋静脉仍非首选。

在操作程序的最后，超声可用于诊断气胸。具体方法为将超声波束纵向置于胸廓前部，观察相对滑动的迹象。胸膜线是胸部成像的基本标志，它位于肋骨的阴影下，表现为一条回声线，在呼吸过程中随着肺滑移。当发生气胸时，这种滑移现象消失。

43.2.1　外周置管

超声也用于 PICC 置管。肘部上方手臂静脉经典的超声解剖显示，位于中心位置的肱动脉与它的两条卫星臂静脉，组成类似"米老鼠"形状（图 43.4）。贵要静脉位于几厘米的中间，旁边是头静脉（cephalic vein，CV）。贵要静脉因其管径较粗、无静脉瓣直接注入腋静脉、附近无重要风险结构，所以是行 PICC 的首选静脉；肱静脉为第二选择；头静脉在注入腋静脉处解剖结构复杂成为第三选择，通常用于肥胖患者。

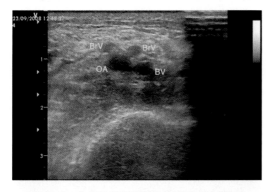

图 43.4　如"米老鼠"形状的臂静脉与肱动脉。OA，肱动脉；BV，贵要静脉；BrV，肱静脉（来自 Sarti[1]）

现在市场上最先进的静脉穿刺包包括微插管鞘、22G 细针（减少内皮损伤和血栓）、导丝和可撕裂扩张器。导管切至合适的尺寸（穿刺点到右锁骨中线第三肋间的距离）插入扩张器。

在操作程序的最后，超声亦可用于检查确定导管未误入同侧颈内静脉或对侧锁骨下静脉。

43.2.2　动脉置管

近年来，超声介导动脉置管的指南也已发布。超声技术的帮助大大降低了二次置管率。另外，在由内膜壁钙化或斑块形成导致的搏动减弱而使"盲穿"无法实施的情况下，超声技术的应用也能使动脉置管达到较理想的效果。

（许强宏 译，胡才宝 校）

参考文献

1. Sarti A (2009) Ecocardiografia per l'intensivista. Springer, Milan

扩展阅读

Centers for Disease Control and Prevention (2002) Guidelines for the prevention of intravascular catheter related infections. MMWR Morb Mortal Wkly Rep 51:RR10

Chapman GA, Johnson D, Bodenham AR (2006) Visualisation of needle position using ultrasonography. Anaesthesia 61:148–158

Fry WR, Clagen GC, O'Rourke PT (1999) Ultrasound guided central venous access. Arch Surg 134:738–741

Karakitsos D, Labropoulos N, De Groot E et al (2006) Real-time ultrasound-guided catheterisation of the internal jugular vein. Crit Care 10:R162

Maecken T, Grau T (2007) Ultrasound imaging in vascular access. Crit Care Med 35:178–185

McGee DC, Gould MK (2003) Preventing complication of central venous catheterization. N Engl J Med 348:1123–1133

Modeliar SS, Severe MA, de Cagny B et al (2008) Ultrasound evaluation of central veins in the intensive care unit. Int Care Med 34:333–338

National Institute for Clinical Excellence (2002) Guidance on the ultrasound locating devices for central venous catheters. NICE technology appraisal, no. 49. National Institute for Clinical Excellence, London

Pittiruti M, Malerba M, Carriero C et al (2000) Which is the easiest and safest technique for central venous access? A retrospective survey of more than 5,400 cases. J Vasc Access 1(3):100–107

Sharma A, Bodenham AR, Mallick A (2004) Ultrasound-guided infraclavicular axillary vein cannulation for central venous access. Br J Anaesth 93:188–192

Shiloh AL, Savel RH, Paulin LM, Eisen LA (2011) Ultrasound-guided catheterization of the radial artery: a systematic review and meta-analysis of randomized controlled trials. Chest 139:524–529

第 44 章　静脉血栓的超声诊断要点

Federica Marini, Paola Pieraccioni, and Armando Sarti

44.1　静脉血栓的超声诊断

床旁超声的应用使重症病房医生的诊断变得简单且迅速。机械通气、镇静、瘫痪、外科手术、恶性肿瘤、留置中心静脉导管和住院时间过长都会增加ICU 患者静脉血栓的风险。

44.2　下肢深静脉血栓

下肢深静脉血栓（deep venous thrombosis, DVT）是一个主要的国际性健康难题,在覆盖所有年龄和性别的人群中每年发病率超过千分之一。由于其发病率非常高而且由 DVT 导致的肺栓塞有非常高的发病率和死亡率,因此准确的诊断和排除 DVT 在急诊科和 ICU 是十分重要的。

DVT 的诊断在危重病人中较常见且严重,但经常被忽视。增加 ICU 相关性静脉血栓栓塞症发生风险的因素包括:高龄,既往静脉血栓栓塞症病史,脓毒症,心力衰竭,恶性肿瘤,严重创伤,转入 ICU前住院时间长,机械通气,使用镇静药物,急性生理、年龄与慢性健康评分（Acute Physiology, Age, and Chronic Health Evaluation, APACHE）高,急诊手术,留置股静脉导管,没有血栓预防措施。以上这些危险因素对 DVT 的影响目前尚不完全明确,遗传性或获得性凝血功能障在其中的作用也不确定。

超声检查是评估病人 DVT 风险的一种敏感且特异性高的工具。该检查选择使用 5 ~ 10MHz 线阵探头。以下两种超声表现可作为诊断静脉血栓栓塞症的依据:

- 静脉段不能被压陷
- 管腔内存在实质性回声信号

44.3　加压策略

通常使用两种方法——加压超声、双功能多普勒超声。

- 加压超声的工作原理为正常血管在检查者给予的外在压迫时发生塌陷。通过使用 B-型 2-D 成像和高频探头,检查者能够定位病变血管并在血管横截面做加压实验。以毗邻的动脉作为参考,静脉完全塌陷而动脉轻微变形提示没有血栓。如果静脉可受压,则血管壁在探头压力下可完全贴近,引起管腔消失（图 44.1）。
- 双功能多普勒超声是加压超声结合脉冲多普勒显像,三功能多普勒超声是加压超声结合脉冲多普勒和彩色多普勒显像。

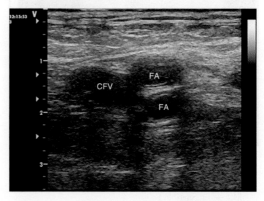

图 44.1　图片显示股总静脉（CFV）、股浅动脉和股深动脉（FA）

44.4　腔内显像

大部分急性血栓是低回声的不易发现。如果管腔内已确定有血栓,则不需要进行加压实验,加压实验甚至是有害的,因为过度压迫可能导致血栓脱落(图 44.2)。

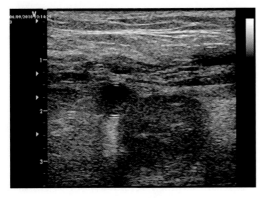

图 44.2　股总静脉内血栓

股静脉和腘静脉应充分显像。应记录以下每个水平面影像:

- 股总静脉
- 股总静脉与大隐静脉汇合处
- 近端股深、浅静脉
- 近端、中段、远端股静脉
- 腘静脉:患者下肢膝关节屈曲 45°,探头置于腘窝

44.5　上肢静脉血栓

上肢静脉血栓大约占全部静脉血栓的 10%,其平均每年发病率为万分之 0.4 至万分之 1。日常留置中心静脉导管以及使用心脏起搏器、除颤仪使该发病率上升。

腋静脉和锁骨下静脉常累及,其继发形式(例如导管相关性血栓、肿瘤相关性血栓、手臂或肩膀的手术或创伤、怀孕、口服避孕药的使用、卵巢过度刺激综合征)较原发形式(例如静脉胸廓出口综合征)更常见。

上肢 DVT 的临床症状包括不适、疼痛、感觉异常、手臂无力。

上肢静脉评估包括锁骨下静脉、无名静脉、颈静脉、腋静脉。双功能多普勒超声或彩色多普勒超声可用来评估静脉可压缩性、管壁增厚状况、自发性静脉血流、心律和呼吸周期对血流的影响以及静脉充盈缺损状况。

加压超声可通过发现不能被压陷的静脉而诊断血栓,也被用于怀疑存在上肢 DVT 的患者。然而,近端锁骨下静脉和无名静脉因覆盖于其上方的骨性结构而难以观察到。近端锁骨下静脉或无名静脉存在血栓时,远端上臂静脉双功能多普勒超声显像可出现异常,即在 Valsalva 动作时血流速度变化减弱或无变化。

DVT 的并发症上肢较下肢少见,包括肺栓塞、12 个月后复发、深静脉血栓后综合征。腋静脉和锁骨下静脉血栓以及 6 个月后的残留血栓出现深静脉血栓后综合征的风险很高。导管相关性血栓在拔除导管并适当抗凝治疗后发生血栓后综合征的风险较低。

血管超声具有快速、可重复和床旁易操作的特性,而且超声的学习曲线是陡峭且快速的,较易掌握。多普勒超声现在已成为急诊科和 ICU 诊断静脉血栓的金标准。

(陈德昌　译,严静　校)

扩展阅读

Di Bello C, Koenig S (2010) Diagnosis of deep venous thrombosis by critical care physicians using compression ultrasonography. Open Crit Care Med J 3:43–47

Fields M, Munish G (2008) Venothromboembolism. Emerg Med Clin N Am 26:649–683

Geerts W, Selby R (2003) Prevention of venous thromboembolism in the ICU. Chest 124:357S–363S

Kucher N (2011) Deep-vein thrombosis of the upper extremities. N Engl J Med 364:861–869

第 45 章　肺和胸膜超声在急危重症中的应用

Gino Soldati

45.1　引言

肺和胸膜超声作为一种无创的检查技术在急诊室及重症监护室都具有很高的使用价值。它的优势在于可以同时提供解剖和功能的状况,给临床问题给出是或非的答案。这种特点使超声成为重要的床旁目标导向的诊断设备,应该在每个急诊室或病房都配置或者能够及时获得。

临床上每位有心肺系统症状的患者都可以用超声来评估。心源性及非心源性急性呼吸困难的超声诊断已经在本书第 34 章讨论。本章我们将讨论超声对肺/胸腔病变的诊断和监测,主要涉及胸膜及血管源性的呼吸困难,不管有无胸痛和(或)循环是否稳定。

目前最令人感兴趣的内容是有关危重患者肺泡综合征时肺残余气体量及病变部位肺复张效果的评估。另外也特别关注许多危重患者急性肺损伤初期肺泡损伤阶段的早期诊断。

床边胸片是重症监护室每日使用的常见评估手段,但它的效率从来没有被清晰地阐述过。临床上大约 65% 的胸片可以显示出新发生的病变,并依此改变患者的治疗方案。然而在急诊室,胸片的诊断准确率非常低。胸片诊断院内获得性肺炎的敏感性和特异性只有 62% 和 28% 。在仰卧位患者中,胸片诊断气胸和胸腔积液的敏感性同样很低(50%),也有报告对肺实变的诊断价值低下。

与胸片相比,CT 对分析过负荷的结构以及肺部病变的体积和密度定量都是十分有效的工具。CT 对胸膜腔病变诊断的准确性也是绝对可靠的。但是 CT 检查价格较高,有生物学损伤,无法在床边完成,危重患者需要转运检查而存在较大风险。正因为

CT 检查的困难,增加了我们对此背景下其他创新性检查的兴趣。

45.2　肺和胸膜超声在急诊室和监护室的应用

超声对气胸、血胸及胸腔积液等急性胸膜腔病变诊断都有高的敏感性和特异性。在危重患者中,充血性心力衰竭和肺水肿被视为典型的肺间质综合征(B 线),并且没有"幸免区域(正常的肺组织)"(见 34 章)。急性呼吸窘迫综合征(ARDS)有一定的特征,例如解剖(肺泡-间质综合征)或是影像学上的不均一性。无论是什么病因引起的肺实变,表现为含有残余空气的低回声区。超声在对这些状况的诊断有接近 90% 的敏感性和 98% 的特异性。

气管插管患者发生院内获得性肺炎的几率为 12% ~29% ,病死率达 27% ~33% 。诊断上必须将肺炎与急性肺水肿、ARDS、肺不张及吸入综合征相鉴别。超声可以有效鉴别肺不张、非阻塞性的炎性实变及间质综合征。

肺实变区中的空腔提示为感染的源头。吸入性肺炎是化学物质引起的肺部炎症病变,大多累及右肺的支气管树及后段区域。超声能够显示肺实变,以及随着抗生素治疗后的动态变化及肺复张。

吸入固体物质会引起支气管远端过度充气或肺不张,使用超声可以观察到。气管插管患者发生肺气压伤的率为 4% ~ 11% ,而 ARDS 患者可高达 60% 。在气压伤中,气胸很容易由超声得以诊断,在机械通气时及时是少量气胸也有很高的敏感性。

表 45.1 描述了肺超声的主要征象。

表 45.1　肺部超声征象的定义

超 声 征 象	定　　义
肺滑行征	胸膜运动的证据。可以提示脏层胸膜接触胸壁,可以排除气胸
肺点	部分塌陷的肺接触胸壁的点。在超声中,肺滑行和垂直的伪影只存在于部分可见的"胸膜线"上
A 线	水平重复的线,回声间距反映胸膜线的深度。通气肺组织的正常征象
B 线	垂直于胸膜线发出并延伸至屏幕边缘的激光样高回声伪影,可确定间质综合征
白肺	胸膜下高回声的区域,掩盖 A 线。为高密度的肺实变前状态
间质综合征	胸膜下肺超声征象由 A 线转变为 B 线,可以局限或弥漫性存在于整个肺部表面
肺实变(或肺泡综合征)	肺组织呈肝样化,表现为实质脏器的超声征象,肺部后方回声增强
空支气管征	支气管内有气体的超声征象,提示有部分同时的肺实变

45.3　胸腔积液和血胸

胸腔积液在超声上表现为胸膜腔底部的液体(其性状可以为均匀低回声、微粒性、纤维性、蜂窝状或者混合性)。在平卧患者中胸腔积液集中于背侧季肋部,在端坐位患者则是膈肌上方(后侧方、肺以下),并可以观察到膈肌和各种形态压缩的肺组织(图 45.1)。

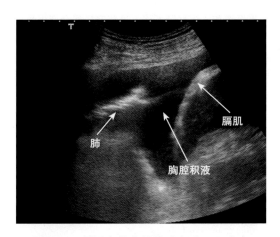

图 45.1　低回声的少量胸腔积液。心力衰竭患者,胸腔积液为膈肌和肺的成像提供了声窗。端坐位,使用 7.5MHz 的凸面探头

通常而言,在超声上漏出液表现为均匀的低回声,而渗出液中含有纤维蛋白而形成微粒或蜂窝状。均匀的细微粒状是血胸典型的超声征象。在评估胸腔积液的液体性状时,还需要描述半定量的估计

(表 45.2)和肺实质的压缩程度,可以确定最合适的途径进行胸腔引流。

表 45.2　胸腔积液的半定量方法

胸腔积液量	超 声 定 义
微小量	只有在肋膈角可见,胸水量大约 10~30ml,在肋膈角有肺边缘的压缩
少量	经过肋膈角水平的一个超声平面,胸水量大约 100~500ml,肺下叶的膈上段压缩
中到大量	使用凸面探头在两个经胸截面可见,胸水量大约 500~1000ml,肺下叶压缩
大量	使用凸面探头在超过两个经胸截面可见,胸水量超过 1500ml,大部分肺压缩

最后,我们详细讨论如何使用超声来评估肺组织的密度。正常密度的肺在超声上形成水平的伪影,称为 A 线,高密度肺组织形成 B 线和白肺,而密度接近水(组织样)的肺组织表现为肺实变,可以伴随/无支气管充气征。

45.4　气胸

气胸时空气在胸膜腔聚集,空气完全反射超声

而形成气体的伪影,取代了正常的胸膜图像。在含有空气的胸膜腔(通常位于上部),正常的胸膜滑移征消失。滑移征消失是气胸的超声征象之一,可以用凸面或线型探头在胸膜线上探及(图 45.2)。在含有空气的那部分胸膜腔,所有正常起源于胸膜线的超声征象将消失,因此超声检查中如果没有发现 B 线、白肺或者肺实变时要排除气胸的可能。气胸的另一个特异性表现为一个或多个"肺点"的产生(图 45.3)。胸膜滑行征可伴随或没有伪影,突然被胸膜下的空气所截断,可以准确地提示非大量的胸膜下气体积聚的边界。

根据上述特征应用超声诊断气胸,敏感性和特异性大于 95%,特别是对少量气胸(位于胸腔前部的微量气胸)的诊断尤其有价值。因为对于仰卧位的气胸患者,少量的气体通常积聚在胸骨旁或心脏周围,胸片无法显示。

肺部超声检查对评估继发于胸腔引流后的隐匿性气胸也有重要价值。超声能够及时评估气胸导致肺压缩的重复张经过,表现为肺点逐渐向躯干中线移动直至消失,提示超声可探及区域的胸膜连续性重新恢复。

45.5　肺实变及其动态变化

肺实变在 ICU 中很常见,可由肺部炎性实变、ARDS 的肺泡塌陷、阻塞性肺不张和肺挫伤引起。可用超声观察肺实变是因为肺组织不含空气时的密度接近实质组织(0.8~0.9g/ml),可以有一些残留空气,但只在不连续及深部的肺组织内。如果实变的肺组织完全不含气体,超声表现为实质器官样的影像(肝样)。这种肺叶、单一或者多节段的肺实变超声图像,是继发于支气管阻塞的肺不张的特征(图 45.4)。在这些超声影像中可看到血管及含液体的支气管(有回声的管壁),由于病变部位的体积减少而成堆积状。残留的空气可见于肺炎性实变、危重患者和压缩性肺不张。这些空气将会产生高回声的伪影,表现为线型或树枝状影(支气管充气征),或者外周型影像(支气管充气征或肺泡充气征)(图 45.5)。病变的边界通常很好辨识并且不规

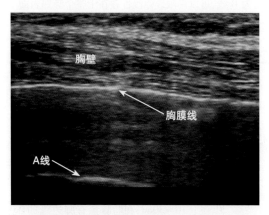

图 45.2　胸膜线是位于肋骨下方规则的高回声线。它伴随着呼吸运动而滑动,可以在动态超声中观察到(肺滑移)。肺滑移提示胸膜和胸壁贴合,可以排除气胸。正常肺部超声图像,使用 10MHz 的线性探头

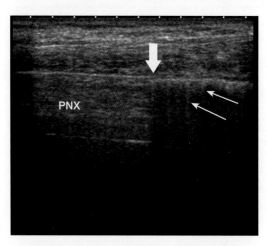

图 45.3　肺点(大箭头)表示部分塌陷的肺和胸壁的交界点。胸膜滑行征和垂直的伪影只在图片右侧(小箭头)可探及的胸膜线才显示。气胸(PNX)提示胸膜腔内有空气而掩盖了胸膜。使用 10MHz 的线性探头

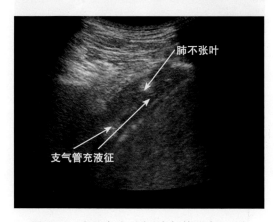

图 45.4　右肺中叶不张(支气管阻塞)。肺叶变小、实变状。没有气体伪影。有高回声管壁的小管状图像提示充满液体的支气管(支气管充液征)。使用 7.5MHz 的凸面超声探头

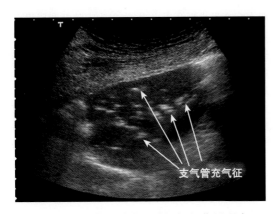

图 45.5　细菌性肺炎。肺组织机化呈现实质器官样变,伴有后壁回声增强。在实变区域可见很多回声增强点,为支气管充气征。使用 3.5MHz 的凸面超声探头

则,伴随着回声增强。边界上有伪影,胸膜线在肺实变上方中断。要使肺实变或者肺不张被超声观察到,病变必然要累及胸膜,而这几乎都是如此。肺实变的位置通常为肺叶、单一或者多个肺段,在肺挫伤时则可以是任意部位。动态支气管充气征为支气管充气影与呼吸运动相伴随,可以排除相应支气管的阻塞。

观察肺实变区域所含气体的类型有助于评估残余气体量和使用通气进行肺复张的可能性。表45.3 列出了超声下动态通气的类型及其临床意义。

表 45.3　肺实变的超声通气类型

超声表现	临床意义
肺实变不含气体	阻塞性肺不张(亚急性)
肺实变伴随支气管充液征	阻塞性肺不张(慢性)
肺实变伴随动态支气管充气征	肺炎,没有支气管阻塞
支气管充气征进行性消失	大量渗出,支气管和细支气管阻塞
逐渐出现外周细支气管充气征	肺炎愈合
肺实变突然消失	有肺滑移,考虑肺复张;没有肺滑移,考虑气胸
B 线变得稀疏	肺复张
白肺消失,出现 A 线	肺复张

45.6　ALI/ARDS 早期诊断

病变过程中肺泡-毛细血管膜破坏导致急性间质水肿、透明膜形成和肺泡综合征,其表现通常累及肺表面。ALI/ARDS 的肺泡间质综合征有特殊的超声征象,表现为双侧 B 线和弥漫不均一的白肺。"幸免区"的典型超声表现见图 45.6。ALI/ARDS 的非心源性肺水肿是全身炎症反应综合征早期阶段的表现,通常在胸片上不明显或没有特异性。最近在动物 ALI/ARDS 模型上已经证实,超声对发现血管外肺水的增加有很高的敏感性,而这种变化是在动脉血气分析有改变之前就已发生。

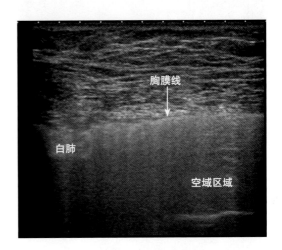

图 45.6　未受累的肺组织将胸膜下高密度的间质综合征(或者白肺)突然截断,是非心源性肺水肿的典型超声征象。ARDS 患者,使用 7.5MHz 的线性探头

对肺源性或非肺源性的脓毒症、肺挫伤、创伤、胰腺炎或其他全身性疾病,使用超声监测胸膜下肺组织,对于早期发现提示肺泡-毛细血管损伤的肺密度改变具有重要价值。在之前正常或局部病变的肺上出现双侧弥漫性的 B 线,强烈提示肺损伤的进展。

45.7　ARDS 患者的肺实变

在 ARDS 患者中,肺部病变表现为不均一的宽范围的肺实质密度改变。腹背方向肺通气的梯度(图 45.7)提示在患者后背部重力区的肺实变往往更明显。这些病变区域的超声影像特征和之前描述的或轻或重的支气管充气征相似。在肺密度较低区

域(通常为卧位患者的腹侧),超声表现为肺实变前的胸膜伪影,例如白肺或者集中的 B 线(图 45.8)。正常或者过度通气区域表现为水平重复的 A 线。在肺实变区出现空气伪影增加或者动态支气管充气征,或者胸膜下大量 B 线变为减少的 B 线,可能提示通过呼吸机策略调整获得肺复张的可能性。

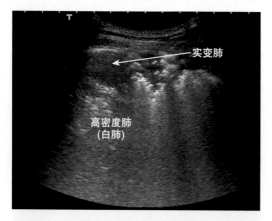

图 45.7　重力依赖性的背侧肺实变,含有少量气体的支气管充气征,被间质性超声特征的区域包围。ARDS 患者,使用 7.5MHz 的凸面探头

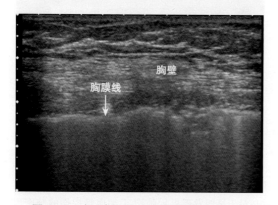

图 45.8　在 1 例 ARDS 患者中,沿反重力方向的胸膜下高密度非实变超声影像。胸膜线呈不规则形态。使用 10MHz 的线性探头

45.8　肺栓塞

肺栓塞并不一定立即出现超声可见的病变。一般在病变发生后几天出现,表现为下肺叶背段沿着段分布的 1.5~3cm 大小、胸膜下的多个实变。这些病变的本质是由于肺表面活性物质减少或梗死而出现的肺不张。病变表现为以胸膜为基底的三角形或呈现为多角形。在 50% 的病例中还伴有少量的胸腔积液。从临床诊断的角度看,当患者出现肺栓塞的临床表现、尤其是深静脉压迫检查阳性时,这些征象的价值很重要。肺栓塞时也可以表现为完全正常的肺部超声影像(A 线)。事实上临床表现为呼吸困难,肺部超声提示胸膜下 A 线,深静脉超声压迫检查阳性往往提示肺栓塞的可能性很大。

45.9　肺实变的血管特征

使用最新一代的超声造影剂(例如六氟化硫)可以使肺实变区域肺血管显像。静脉注射超声造影剂后,使用低的超声机械指数,可以获得典型的实时增强特征。动脉期(注射后 5~7 秒)在大多数肺炎和肺不张的急性期比较典型。在这些病例中,肺脓肿不吸收造影剂。系统增强(支气管相)发生在注射后 18~20 秒,通常在累及胸膜的肺肿瘤中出现。有外周增强而在病变区域内无造影剂是肺栓塞的典型征象。

(张茂、卢骁 译,胡才宝 校)

扩展阅读

Beckh S, Bolcskei PL, Lessnau KD (2002) Real time chest ultrasonography. A comprehensive review for the pulmonologist. Chest 122:1759–1773

Copetti R, Soldati G, Copetti P (2008) Chest sonography: a useful tool to differentiate acute cardiogenic pulmonary edema from acute respiratory distress syndrome. Cardiovasc Ultrasound 6:16

Lichtenstein D (2010) Whole body ultrasonography in the critically ill. Springer, Berlin

Soldati G, Sher S (2009) Bedside lung ultrasound in critical care practice. Minerva Anestesiol 75:509–517

Wilkerson RG, Stone MB (2010) Sensitivity of bedside ultrasound and supine anteroposterior chest radiographs for the identification of pneumothorax after blunt trauma. Acad Emerg Med 17:11–17

第 46 章　超声目标导向的创伤评估方案

Alfonso Lagi and Federica Marini

46.1　引言

超声目标导向的创伤评估(focused assessment with sonography for trauma,FAST)是一个针对腹部创伤患者的超声评估方案。此方案仅限于床边超声检查,目的是快速发现腹腔内的游离液体,特别是血液。扩展的 FAST(extended FAST,E-FAST)方案扩大了检查的范围,以评估是否有气胸或心脏并发症。

FAST 方案回答了一个问题:腹腔内是否存在游离的液体。

所以,FAST 方案的适应证是钝挫伤或穿透性损伤,孕妇的创伤或不明原因的低血压。

FAST 方案帮助临床医生决定哪些患者需要紧急剖腹探查术,哪些需要严密监测或可以等待进一步的检查。相比较传统的检查,FAST 超声方案有更多的优势,列举如下:

- 可以减少诊断的时间,因为它能在床边进行,它是无创的且不需要造影剂或辐射。
- 对孕妇或儿童是安全的。
- 能反复进行。
- 发现游离液体的特异性高(在98%~100%之间)。
- 能诊断并且评估腹腔积血的程度。
- 只需短时间的培训,所以它的应用范围可以扩大到每一位急诊医生。

此外,FAST 也有许多不足之处:
- 发现腹腔液体的敏感性较低(在73%~88%之间);
- 至少需要 200ml 的液体才能有阳性发现;
- 不能探测到腹膜后的液体;
- 发现器官功能损害的能力有限;
- 依赖操作者的经验;
- 在肥胖患者很难获得满意的图像。

总之,FAST 方案的阴性发现并不能排除存在腹腔液体。

46.2　FAST 和 E-FAST 的适应证和操作技术

1. 腹部创伤
2. 孕妇的外伤
3. 不明原因的低血压

FAST 方案的基本原理是液体容易积聚在胸腹腔内位置较低的区域。腹部的检查主要有 4 个切面:
- 右侧腰部(肝肾隐窝)
- 左侧腰部(脾周)
- 耻骨弓上切面
- 剑突下心包切面评估心脏
  使用 3.5MHz 的凸面探头
  切面和探头的位置见图 46.1。

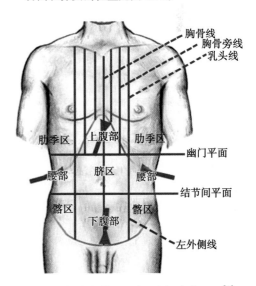

图 46.1　探头的位置和切面图(来自 Sarti[1])

307

46.3　右侧腰部切面

这个切面主要检查肝肾之间的间隙。这个间隙被称为莫里森袋（Morison pouch）。将探头放在右上腹第 9 到第 11 肋间腋中线上。斜状面和冠状面图像都需要检查。发现患者肝脏后，在深吸气时能看见肾脏，肝肾之间的间隙就是莫里森袋。患者处于仰卧位时，莫里森常常是引流腹水的位置，因为所有的腹腔积液都是从这里开始并慢慢积聚。而正常情况下，这个间隙是没有液体积聚的，在超声上呈强回声。如果腹腔积血，莫里森袋表现为无回声区域。

如果这里积聚的液体超过 200ml，在肝周区域也能发现液体（图 46.2）。

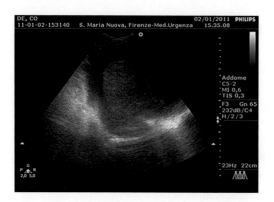

图 46.2　肝周积液（来自 Sarti[1]）

46.4　左上腰切面

超声探头放在左上腹第 9 到第 11 肋间腋后线上，上下移动探头能帮助我们发现脾脏周围沿着脾尖分布的游离液体，腹水通常积聚在脾尖以上，膈肌与脾脏的

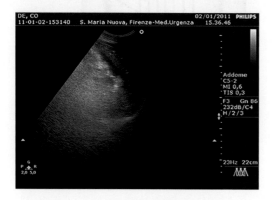

图 46.3　脾周的无回声区（来自 Sarti[1]）

间隙或脾肾之间的凹陷处。脾周的游离液体看起来像是有回声的空间，与脾脏的轮廓区别明显（图 46.3）。

46.5　耻骨弓上切面

探头放在耻骨联合上，方向朝下（见图 46.1）。骨盆是腹腔最下面的部分，所以也是液体最容易积聚的位置。矢状面和横断面图像都需要检查。为了获得较好的图像，膀胱应保持充盈，使其周围及后部的液体被压迫，女性患者则能压迫道格拉斯陷窝内的液体。

46.6　剑突下切面

剑突下切面是将探头放在剑突下并朝向左肩，与左肩呈 45°。这个切面能观察膈肌和心包，并且能够获得四腔心切面。在这个切面进行检查时，部分患者可能会感到不适，因为超声探头需要用力按压上腹。

（龚仕金 译，严静 校）

扩展阅读

ACEP Clinical Policies Committee and the Clinical Policies Subcommittee on Acute Blunt Abdominal Trauma (2004) Clinical policy: critical issues in the evaluation of adult patients presenting to the emergency department with acute blunt abdominal trauma. Ann Emerg Med 43(2):278–290

American College of Surgeons (2008) Advanced trauma Life support for doctors. Student course manual, 8th edn. American College of Surgeons, Chicago

Boulanger BR, Kearney PA, Brenneman FD et al (2000) Utilization of FAST (focused assessment with sonography for trauma) in 1999: results of a survey of North American trauma centers. Am Surg 66(11):1049–1055

Bode PJ, Edwards MJ, Kruit MC et al (1999) Sonography in a clinical algorithm for early evaluation of 1671 patients with blunt abdominal trauma. AJR Am J Roentgenol 172(4):905–911

Farahmand N, Sirlin CB, Brown MA et al (2005) Hypotensive patients with blunt abdominal trauma: performance of screening US. Radiology 235(2):436–443

Lee BC, Ormsby EL, McGahan JP et al (2007) The utility of sonography for the triage of blunt abdominal trauma patients to exploratory laparotomy. AJR Am J Roentgenol 188(2):415–421

Natarajan B, Gupta PK, Cemaj S, Sorensen M, Hatzoudis GI, Forse RA (2010) FAST scan: is it worth doing in hemodynamically stable blunt trauma patients? Surgery 148(4):695–700

第 47 章　肾脏超声和彩色多普勒超声技术在肾衰竭中的应用

Andrea Masi, Filippo Nori Bufalini, and Federica Manescalchi

47.1　引言和背景

　　今天,超声波检查技术是第一代肾脏形态学和流量研究技术的代表,而且在一些特殊环境还能够使用较为复杂和有创的检查技术。

　　肾脏超声检查通常使用频率为 3～5MHz 的凸面探头,检查平面包括长轴平面、冠状平面和水平平面,相对应的肾脏形态分别为椭圆形、凸椭圆形和圆形。成人肾脏长轴直径约为 9～12cm,肾实质表现为中低回声,比肝脏回声稍低一些。成人肾实质厚度超过 15mm。

　　儿童和成人的肾皮质和髓质回声不一样,皮质回声高一些(图 47.1a)。老年人的实质厚度变薄、回声增强,皮髓质分界不清(图 47.1b)。

　　肾窦表现为长椭圆形的高回声区,是肾窦内各种结构的回声复合,包括肾盂、肾盏、血管、脂肪组织等纤维、脂肪组织的回声;在儿童,脂肪组织不能很好显像,肾窦较薄;老年人,由于脂肪组织增多,导致肾窦增厚。

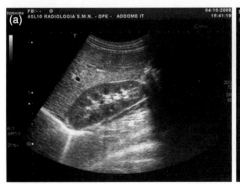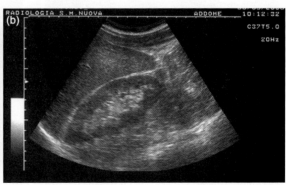

图 47.1　正常右肾前纵超声表现:**a.** 儿童:可见肾皮质和髓质。**b.** 老年人:肾实质回声均匀适度。(来自 Sarti[3])

　　正常水化时,肾盂不易识别,而在水负荷增加、膀胱过度充盈,或在某些疾病(先天性、炎症性、梗阻性,或由于尿液反流)时,肾盂变得很清晰。如果没有扩张,输尿管仅能在盆腔较低水平,且以充盈的膀胱作为声窗时被识别;输尿管开口位于膀胱三角的左右两上角,在膀胱后壁呈现为小的凸起,并向上延伸呈现为典型的管状结构,彩色多普勒可显示"尿液喷射"的彩色信号,有助于识别输尿管口。

　　今天,随着超声彩色多普勒配置的广泛应用,已经不仅将其用于高血压患者的血管检查,也更多应用于血管性肾病中的评估,而且,彩色多普勒检查已经是基础超声检查的一个组成部分[1,2]。

　　肾动脉超声检查原则首先在上腹部扫描,从水平切面开始,可以显现肾动脉的起始部位。左右肾动脉均起自腹主动脉前侧壁(图 47.2);右肾动脉从下腔静脉后方跨过(图 47.3)。随即向肋下斜行扫描(此时嘱患者侧身),目的是找到动脉的中间段,

位于同侧肾静脉的后方(图 47.4)。

由于肥胖或胃肠胀气等因素干扰,并不能总是找到肾动脉的起始和中间段部分;在右侧,将肝脏作

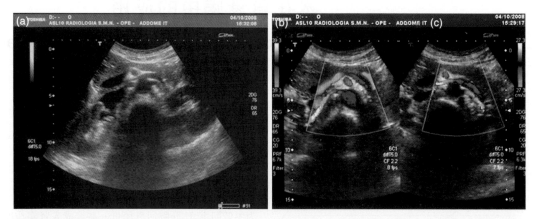

图 47.2　肾动脉:**a.** 横向扫描:可见胃前横向主动脉壁;**b,c.** 左和右肾动脉起始部彩色多普勒图像。(来自 Sarti[3])

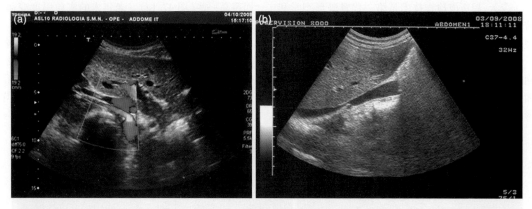

图 47.3　右肾动脉从下腔静脉后方跨过:**a.** 彩色多普勒斜肋下横向扫描;**b.** 典型的纵扫描外观。(来自 Sarti[3])

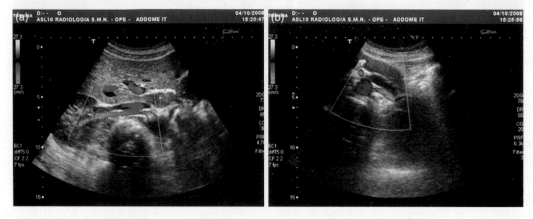

图 47.4　肾动脉与静脉血管的后向和平行定位。(来自 Sarti[3])

为声窗,可能会有助于呈现肾动脉。

　　检查肾门部位的血管(前后分支和段分支)和肾实质动脉,取倾斜俯卧位,主要是肾脏长轴的冠状平面,有时候也可以取肾脏横切面。目前的超声仪器能够显示出肾脏叶间动静脉、弓状动静脉和小叶间动静脉(图 47.5)。血流方式是典型的实质脏器的血流方式,包括收缩期(峰值流速不超过 100 ~ 150cm/s)和舒张期(图 47.6)。肾动脉狭窄时,在狭窄段收缩期和舒张期流速不一定会显著性增高,而血流的进一步形态学改变也不易识别。

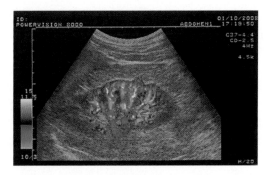

图 47.5　彩色血流灌注成像。(来自 Sarti[3])

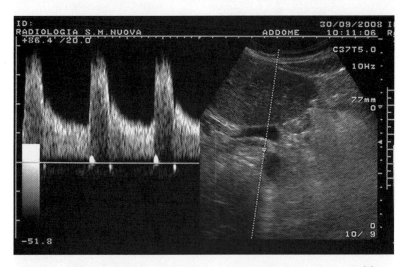

图 47.6　收缩到极致后在主肾动脉的流量模式的出现。(来自 Sarti[3])

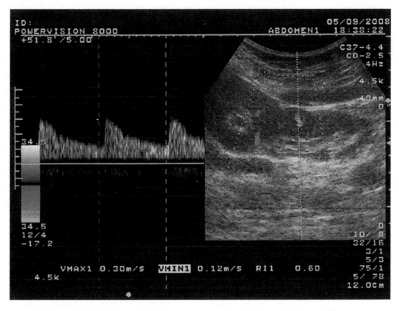

图 47.7　叶间动脉内正常的流量模式图。(来自 Sarti[3])

另一方面,显著狭窄导致的血流动力学改变是狭窄段远端血流会出现"tardus-parvus"波形,即收缩期的"小慢波"波形。

完全梗阻时,比如由于栓子或肾动脉血栓形成,彩色多普勒检查会发现肾实质内和肾门部位血管内没有血流。类似的,如果段内叶间动脉血流消失,说明可能是肾门处或段动脉梗阻。必须要谨记的是,因为肾脏为终末血供器官,没有侧支循环,很容易发生缺血。

肾内动脉,肾阻力指数(arterial resistance index,RI)代表收缩期峰值流速和舒张期末流速差值与收缩期峰值流速的比值,正常值<0.70(图 47.7);患有动脉粥样硬化的老年患者,肾内血管阻力增加,导致RI 值增高,可以高达 0.80。一般评估肾叶间动脉的RI。

肾静脉是下腔静脉的属支,容易检测到:在相应动脉前方,血流特点是受呼吸或心脏影响的持续血流(图 47.8)。

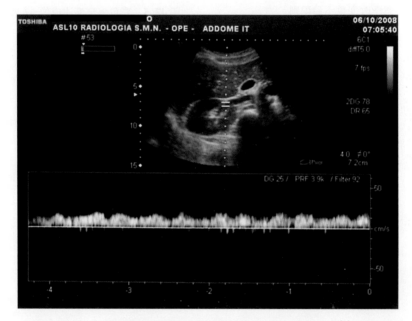

图 47.8　右肾静脉静脉血流图;多相的出现。(来自 Sarti[3])

正常静脉的渗透性可以被新生血栓(部分或全部)改变,或被肾脏肿瘤,或被急性或慢性肾病所致的血栓并发症改变。

47.2　肾脏衰竭

47.2.1　急性肾衰竭

急性肾衰竭(acute renal failure,ARF)是一复杂的临床综合征,包括一系列不同改变的病理生理学过程,而其严重性根据 RIFLE 诊断标准进行分级,RIFLE 诊断标准主要包括将两个主要临床综合征:尿量减少和肾小球滤过率(glomerular filtration rate,GFR)降低/血肌酐增高。

按照传统观点,ARF 包括肾前性、肾性和肾后性。

肾前性 ARF 约占整个 ARF 的一半以上,是一类可逆的 ARF,致病因素主要包括低血容量或者是由于心源性因素导致的有效血容量减少、造影剂相关性肾血管收缩、药物(比如环孢霉素)、内毒素,以及一些因改变肾血流自身调节而导致临界低血容量的药物,比如肾素血管紧张素转化酶抑制剂。

肾性因素或肾实质性 ARF 约占整个 ARF 病因的 25%左右,除了急性肾小管坏死,血管性(血管炎、溶血性-尿毒症综合征)、肾小球性(急性肾小球肾炎和急进性肾小球性肾炎)和间质性(急性肾盂肾炎)。

肾后性 ARF 是由于尿流出受阻所致,可以在肾内水平(如异常蛋白所致的小管梗阻),或总之由于结石、肿瘤或腹膜后纤维化导致的在流出道的各级水平的梗阻。

ARF 病因诊断基于既往病史和临床、实验室化验检查结果。随着年龄增长和合并症增多,急性肾损伤经常是既往慢性肾损伤的结果,而且这种慢性肾损伤经常没有被发现和关注。

应用肾脏超声和彩色多普勒技术来诊断不同形式的急性肾损伤必须要考虑到既往已经存在的肾损伤的影响,应该根据肾脏大小、肾实质厚度和回声,以及 RI 值做出判断。

ICU 患者需要快速和无创的检查手段,而结合彩色多普勒的超声技术通常是这些 ICU 患者的唯一的影像学诊断技术,能够提供解剖学、形态学和功能学证据,帮助得出准确诊断,制定正确的内科和外科治疗方案,尤其在扩张的输尿管的检测方面,超声技术的敏感性很高。

ARF 患者肾脏形态学的改变是非特异的。在大多数 ARF 病例中,实质回声和厚度是正常的。有时候,肾脏会体积表现为增大、肾皮质回声增强和髓质回声降低,即便在老年患者中也可以看见皮髓质分界。

急性肾小管坏死时,彩色多普勒检查显示实质低灌注表现:血管不易发现,和由于舒张期血流降低,甚至消失或出现反向血流导致 RI 增加,这是由于肾实质内小动脉收缩导致血管阻力增高的结果。

随着肾功能恢复,血流和 RI 会同时恢复至正常。在一些病理过程,如小管间质性病变(图 47.9),RI 通常会升高,而肾小球性病变 RI 一般保持正常。

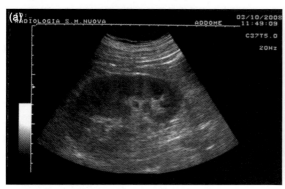
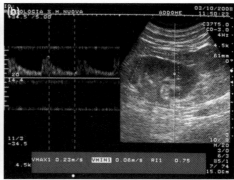

图 47.9　急性间质性肾炎。**a.** 正常的超声表现。**b.** 超声检查显示当阻力指数为 0.75 时,舒张期血流分量减少。(来自 Sarti[3])

在临床中,在一些老年患者或依从性低的患者中,应用和解释彩色多普勒结果经常是困难的,因为获取的血流模式通常是不满意的。

肾前性 ARF 时,肾脏超声结果是正常的,肾血流模式没有发生改变。在这些患者中,RI 变化不大,除非在严重的低血容量性休克时,由于舒张期流速低直到完全变平,RI 增加。纠正低血容量或增加心输出量总是能够治疗肾衰竭,并使 RI 正常,前

提是如果 RI 降低的话。

肾后性 ARF 是由于双侧输尿管肾结石或输尿管内新生物梗阻,或者由于腹膜后纤维化所致。

超声对于诊断尿液排泄系统扩张是很敏感的,能够诊断梗阻的部位和原因。最后,必须评估肾实质厚度和流出道扩张部位(图 47.10)。梗阻会导致舒张期流速降低,从而 RI 增加。

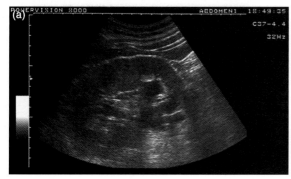
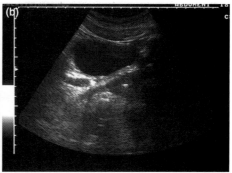

图 47.10　远端输尿管结石造成尿路扩张。(来自 Sarti[3])

表 47.1 总结了不同肾脏疾病时 RI 的变化。

表 47.1　几种急性肾衰竭疾病时肾阻力指数的变化(引自 http://www. medinterna. net/85323. php)

肾衰竭原因	RI	注　释
急性肾小管坏死	I	血管收缩反射
肾前性	U-R	收缩期流速降低
慢性肾衰竭	I	舒张期流速降低
肾小球肾炎	U	肾小球对阻力的影响
血管或肾小管间质性肾炎	I	敏感性改变和早期 RI 改变
急性梗阻性肾病	I	梗阻侧,即使没有肾结石
溶血性-尿毒症综合征	I	舒张期血流降低
肾动脉狭窄	R	如果上游狭窄>75%
肾血管硬化	I	用高级形式可见
糖尿病肾病	I	早期,与糖尿病肾病进展相关
肝肾综合征	I	早于综合征发病前一段时间
血管炎	I	血管化减少

注:RI:Renal resistance index,肾阻力指数;R:reduced,降低;I:increased,升高;U:unchanged,没有变化

一些急性梗阻患者(高达 30%)在最初的几个小时内还不能表现出显著肾盂扩张,尤其是老年患者和失水患者。

输尿管彩色多普勒检查对于梗阻诊断可能是有价值的:如果有尿液流出,完全性梗阻诊断就可以排除,而在不完全性梗阻患者,在尿路可以看到持续的低强度信号,双侧结果有明显差异性。

47.2.2　慢性肾衰竭

慢性肾衰竭(chronic renal failure,CRF)定义为肾脏结构和(或)功能异常,病程持续至少 3 个月。结构性不正常可以是微量白蛋白尿/蛋白尿症、病理性尿沉积物和其他异常物质。

通过血肌酐值可以得到 GFR,由几个公式计算而得(简化肾脏病膳食改良试验公式/慢性肾脏疾病流行病学合作),按照 GFR 的水平将 CRF 分成 5 个阶段(表 47.2)。

表 47.2　KDOQI 指南中基于 GFR 水平慢性肾衰竭分期

分期	说　明
I	GFR 正常或增高;肾脏损伤的证据:微量白蛋白尿、蛋白尿、血尿
II	GFR 轻度降低:89～60ml/(min·1.73m²)
III	GFR 中度降低:59～30ml/(min·1.73m²)
IV	GFR 重度降低:29～15ml/(min·1.73m²)
V	GFR<15ml/(min·1.73m²)

注:KDOQI:Kidney Disease Outcomes Quality Initiative,肾脏疾病预后质量指导;GFR:the glomerular filtration rate,肾小球滤过率

第三阶段时则可以定义为肾脏衰竭,GFR<60/(min·1.73m²)。

CFR 通常是由于慢性肾病以一种隐匿的形式持续一段时间后,快速进展,脏器衰竭开始了。CRF 表现为无力、厌食、多尿、高血压、高钠血症、高肌酐血症、高尿酸血症、高钾血症和代谢性酸中毒。实际上,所有获得性或先天性慢性肾脏疾病都会导致 CFR,但是主要病因是糖尿病和动脉粥样硬化。

除了一些特殊病例,肾病的超声影像经常不足以进行个体疾病的诊断。

例如,在年轻和成人的多囊肾病中,肾脏体积进行性增大,直到肾脏像肿物一样占据了腹腔的绝大部分,表现为肾实质内显示无数个大小不等的囊状无回声区,当出血或感染时,囊肿无回声区内可见云雾状或散在的点状回声。有时候,会同时发生多囊肝、多囊胰腺和多囊脾。肾钙质沉着症(通常钙质沉着在髓质,但是在间质、血管和肾小管壁上也会有沉着)的特征是肾锥体呈现高回声,其后方伴有声影。

肾脏体积绝大多数是减小的(图 47.11),即使

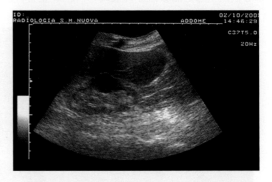

图 47.11　慢性肾病:肾脏体积减小,实质厚度较大,肾皮髓质分界不清。(来自 Sarti[3])

很多病例表现为正常大小。他们的形态学可能尚保留。肾实质显著缩小是慢性肾盂肾炎的典型特点，大多数患者的肾实质回声增强，类似于肝实质回声，肾皮髓质分界不清。

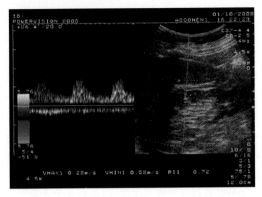

图 47.12　肾小球慢性肾病时，舒张压下降，肾阻力指数下降。（来自 Sarti[3]）

彩色多普勒影像显示，肾实质内血管分布稀少，管径变细，不易被定位；因此，很容易理解多普勒信号采集的复杂性。血管-间质性疾病 RI 增高（超过 0.70）；而仅在进展性肾小球性疾病时 RI>0.70（图 47.12）。

（刘丽霞 译，王小亭 校）

参考文献

1. Barozzi L, Valentino M, Santoro A et al (2007) Renal ultrasonography in critically ill patients. Critical Care Med 35(Suppl):198–205
2. Gerhard-Herman M, Gardin JM, Jaff M, Mohler E, Roman M, Naqvi TZ (2006) Guidelines for noninvasive vascular laboratory testing: a report from the American Society of Echocardiography and the Society of Vascular Medicine and Biology. J Am Soc Echocardiogr 19(8):955–972
3. Sarti A (2009) Ecocardiografia per l'intensivista. Springer, Milan

第 48 章　经皮气管切开术的超声应用

Massimo Barattini，Carla Farnesi，and Silvia Marchiani

许多 ICU 患者由于呼吸窘迫需要长期气管插管或者神经系统疾病问题而进行气管切开。近些年来，相对于外科手术，重症医学工作者们更倾向于床边经皮切开术。1985 年，Ciaglia 发明了扩张式气管切开术，尽管发生了很多改变，该方法仍然广泛使用。除了 Fantoni 的经喉气管切开术，所有经皮气管切开术均采用 Seldinger 技术加正面解剖学标志引导的方法，例如：环状软骨和颈静脉切迹。

该技术普通操作容易。通过局部麻醉，将一根针插入第二、三软骨环中间的膜下。导丝穿过穿刺针进入气管，然后移开穿刺针，尽可能地采用各种扩张器打开一个气管造口管的通道。绝对和相对禁忌证为解剖结构，例如颈短、肥胖、解剖标志识别困难、甲状腺肿大及颈部手术史。最常见的并发症为气管环损坏，刺入气管后壁及食管，出血。20% 的患者会发生静脉出血，尽管有报道表明由于不小心刺入不规则动脉血管而导致大出血，但患者几乎不需要伤口修复或输血。

在气管的矢状位远离血管结构的位置，建议使用支气管镜定位正确的进针点并控制整个扩张过程，但是对于那些缺氧的病人，长时间移除口插管会存在通气不协调的风险。超声用于颈部显像已经有很多年。气道回波描记术的研究目前被重症医学工作者广泛使用。

在盲切之前我们常常使用超声来观察颈部和气管以准确评估操作部位和皮下组织，以减少刺入血管和发生并发症的风险（图 48.1，图 48.2）。

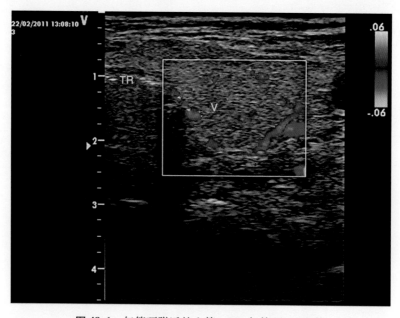

图 48.1　气管环附近的血管。TR，气管环；V，血管

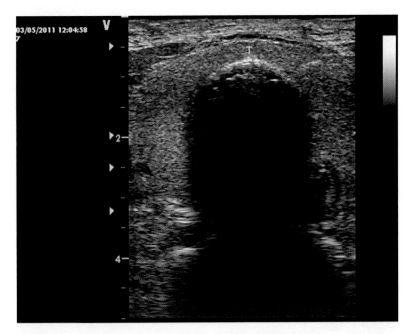

图 48.2 甲状腺位于气管环上,不论怎样都不应该刺入腺体。T,甲状腺

然后,我们在上颈部血管探头检查引导下,将气管内导管撤回至穿刺点的上端(图 48.3,图 48.4,图 48.5)。

在这个过程中我们根据连续的超声图像进行穿刺针的置入,并通过气管镜控制整个气切管位于气管腔内。

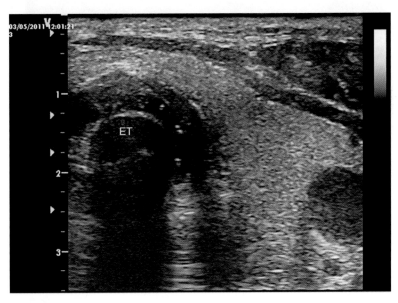

图 48.3 注意气管导管位于气管腔内。ET,气管内导管

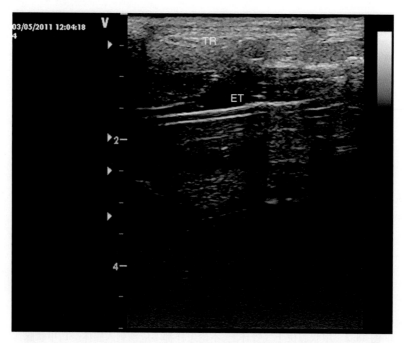

图 48.4 颈部纵向扫描。注意气管导管。TR,气管环;ET,气管内导管

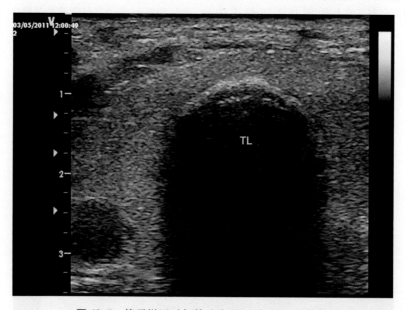

图 48.5 管子撤回后气管腔内是空的。TL,气管腔

（童洪杰 译,蔡国龙 校）

扩展阅读

Hatfield A, Bodenham A (1999) Portable ultrasonic scanning of the anterior neck before percutaneous dilatational tracheostomy. Anaesthesia 54:660–663

Hsieh KS, Lee CL, Lin CC et al (2004) Secondary confirmation of endotracheal tube position by ultrasound image. Crit Care Med 32(Suppl):374–377

Shlugman D, Satya-Krishna R, Loh L (2003) Acute fatal haemorrhage during percutaneous dilatational tracheostomy. Br J Anaesth 90:517–520

Sustic A (2007) Role of ultrasound in the airway management of critically ill patients. Crit Care Med 35(Suppl):173–177

Winkler WB, Karnik R, Seelmann O et al (1994) Bedsided percutaneous dilatational tracheostomy with endoscopic guidance: experience with 71 ICU patients. Intensive Care Med 20:476–479

第 49 章　经颅多普勒超声在 ICU 中的应用

Simone Cencetti and Daniele Cultrera

49.1　引言

经颅多普勒(transcranial Doppler, TCD)超声是一种确证无创、可重复、经济的、简单易行的检查方法,它可以应用在床旁。虽然它因为不是各种临床疾病的"金指标"而广受诟病,但是,他仍然可以作为脑血流动力学的间接指标。这种方法需要使用超声扫查,应用 2 兆赫兹的脉搏多普勒探头和相应的特定软件。经颅多普勒可以通过所谓声窗的特定颅外区域(眼窗、颞窗和枕骨下窗)来探查 Willis 环的主要动脉分支、眼动脉、颈动脉虹吸部的大部分(除外颞骨岩部的通道内部分以及大部分情况的海绵体通道内部分)、椎动脉颅内段(V4 区)以及基底动脉。特殊情况和解剖变异使得约有 8% ~ 13% 的患者不能获取合适的声窗;在 ICU 中,少数情况下需要应用彩色多普勒时,失败率会增加至 5% ~ 10%。颞窗(颧弓上方的耳屏和眼眶之间,个体间有差异)可以观察到大脑中动脉(MCA,扫查深度 40 ~ 60mm)、大脑前动脉(ACA,扫查深度 55 ~ 70mm)、大脑后动脉(PCA,扫查深度 60 ~ 75mm)、颈内动脉终末段(ICA,扫查深度 58 ~ 68mm)。同时当侧支循环激活时,可以通过颞窗见到从前到后的血管互相连接。反向的多普勒信号(阳性为零点基线以上,包括 MCA、ICA 和 PCA 交通前区,阴性包括 ACA 和 PCA 的末梢部分)提示为流向探头方向的正面血流。枕骨下窗可以观察到小脑幕下的主要颅内大动脉即椎动脉(深度 50 ~ 80mm)和基底动脉(深度 75 ~ 120mm)等,为背离探头的减速信号(非反向的)。眼窗可以用来深入分析颈内动脉虹吸部和眼动脉。虽然可以从许多文献中获得 TCD 的颅内动脉平均速度标准参考值,但是最好各单位能在实践中确定各自的标准。重症医学中的床旁 TCD 可以

用于:①严重颅脑损伤的监测;②蛛网膜下腔出血的脑血管痉挛监测;③确认脑死亡。

49.2　严重颅脑损伤

我们都应该知道:TCD 不是测定脑血流,而是提供脑血流动力学的动态评估。在许多单位,医生根据 TCD 的结果,会让患者做进一步更有针对性的检查(例如闪烁扫描法、血管造影法、颅内出血压力测定),同时根据 TCD 的结果指导临床治疗,从而避免低灌注、高颅压和血管痉挛所导致的继发性脑损伤。除了低反应性的患者(肺性脑病和巴比妥类中毒等都需要实施目标测试),TCD 结果主要是以平均速度和颅内阻力增加(主要表现为舒张相血流速降低或逆流)为代表,明显具有代表性的发现与个体相关,但是如果反复检查可能出现演变。

49.3　脑血管痉挛

颅内动脉痉挛是蛛网膜下腔出血和自发创伤后出血的并发症,它可以导致严重的继发性神经系统损害,一般集中发生在出血后的 3 ~ 12 天(高峰为第 6 ~ 8 天)。TCD 不是诊断定位的金标准:金标准为脑血管造影法。但是,TCD 可以在床旁连续监测,使得我们可以早期识别血管痉挛的发作,敏感度 42% ~ 67%,特异性 76% ~ 99%(取决于部位)。Willis 环近端动脉的血管痉挛对血流动力学的影响和血流动力学上的血管狭窄相同(图 49.1)(显著的增加平均流速、湍流,脉搏指数减少),相反的,远端血管痉挛会表现为血流动力学上因舒张相缩短所导致的血流速降低和脉搏增加。很明显,单次的发现不能提示

显著的意义,只有反复的重复监测才能让我们早期发现并识别血流动力学改变。单纯从指南上来说,在蛛网膜下腔出血中,基于 MCA 的 TCD 结果分级分为:

- 平均速度小于 120cm/s:无特殊的流速增加
- 平均速度大于 120cm/s:近端血管痉挛(如果经 MCA/ICA 流速证实在 3～6 之间)
- 平均流速大于 200cm/s:严重的近端血管痉挛(如果 MCA/ICA 大于 6)

但是,这些参数只有在反复检查论证并动态监测才能具有临床价值。

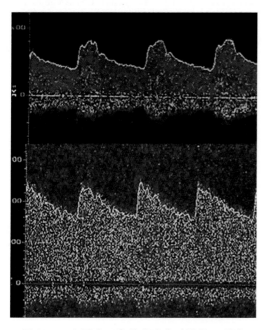

图 49.1　上图为正常的大脑中动脉的经颅多普勒波形,下图为脑血管痉挛时的大脑中动脉经颅多普勒波形。(经 Sarti[1] 同意修改)

49.4　评估脑死亡

脑灌注压和颅内压比例失衡是指当颅内压有升高的趋势时会导致脑血流的逐渐减少直至停止。在意大利,如下环境中,脑血流的停止可通过法律的支持来判定,TCD 被认为是种合理的有效指标并成为当地的惯例:

1. 小于 1 岁的儿童。

2. 存在伴随因素(例如神经镇静药、低体温)可能干扰主要临床征象。

3. 不能确定病因学诊断的情况,不能获得脑电图或脑电图有干扰,不能获得脑干反射或脑干反射有干扰。

在所有可用推荐的方法中(例如脑血管造影法、脑闪烁扫描法和 TCD),TCD 在草案中被认为是 A 级Ⅱ类推荐。显然,TCD 是一种流速测量和血流计算的技术,所以我们期望可以通过流速归零(没有多普勒信号)的指标来代表脑血流停止。如图 49.2 中归纳的 TCD 结果,涵盖了一系列的动态演变波形,从远端阻力增加(直至降低到舒张相血流消失),之后出现反向血流(舒张相负向血流),再到无进展的颅内血流简单输送(很小的收缩钉子波),最终直到信号消失。这些结果,通过与血流计算法和颅内压法比较,已经被一系列研究所证实有效。如反向血流、收缩钉子波和脑血流消失时的多普勒信号消失等等都成为被确认的征象。当解释这些结果时,对 TCD 成为了共识中草案的一部分。TCD 的敏感度达到了 91%,特异性达 100%。脑死亡的参考指标为:

1. 只有当收缩压大于 70mmHg 时,检查可以被正确的解释。

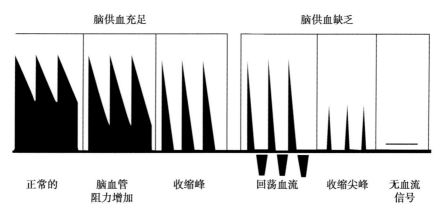

脑供血充足　　　　脑供血缺乏

正常的　　脑血管阻力增加　　收缩峰　　回荡血流　　收缩尖峰　　无血流信号

图 49.2　脑死亡的经颅多普勒波形进展。(经 Sarti[1] 同意修改)

2. 必须颞窗和眼窗同时获得检查结果。

3. 必须有脑循环停止征象的证据：反向血流、收缩钉子波和无多普勒信号。当有一个信号缺失的时候，必要条件为：三个声窗中至少一个获得了反向血流的血流特征（不当的声窗出现的假阳性结果除外）或者之前检查显示该声窗存在多普勒信号。

考虑到动态特征和演变结构，两个连续的检查结果必须相隔 30 分钟。

（栾禹博 译，晁彦公 校）

参考文献

1. Sarti A (2009) Ecocardiografia per l'intensivista. Springer, Milan

扩展阅读

Bacalli S, Cencetti S, Cipriani M, Lagi A (1992) Débit sanguin cérébral et âge. Etude par Doppler transcrânien tridimensionnel. JEMU 13:260–263

Lysakowsky C, Walder B, Costanza MC, Tramer MR, Lysakowsky C, Walder B, Costanza MC, Tramer MR (2001) Transcranial Doppler versus angiography in patients with vasospasm due to ruptured cerebral aneurysm. Stroke 32:2292–2298

Newell DW, Aaslid R (1992) Transcranial Doppler. In: Aaslid R, Newell DW (eds) Transcranial Doppler. Raven, New York, pp 9–33

Steiner LA, Andrews PJD, Steiner LA, Andrews PJD (2006) Monitoring the injured brain: ICP and CBF. Br J Anaesth 97:26–38

Wijdicks EFM (2001) The diagnosis of brain death. New Engl J Med 2001(344):1215–1221

第50章　视神经的超声检查

Vanni Orzalesi and Daniele Cultrera

颅内高压常引起脑灌注及氧供减少,从而导致脑缺血、脑疝等急性事件的发生,尽管事实上颅内压监测的实用性仍受到争议。有创颅压监测仍是金标准,然而由于需要神经外科技术以及某些凝血病或血小板减少症等禁忌,不是所有患者都能实施有创压力监测。昏睡患者颅内高压的临床诊断经常是困难且延迟的,由于缺少相应设备或血流动力学不稳定、转运风险等,不能常规进行神经影像检查,并且这也增加患者射线暴露风险。经颅多普勒超声可作为一个选择,只是需要培训专业人员与检查声窗的存在,有10%患者缺少观察的声窗。

最近,视神经超声检查被推荐为评估颅内高压无创方法。这是一种简单易学、观察者自身与观察者之间可信度高的可行方法,与MRI结果相关性好。视神经平均直径3mm,被覆一层厚约0.4mm的硬脑膜形成的神经鞘。神经鞘与神经之间是蛛网膜下腔,与颅内组织相延续,充满脑脊液及复杂的小梁与中隔结构。

当颅内压升高时,脑脊液向神经周围蛛网膜下腔流动,视神经鞘直径增加,非常容易被超声探测到。这一扩张倾向主要影响神经鞘前段,位于眼球后3mm部位。而神经鞘的后部区域受影响较小,可

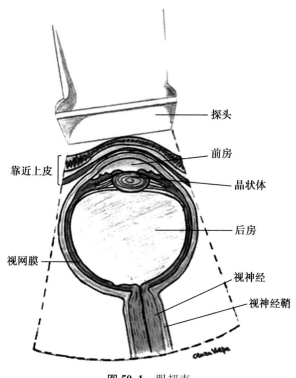

图50.1 眼超声

靠近上皮

视网膜

探头

前房

晶状体

后房

视神经

视神经鞘

能由于神经周围蛛网膜下腔内小梁分布的不同,或者球后区域神经鞘厚度变薄。

实际操作:眼睛闭合状态时纵向或矢状位放置线阵探头(大于 7.5MHz)。视神经表现为被球后脂肪组织包绕的无回声或低回声结构。视神经鞘与视神经相伴行,健康人鲜能见到神经鞘,低回声的视神经鞘包绕着内部回声较强的视神经实质(图 50.1,图 50.2)。

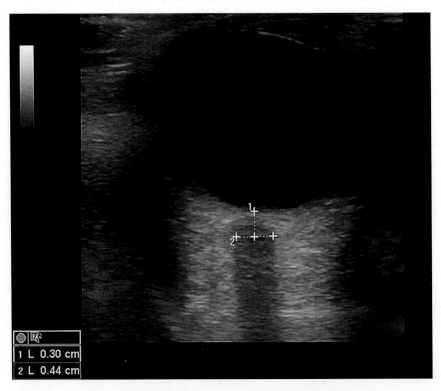

图 50.2　视神经的超声检查:ONSD 测量部位位于球后 3mm

近期研究表明:判定可疑颅内高压的临界值为 5.7 ~ 6.0mm,敏感性 87% ~ 95%,特异性 79% ~ 100%。但还需要更多的研究评价适宜的视神经鞘直径(ONSD)诊断临界值。

(周华 译,晁彦公 校)

扩展阅读

Geeraerts T, Duranteau J, Benhamou D (2008) Ocular sonography in patients with raised intracranial pressure: the papilloedema revisited. Crit Care 12(3):150

Major R, Girling S, Boyle A (2011) Ultrasound measurement of optic nerve sheath diameter in patients with a clinical suspicion of raised intracranial pressure. Emerg Med J 28(8):679–681

Skoloudík D, Herzig R, Fadrná T, Bar M, Hradílek P, Roubec M, Jelínková M, Sanák D, Král M, Chmelová J, Herman M, Langová K, Kanovsky P (2011) Distal enlargement of the optic nerve sheath in the hyper-acute stage of intracerebral haemorrhage. Br J Ophthalmol 95(2):217–221

Soldatos T, Chatzimichail K, Papathanasiou M, Gouliamos A (2009) Optic nerve sonography: a new window for the non-invasive evaluation of intracranial pressure in brain injury. Emerg Med J 26(9):630–634

Steinborn M, Fiegler J, Kraus V, Denne C, Hapfelmeier A, Wurzinger L, Hahn H (2011) High resolution ultrasound and magnetic resonance imaging of the optic nerve and the optic nerve sheath: Anatomic correlation and clinical importance. Ultraschall Med 32(6):608–613

附录 1 缩写词

A2C	Apical two chambers
A3C	Apical three chambers
A4C	Apical four chambers
A5C	Apical five chambers
AAS	Acute aortic syndrome
ACA	Anterior cerebral artery
ACHD	Adult congenital heart defects
ACP	Acute cor pulmonale
ACS	Acute coronary syndromes
AcT	Pulmonary acceleration time
AD	Aortic dissection
AF	Atrial fibrillation
AHRQ	Agency for Healthcare Research and Quality
ALI	Acute lung injury
ALS	Advanced life support
AMI	Acute myocardial infarction
AML	Anterior mitral leaflet
APACHE	Acute physiology and chronic health evaluation
AQ	Acoustic quantification
AR	Aortic regurgitation
ARDS	Acute respiratory distress syndrome
ARF	Acute renal failure
ARV	Arrhythmogenic right ventricular dysplasia
ARVC	Arrhythmogenic right ventricular cardiomyopathy
AS	Aortic stenosis
ASD	Atrial septal defect
AT	Acceleration time
AV	Aortic valve
AVO	Aortic valve opening
AVC	Aortic valve closure
BA	Basilar artery
BCI	Blunt cardiac injury
BNP	Brain natriuretic peptide
BSA	Body surface area
BV	Basilic vein
CDC	Center for Disease Control and Prevention
CFD	Color flow Doppler
CFM	Color flow mapping

CPR	Cardiopulmonary resuscitation
CRF	Chronic renal failure
CRT	Cardiac resynchronization therapy
CSA	Cross sectional area
CSF	Cerebrospinal fluid
CUS	Compression ultrasonography
CVADs	Central vascular access devices
CVC	Central venous catheter
CV	Cephalic vein
CW	Continous wave
dB	Decibel
DCM	Dilated cardiomiopathy
DD	Diastolic dysfunction
DFR	Doppler flow ratio
DT	Deceleration time
DVI	Doppler velocity index
DVT	Deep venous thrombosis
Ea	Tissue doppler of the mitral annulus shows a prominent early diastolic velocity
ECD	Eco-color Doppler
EDA	End diastolic area
EDRVA	End diastolic right ventricle area
EDV	End diastolic volume
EF	Ejection fraction
EP	Embolia polmonare
ESA	End systolic area
ESC	European society of cardiology
ESRVA	End systolic right ventricle area
EV	Eustachian valve
FAC	Fractional area changing
FAST	Focused assessment with sonography in trauma
FATE	Focus assessed transthoracic echocardiography
FEEL	Focus echo evaluation in life support
FS	Fractional shortening
G	Gradient
GRF	Glomerular filtration rate
HCM	Hypertrofic cardiomyopathy
HOCM	Hypertrofic obstructive cardiomyopathy
IAS	Interatrial septum
ICA	Internal carotid artery
ICU	Intensive care unit
IE	Infective endocarditis
IHD	Ischemic heart disease
IMH	Intramural hematoma
IRAD	International Registry of Aortic Dissection
IVA	Isovolumic acceleration
IVC	Inferior vena cava
IVCT	Isovolumic contraction time
IVRT	Isovolumic relaxation time

IVS	Interventricular septum
IVV	Isovolumic velocity
LA	Left atrium
LAA	Left atrial appendage
LAD	Left anterior descending artery
LAP	Left atrial pressure
LGC	Lateral gain compensation
LV	Left ventricle
LVEDA	Left ventricle end diastolic area
LVEDP	Left ventricular end-diastolic pressure
LVEDD	Left ventricular internal diameter in diastole
LVEDV	Left ventricle end diastolic volume
LVEF	Left ventricular ejection fraction
LVESA	Left ventricle end systolic area
LVESD	Left ventricular internal diameter in systole
LVESV	Left ventricle end systolic volume
LVF	Left ventricle failure
LVID	Left ventricle internal diameter
LVNC	Left ventricular noncompaction
LVOT	Left ventricle outflow tract
LVOTO	Left ventricle outflow tract obstruction
LVSP	Left ventricle systolic pressure
MCA	Mean cerebral artery
ME	Midesophageal
ME LAX	Midesophageal long axis
MI	Myocardial infarction
MPAP	Mean pulmonary artery pressure
MPI	Myocardial performance index
MR	Mitral regurgitation
MS	Mitral stenosis
MV	Mitral valve
MVA	Mitral valve area
MVL	Mitral valve leale
MVP	Mitral valve prolapse
NICE	National Institute for Clinical Excellence
PA	Pulmonary artery
PADP	Pulmonary artery diastolic pressure
PAE	Paradoxical air embolism
PAOP	Pulmonary artery occlusion pressure
PAP	Pulmonary artery pressure
PAPs	Pulmonary artery systolic pressure
PAU	Penetrating atherosclerotic ulcer
PCA	Posterior cerebral artery
PCI	Primary coronary intervention
PCM	Pulse Contour Methods
PCWP	Pulmonary capillary wedge pressure
PDA	Patent ductus arteriosus
PE	Pulmonary embolism
PEA	Pulseless electric activity

PEEP	Pulmonary end espiratory pressure
PFO	Patent forame ovale
PHT	Pressure half time
PICC	Peripherically Inserted Central Catheter
PISA	Proximal isovelocity surface area
PLR	Passive leg raising
PML	Posterior mitral leaflet
PP	Plateau pressure
PR	Pulmonary regurgitation
PRF	Pulse repetition frequency
PSLAX	Parasternal long axis
PSSAX	Parasternal short axis
PV	Pulmonary valve
PVR	Pulmonary vascular resistance
PW	Pulsed wave
PWT	Posterior wall thickness
RA	Right atrium
RAP	Right atrial pressure
RCA	Right coronary artery
RCM	Restrictive cardiomyopathy
RMVD	Reumatic mitral valve disease
RV	Right ventricle
RVD	Right ventricular diameter
RVEDA	Right ventricle end diastolic area
RVEF	Right ventricle ejection fraction
RVESA	Right ventricle end systolic area
RVFAC	Right ventricle fractional area change
RVH	Right ventricle hypertrophy
RVOT	Right ventricle outflow tract
RVSP	Right ventricle systolic pressure
RWMA	Regional wall motion abnormalities
SAM	Systolic anterior motion
SBP	Systolic blood pressure
SC	Subcostal
SC4C	Four chambers subcostal view
SDI	Systolic dyssinchrony index
SPL	Spatial pulse length
SR	Strain rate
SS	Suprasternal
SV	Stroke volume
SVC	Superior vena cava
SWT	Septal wall thickness
TAI	Traumatic aortic injury
TAPSE	Tricuspid anular plane systolic excursion
TCD	Transcranial Doppler
TDI	Tissue Doppler imaging
TEE	Transesophageal ecocardiography
TG	Transgastric
TGC	Time gain compensation

TG mid SAX	Transgastric mid short axis
TR	Tricuspid regurgitation
TTE	Transthoracic ecocardiography
TV	Tricuspid valve
TVR	Tricuspid valve regurgitation
UE	Upper esophageal
ULC	Ultrasound lung comet
US	Ultrasound
VA	Veretebral arteries
VSD	Ventricular septal defect
VTI	Velocity time intergral
WMSI	Wall motion scoring index

附录2 公式和正常值

BSA	Body surface area	Jacobson Formula = (Ht in cm+Wt in Kg−60)/100
MAP	Mean arterial pressure	N. =65−100mmHg Low:<65mmHg; High:>100mmHg
CVP	Central venous pressure	N. =2−6mmHg
MPAP	Mean pulmonary arterial pressure	N. =15−20mmHg
LAP(PAWP)	Left atrial pressure (PA wedge pressure)	N. =6−12mmHg
MPAP−PAWP	Transpulmonary gradient	N. =<15mmHg
SVRI	$80\times$(MAP−CVP)/CI	N. =1970−2390dynes×sec/cm^5/m^2(25−30units)
PVRI	$80\times$(MPAP−PAWP)/CI	N. =255−285dynes×sec/cm^5/m^2(3.0−3.5units)
AVA	AVA1 = S^2×0.433(with CWD) AVA2 = LVOT diameter^2×0.785 (with PWD)	N. =2.5−4.5cm^2
AV VTI(CWD)	AV velocity time integral	N. =18−22cm
LVOT VTI (PWD)	LVOT velocity time integral	N. =18−22cm
LVOT ET	LVOT ejection time	N. =265−325msec
SI	AVA × AV/LVOT VTI (CWD/PWD) BSA	N. =33−47ml/m^2/beat
CI	AVA×AV/LVOT VTI×HR BSA	N. =2.4−4.2l/min/m^2
RVEDA(4-ch)	RV end diastolic area(4-ch)	N. =20±4cm^2 Trivial and mild: Moderate and severe:>LV size or <65% LV size; 65% LV size
RVESA(4-ch)	RV end systolic area(4-ch)	N. =11±3cm^2
LVEDA(4-ch)	LV end diastolic area(4-ch)	N. =33±8cm^2(17.7−47.3)& Apex=LV
RVFAC(4-ch)	RV fractional area change	N. =46±6%
RVDd(4-ch)	RV end diastolic diameter	N. =3.0±0.3cm

续表

RVFWd	RV free wall diastolic thickness	N. =0. 5–0. 7cm　　Hypertrophy:>0. 7cm		
TAPSE	Tricuspid annular plane systolic excursion	N. =>20mm		
LVEDV(MOD)	LV end diastolic volume (4-ch/ 2-ch)	N. =Male:111±22ml(62–170);Female:80±12ml(55– 101)		
LVEDVi(MOD)	$\dfrac{\text{LV EDV(MOD)}}{\text{BSA}}$	N. =67±17ml/m^2		
LVESV(MOD)	LV end systolic volume(4-ch/2- ch)	N. =Male:34±12ml(14–76);Female:29±10ml(13–60)		
LVESVi(MOD)	$\dfrac{\text{LV ESV(MOD)}}{\text{BSA}}$	N. =28±8ml/m^2		
LVEF(MOD)%	$\dfrac{\text{LVEDVi-LVESVi(MOD)}}{\text{LVEDVi}}$	N. =70±7%(M),65±10%(F)		
LVEDA(SAX)	LV end-diastolic area	N. =15±5cm^2		
LVEDAi(SAX)	LV end-diastolic area/BSA	N. =5. 5–12cm^2/m^2		
LVESA(SAX)	LV end-systolic area	N. =6±2cm^2		
LVESAi(SAX)	LV end-systolic area/BSA	N. =2. 4–6. 4cm^2/m^2		
LVFAC %	$\dfrac{\text{LVEDA-LVESA}}{\text{LVEDA}}$	N. =65±15%;	Moderate dysfun- ction:30% ~50%	Severe dysfuncti- on:<30%
LVIDd(SAX) M-mode	LV end diastolic diameter	N. =4. 7+/–0. 8cm (<5. 5cm)	Trivial/mild: 5. 5–6. 0cm	Moderate/severe: >6. 0cm
LVIDs(SAX) M-mode	LV end systolic diameter	N. =3. 1±0. 8cm		
Mean Vcf	$\dfrac{\text{LVIDd-LVIDs}}{\text{LVIDd}\times(\text{LVOT ET})}$	N. =1. 2 circ/sec(1. 0–1. 9)		
LVPWd(SAX) M-mode	LV posterior wall end-diastolic thickness	N. =0. 6–1. 1cm　　Hypertrophy:>1. 1cm		
EDLV mass[C]	End-diastolic LV mass(cubic): 0. 8 × (1. 04) × [(LVIVSd + LVIDd+LVPWd)3 – LVIDd3] + 0. 6	N. =90–100±15g/m^2		
ESWS(merid.)	End-systolic meridional wall str- ess(Grossman): 1. 35×ESAP×LVIDs/4×LVPWs ×(1+PWLVs/LVIDs)	N. =65±20×10^3 dynes/cm^2 or 44±12 gr/cm^2(LVPWs ≤ 1. 2cm)		
IVRT (MVAV PWD)	Iso-volumic relaxation time 'R'-MV/TVopen-'R'-AV/PV close	N. =70–90msec		

IVCT (MVAV PWD)	Iso-volumic contraction time MV/TV close-MV/TV open-(LVET+IVRT)			
MPI	Myocardial performance index (MV/TV close-MV/TV open-LVET)/LVET N. =<0. 40	Mild dysfunction: 0. 40–0. 60	Moderate dysfunction: 0. 60–1. 00	Severe dysfunction: >1. 00
PA PWRmax	Preload adjusted maximal power	[ABF(max vel)×SAP×AVA]/EDV2		
MV E/A ratio	MV'E'wave peak velocity MV'A'wave peak velocity	N. =1. 0–2. 2	E vel N. =70–120cm/s A vel N. =42–70cm/s	
MV DT-E	MV deceleration time'E'wave	N. =160–240msec(lower in young people)		
MV A dur	MV'A'wave duration	N. =>120msec(A dur≥a dur)		
MV Vp(CMM)	MV flow propagation velocity	N. =>45cm/sec(A);>55cm/sec(Y)		
MV Ea vel(TDI)	MV annulus'E'(early)wave peak velocity	N. =>8cm/sec		
dp/dt(with Mit. Reg.)	Change in pressure over time (32. 000/time 1–3m/sec [CWD])	N. = >1200mmHg/s	Borderline: 1000– 1200mmHg/s;	Abnormal: <1000mmHg/s
PV VTIs/VTId	PV velocity-time integral syst/diast	N. =VTIs≥VTId(0. 6–1. 2)(smaller in young people)		
PV a vel	PV'a'wave peak velocity	N. =<20cm/sec		
PV a dur	PV'a'wave duration	N. =>110msec(a dur≤A dur)		
LA(RA)L(A/P)D es	LA(RA)end-syst. Longitudinal diameter	N. =3. 8±0. 6cm	Trivial and mild: 4. 4–5. 0cm	Moderate and severe:>5. 0cm
LA(RA)T(L/L)D es	LA(RA)end-syst. Transverse diameter	N. =3. 8±0. 6cm	Trivial & Mild: 4. 4–5. 0cm	Moderate and severe:>5. 0cm
LA index	LALDes×LATDes	N. =<16cm^2	Moderate dilatation:16–24cm^2	Severe dilatation: >24cm^2
LAP (with Mit. Reg.)	Bernoulli equation SAP–[4×(MAX vel for MR)2]	N. =6–12mmHg		
LAP (LVEF ≤ 35%)(MV DT-E)	Deceleration time of MV early diastolic filling (DT-E)–1. 12×2380	N. =6–12mmHg	DT-E≥150msec:LAP≤10mmHg DT-E≤120msec:LAP≥20mmHg	
LAP (LVEF ≥ 35%)(MV Vp with CMM)	[(E vel/Vp)×5. 9]+2. 5	N. =6–12mmHg;N. =E vel/Vp:<2. 5		
LAP (LVEF ≥ 35%)(MV Ea vel with TDI)	[(E vel/Ea)×1. 3]+2. 0	N. =6–12mmHg;N. =E vel/Ea:8±2		

LAP (LVEF ≥ 35%)(MV IVRT)	1000/[(2×IVRT)+Vp]	N. =6–12mmHg
LAP (LVEF ≥ 35%) (PV SF = VTIs/VTId)	Systolic fraction: VTIs/(VTIs + VTId)×100	N. =>55%
LAP (LVEF ≥ 35%)(PV a dur- MV A dur)	[(PV a dur-MV A dur)×0.164] +17.1	N. =6–12mmHg

Diastolic function	Normal	Impaired filling	Pseudonormal filling	Restrictive filling
MV IVRT	70–90msec	>90msec	<90msec	<70msec
MV E/A ratio	1.0–2.2	<1.0	1.0–1.5	>1.5
MV DT-E	160–240msec	>240msec	160–200msec	<160msec
PV VTIs/VTId	VTIs>VTId	VTIs>>>VTId	VTIs<VTId	VTIs<<<VTId
PV a dur/MV A dur	MV A dur≥PV a dur	MV A dur ≥ PV a dur	MV A dur<PV a dur	MV A dur<<<PV a dur
PV a vel	PV a vel<35cm/sec	PVa vel > 35cm/sec	PVa vel > 35cm/sec	PVa vel>35cm/sec
MV Vp(CMM)	Vp>45(A)cm/sec,>55(Y)cm/sec	Vp < 45 (A) 55 (Y)cm/sec	Vp < 45 (A) 55 (Y)cm/sec	Vp<45(A)55(Y)cm/sec
MV Ea vel(TDI)	Ea>8cm/sec	Ea<8cm/sec	Ea<8cm/sec	Ea<8cm/sec
LA Index	<16cm^2	<16cm^2	>16cm^2	>>>16cm^2

Hemodynamics calculations

Pressure estimated	Required measurement	Formula	Normal values (mmHg)
CVP	Respiratory IVC collapse (spontaneously breathing)	≥40% <10mmHg	
RVSP	Peak velocity$_{TR}$, CVP estimated or measured	RVSP=4(V_{TR})^2+CVP(No PS)	16–30mmHg
RVSP+VSD	SBP, Peak V_{LV-RV}	RVSP = SBP-4 (V_{LV-RV})^2 (No AS or LVOT obstruction)	Usually>50mmHg
SPAP	Peak velocity$_{TR}$, CVP estimated or measured	SPAP=4(V_{TR})^2+CVP(No PS)	16–30mmHg
DPAP	End diastolic velocity$_{PR}$, CVP estimated or measured	PAEDP=4($V_{PR\,ED}$)^2+CVP	0–8mmHg

续表

Pressure estimated	Required measurement	Formula	Normal values (mmHg)
MPAP	AT to peak V_{PA}(m/s)	$MPAP = (-0.45)AT + 79$	10–16mmHg
RV dP/dt	TR spectral envelope, $T_{TR(2m/s)} - T_{TR(1m/s)}$	$RVdP = 4V^2_{TR(2m/s)} - 4V^2_{TR(1m/s)}$ $RVdP/dt = dP/T_{TR(2m/s)} - T_{TR(1m/s)}$	>150mmHg
LASP	Peak V_{MR}, SBP	$LASP = SBP - 4(V_{MR})^2$ (No AS or LVOT obstruction)	3–15mmHg
LA+PFO	Velocity PFO, CVP estimated or measured	$LAP = 4(V_{PFO})^2 + CVP$	3–15mmHg
LVEDP	End diastolic velocity$_{AR}$, DBP	$LVEDP = DBP - 4(V_{AR})^2$	3–12mmHg
LV dP/dt	MR spectral envelope $T_{MR(3m/s)} - T_{MR(1m/s)}$	$LVdP = 4V^2_{MR(3m/s)} - 4V^2_{MR(1m/s)}$ $LVdP/dt = dP/T_{MR(3m/s)} - T_{MR(1m/s)}$	>1000mmHg

AR aortic regurgitation, *AS* atrial stenosis, *AT* acceleration time, *CVP* central venous pressure, *DBP* diastolic blood pressure, *ED* end diastolic, *IVC* inferior vena cava, *LA* left atrium, *LV* left ventricle, *LASP* left atrium systolic pressure, *LVOT* left ventricle outflow tract, *MR* mitral regurgitation, *PA* pulmonary artery, *PAEDP* pulmonary artery enddiastolic pressure, *SPAP* systolic pulmonary arterial pressure, *DPAP* diastolic pulmonary arterial pressure, *MPAP* mean pulmonary arterial pressure, *PFO* patent foramen ovale, *PR* pulmonary regurgitation, *PS* pulmonary stenosis, *RV* right ventricle, *RVSP* right ventricle systolic pressure, *SBP* systolic blood pressure, *TR* tricuspid regurgitation, *VSD* ventricular septal defect

索引